CURABILITÉ ET TRAITEMENT

DE LA

PHTHISIE PULMONAIRE

PARIS. — IMPRIMERIE ÉMILE MARTINET, RUE MIGNON, 2

CURABILITÉ ET TRAITEMENT

DE LA

PHTHISIE PULMONAIRE

LEÇONS

FAITES A LA FACULTÉ DE MÉDECINE

PAR

S. JACCOUD

Professeur de pathologie médicale à la Faculté de Paris,
Membre de l'Académie de médecine,
Médecin de l'hôpital Lariboisière,
etc., etc

PARIS

ADRIEN DELAHAYE et ÉMILE LECROSNIER, ÉDITEURS

PLACE DE L'ÉCOLE-DE-MÉDECINE

1881

AVANT-PROPOS

Ces leçons ont été faites en décembre 1880 et janvier 1881 ; on trouvera dans la première l'exposé des raisons qui m'ont engagé à les professer ; les mêmes motifs m'ont décidé à les rédiger et à les publier.

Cette détermination est justifiée par l'originalité de certains aperçus pathologiques, et par la nouveauté de mes conclusions et de mes moyens, soit pour la prophylaxie, soit pour les quatre formes du traitement de la phthisie, savoir, l'hygiène (à laquelle je rattache l'hydrothérapie et l'aérothérapie) ; — les médications ; — les eaux minérales ; — les climats. En ce qui concerne le traitement thermal et le traitement climatérique, mes conclusions ne sont pas seulement neuves, elles ont en outre cet intérêt exceptionnel qu'elles sont basées sur ma connaissance personnelle des localités.

Dans ces conditions, l'entreprise m'a semblé plus que légitime, elle m'a paru nécessaire.

Paris, 15 février 1881.

CURABILITÉ ET TRAITEMENT

DE LA

PHTHISIE PULMONAIRE

PREMIÈRE LEÇON

DE LA CURABILITÉ DE LA PHTHISIE.

Préambule. — Raisons de ces leçons. — Principes de pathogénie. Conséquences pour la thérapeutique.

De l'unité anatomique de la phthisie. Travaux de Grancher, Thaon et Charcot. — Dualité clinique. — De la doctrine de l'unité dans ses rapports avec la notion de curabilité.

Curabilité du tubercule; processus curateur. — Guérison de la phthisie. De la guérison relative et de la guérison absolue. — Démonstration anatomique et clinique. — D'une erreur de pronostic concernant les cavernes du poumon. — Signification variable de cette lésion.

MESSIEURS,

Nous sommes au terme de nos études pathologiques sur la phthisie pulmonaire; la thérapeutique se présente maintenant à nous. Convaincu et certain que je suis de la curabilité et de l'arrêt possibles de cette redoutable maladie, je considère comme un devoir de vous communiquer dans tous leurs détails les résultats de mes études et de mon expérience, et je me propose en conséquence de consacrer des développements étendus à la question du traitement. J'ai pour ce faire des raisons de divers ordres dont je désire avant tout vous rendre compte.

C'est d'abord l'importance incontestée du sujet, qui est digne des méditations incessamment renouvelées du médecin; cette première raison, dont la valeur peut être trop fidèlement mesurée par la fréquence et la gravité de la maladie, est d'une telle évidence qu'il serait banal d'en poursuivre la justification.

Mon second motif est autre, il est tout personnel, mais non moins légitime; du reste, vous allez en juger.

La question du traitement de la phthisie est dominée, vous ne l'ignorez pas, par le problème si intéressant et si complexe des stations climatériques d'hiver et d'été, car il n'est pas une autre maladie dans laquelle les climats acquièrent au même degré la signification d'un véritable moyen thérapeutique, également puissant pour le bien et pour le mal, suivant qu'il est rationnellement ou aveuglément appliqué, suivant qu'il est exactement ou vicieusement adapté aux indications fournies par les malades. Or je pense avoir sur ce sujet une compétence particulière.

Des études incessamment poursuivies pendant nombre d'années m'ont permis de connaître par examen personnel toutes les localités qui ressortissent au traitement climatérique de la phthisie; j'ai vu, et pour beaucoup d'entre elles, j'ai vu à plusieurs reprises toutes les stations d'Europe, celles de la Grèce, de la Sicile et de la Norvège comprises; j'ai eu soin d'étudier la célèbre station de Davos au milieu de l'hiver, car une visite en toute autre saison est parfaitement stérile; j'ai vu les stations d'Asie, enfin j'ai visité Madère, les îles Canaries, les principales stations du Maroc et de l'Algérie. Ne vous paraît-il pas, Messieurs, que j'ai quelque droit à parler ici de compétence particulière?

Cette connaissance directe des localités est en effet la condition indispensable d'une connaissance réelle, tant pour l'enseignement que pour la pratique médicale; l'assimilation la plus parfaite des documents écrits ne peut suppléer ici les précieux enseignements issus de l'examen personnel. Sans doute, par une étude suffisante on peut acquérir des notions complètes sur les conditions climatériques des diverses stations, et je vous dirai même que la possession préalable de ces notions est indispensable pour une visite fructueuse; mais gardez-vous de croire que les données météorologiques contenues dans les documents appréciables à distance, représentent la totalité des connaissances nécessaires au médecin pour sa détermination sélective; c'est là une erreur absolue, bien d'autres éléments vraiment doivent être pris en considération, qui ont une importance au moins égale. Il est tout aussi indispensable, si ce n'est plus, dans l'intérêt des malades, que le médecin connaisse exactement les conditions sanitaires, les conditions hygiéniques propres des localités qui prétendent au rang de stations médicales; il n'est pas moins indispensable qu'il connaisse dans leur vérité vraie les ressources respectives des stations au point de vue de l'installation des malades, au point de vue de l'alimentation, de l'hygiène et de la thérapeutique. Or, à qui demander ces renseignements, tellement importants qu'ils priment à mes yeux, qu'ils doivent primer aux yeux de tous, le fait même du climat, si ce n'est à l'observation personnelle?

Il y a plus, et même en ce qui concerne le climat proprement dit, la connaissance des documents écrits ne peut tenir lieu des notions fournies par l'examen direct. A climat semblable deux localités peuvent avoir une valeur médicale très différente, et cela, uniquement en raison des dispositions topographiques; que nous diront à ce sujet les tableaux météorologiques? rien. De même, l'impression exercée sur l'organisme par les divers climats est, dans une certaine mesure, indépendante des phénomènes fixes et transcriptibles qui constituent la climatologie de la région examinée; avec des moyennes thermiques très rapprochées, avec des moyennes barométriques, hygrométriques et anémologiques sensiblement pareilles, deux régions peuvent néanmoins être fort dissemblables dans leurs effets sur l'homme sain et sur l'homme malade; cette impression spéciale du climat sur l'organisme qu'il affecte, action indéfinissable dont la cause ne peut être saisie, vous en demanderez vainement la révélation aux tables des conditions atmosphériques, elle ne peut être jugée que sur place, il faut la subir pour la discerner; c'est encore là pourtant un des éléments fondamentaux du problème.

Je n'insiste pas, vous êtes convaincus, car ma proposition est de celles que l'on n'oserait même pas contester; oui, pour juger les résidences climatériques, pour leur reconnaître ou leur dénier le caractère de stations médicales, pour faire entre elles un choix rationnel approprié aux conditions générales et particulières des individus, il est nécessaire de les avoir visitées; oui, quel que puisse être l'usage ordinairement suivi, il est certain qu'en pareille matière rien ne peut remplacer l'examen *de visu*, et que les lumières ainsi obtenues donnent au jugement médical une précision, une solidité, qui constituent dans l'espèce de véritables avantages. Ayant acquis non sans labeur cette compétence supérieure, je veux, autant du moins que le sujet le comporte, vous en transmettre le bénéfice; voilà mon second motif.

J'en ai un troisième. Depuis plus de quinze années j'étudie sans relâche la question du TRAITEMENT CLIMATÉRIQUE DE LA PHTHISIE, et je pense vous être utile en vous faisant connaître les conclusions auxquelles j'ai été conduit, puisqu'elles m'écartent complètement des règles un peu routinières qui dirigent encore aujourd'hui la pratique de la généralité des médecins. En effet, par suite de ces études, j'apporte de notables et précises restrictions à l'emploi des stations méridionales, je fixe d'après des principes nouveaux les indications générales des climats chauds, et j'établis sur de nouvelles bases les indications particulières des divers groupes climatériques. Il m'a donc paru que je ne ferais point œuvre vaine en vous entretenant de ces questions, dont la solution est trop souvent troublée par la préoccupation des intérêts locaux.

Pouvant le faire avec la même compétence, je ne crois pas moins utile de vous parler des EAUX MINÉRALES appliquées au traitement de la phthisie pulmonaire, et de vous exposer mes vues et ma pratique personnelles à ce sujet.

Je veux, d'autre part, saisir cette occasion pour fixer votre attention sur l'importance du *traitement hygiénique*, et sur quelques moyens thérapeutiques, qui, en France surtout, me semblent encore trop négligés : j'entends parler de l'*hydrothérapie*; — de l'*aérothérapie* ou traitement pneumatique; — et de la *cure de lait*.

J'aurai aussi à vous faire part des résultats de mes études sur une méthode qui a été hautement préconisée dans ces derniers temps, savoir, les *inhalations de benzoate de soude*, et sur les effets de l'*acide salicylique* employé comme médicament antifébrile.

Je désire enfin profiter de l'opportunité qui m'est offerte pour affirmer à nouveau avec une énergie fortifiée par une plus longue expérience, un certain nombre de principes que j'ai formulés dès mes premiers travaux sur la maladie qui nous occupe, et que j'ai peut-être quelque titre à revendiquer comme miens. Ces principes ont trait à la pathogénie générale du tubercule et de la phthisie, mais ils renferment en eux d'immédiates applications à la thérapeutique, et par là ils occupent une place légitime dans notre étude actuelle, pour laquelle ils constituent la meilleure entrée en matière.

En ce qui me concerne, le début de cette histoire remonte à 1862. J'ai dit alors que la tuberculisation est toujours le résultat d'une nutrition imparfaite ; m'écartant ainsi, et de Graves, qui voyait dans le tubercule le produit d'une nutrition pathologiquement pervertie par la scrofule, et de Hughes Bennett, qui assignait pour cause aux formations tuberculeuses un trouble de la digestion gastrique. Tandis que ces deux médecins éminents, égarés par un point de vue exclusif, ne visaient que l'une des origines possibles de la maladie, et en renfermaient ainsi l'étiologie dans des limites tellement étroites qu'elles ne pouvaient être respectées, ma proposition dans sa formule générale incriminait au même titre toutes les conditions qui, avec des points de départ différents et par des processus divers, peuvent aboutir en fin de compte à l'insuffisance nutritive, ou, comme je l'ai dit plus tard, à l'*hypotrophie* et à la *dystrophie constitutionnelles*. Nombreuses, bien nombreuses sont ces conditions, et dans ce vaste domaine, je me trouvais également et heureusement éloigné de la conception trop exclusive de Graves touchant la scrofule, et de l'idée non moins étroite de Bennett, sur la digestion stomacale. En fait, il n'est pas un des actes multiples et divers de la fonction de nutrition qui ne puisse créer par une perturbation persistante, l'état d'insuffisance nutritive qui caractérise la diathèse tuberculeuse : digestion, absorption, assimilation, hématose, hématopoïèse, tous ces éléments convergents d'une résultante unique qui est la nutrition, peuvent intervenir avec la même puissance dans la production de l'hypotrophie génératrice du tubercule, et pour ne laisser aucun doute sur la portée absolument générale que je donnais à cette expression de nutrition imparfaite, je formulais en 1869 dans la première édition de mon Traité de pathologie, cette autre proposition : *La diathèse tuberculeuse est essentiellement constituée par l'insuffisance de la nutrition, ce terme étant pris dans son sens physiologique le plus étendu.*

Tandis que dès 1862 je mettais ainsi au premier rang de l'étiologie de la tuberculose, la débilité constitutionnelle résultant d'une nutrition imparfaite, je montrais à la même époque qu'au point de vue de son mode de production le tubercule doit être rapproché des produits inflammatoires, puisque, quelle que soit la théorie histogénique que l'on adopte, l'exsudation ou la formation cellulaire n'est que l'expression finale d'un processus irritatif; c'est là ce que j'ai appelé l'*irritation phymato-*

gène. Dans ce même travail de 1862, j'ai fait remarquer que ces vues nouvelles sur la pathogénie du tubercule condamnent du même coup et la théorie de l'épigénèse soutenue par Laennec, et celle de l'hétéromorphisme, tandis qu'elles établissent et qu'elles éclairent un fait d'une grande importance pratique, à savoir, *l'influence de l'inflammation sur le développement des tubercules.*

Je reproduis les termes mêmes de cet exposé, afin de donner à cette vue rétrospective toute la précision nécessaire : « Les phlegmasies des organes respiratoires, disais-je dans une de mes annotations à la clinique de Graves, ont ici un double mode d'action : tantôt elles hâtent l'évolution de tubercules préexistants, tantôt elles favorisent la genèse de ces produits anormaux dans des poumons restés indemnes jusque-là. La première influence n'a jamais été niée, elle ne pouvait l'être ; mais la seconde a donné lieu à de nombreuses discussions qui ne sont même pas encore terminées, et il devait en être ainsi ; car aussi longtemps qu'avec Laennec on a regardé le tubercule comme un *tissu* nouveau, comme un véritable *tissu vivant,* possédant en lui-même les causes des changements qu'il éprouve, il était impossible, même en tenant grand compte de la prédisposition individuelle, de concevoir la moindre corrélation entre l'existence d'une pneumonie, par exemple, et l'apparition de ce tissu tuberculeux tout spécial. Cette difficulté n'existe plus aujourd'hui, et nous pouvons aisément comprendre comment une exsudation pneumonique qui se fait chez un sujet prédisposé, peut être modifiée dans sa constitution intime par cette prédisposition même, et déviée ainsi de son évolution naturelle..... Nous pouvons retarder, sinon empêcher la genèse des tubercules chez les individus prédisposés, en prévenant chez eux, autant qu'il est en nous, le développement des affections inflammatoires de l'appareil broncho-pulmonaire. Telle est l'application pratique de ces nouvelles données de pathogénie. »

Plus tard, en 1869, dans mon Traité de pathologie, j'ai affirmé à nouveau l'influence nocive des irritations et des inflammations broncho-pleuro-pulmonaires, en les faisant figurer à titre de causes occasionnelles dans l'étiologie de la maladie, et j'ai proclamé l'importance et l'application pratiques de mes principes de pathogénie, dans cette proposition qui est elle-même à mes yeux la loi fondamentale de la thérapeutique : *Les seules bases solides du traitement prophylactique et du traitement curateur sont fournies par la notion de nutrition imparfaite, et par la connaissance de l'influence nocive des phlegmasies.* Enfin en 1872, dans mes Leçons cliniques j'ai formulé les mêmes principes en des termes fort analogues, que je tiens aussi à vous rappeler textuellement :

« I. La caséification est à tout âge un processus de débilité.

» II. La genèse du tubercule vrai est un processus de débilité.

» III. Les irritations accidentelles communes, de quelque genre qu'elles soient, qui atteignent le larynx, les bronches ou les poumons, exercent sur la tuberculose et les lésions phthisiques une influence mauvaise, et cela à trois points de vue différents : chez les individus encore sains mais prédisposés, elles favorisent l'éclosion des tubercules ou des altérations pneumoniques phthisiogènes; — chez les individus déjà affectés, elles provoquent des poussées nouvelles; — elles aggravent et précipitent la marche des désordres préexistants.

» IV. La fièvre est un processus de consomption.

Ces quatre principes, disais-je à la suite de cet énoncé, dominent toute la thérapeutique des phthisies, car ils renferment les raisons d'exclusion de certaines méthodes de traitement, et en même temps ils indiquent et précisent la voie dans laquelle vous devez maintenir votre intervention. »

Depuis 1862, ces idées ont fait leur chemin, elles sont devenues l'objet d'un assentiment général, les observateurs les plus éminents se sont rencontrés sur ce terrain, et cela devait être puisqu'il est celui de la vérité; seulement la filiation historique de ce progrès n'a pas toujours été fidèlement reproduite; dans l'entraînement croissant de ce concours unanime, on a pu perdre, on a perdu de vue la participation respective de chacun, de ceux-là surtout qui ont été les premiers en date; de ce que ces principes sont universellement admis et appliqués, on a conclu sans doute qu'il en avait été toujours de même, et qu'il n'y avait point à se préoccuper ici d'une phase d'évolution; volontaire ou involontaire, l'oubli est devenu complet (1). Je ne puis approuver cette méthode qui, poussée à l'extrême, aurait pour effet de supprimer l'historique de toutes les questions, et de les faire dater par chaque écrivain successif du moment précis où il

____

(1) Tel, par exemple, Lebert, qui, dans son livre de 1879, non seulement défend les mêmes principes de pathogénie, mais emprunte aussi les désignations que j'ai créées, irritation phymatogène, diathèse phymatogène, hypotrophie et dystrophie constitutionnelles, sans se soucier d'en indiquer l'auteur.

prend la plume. J'ai eu, par suite, le désir bien légitime, je pense, de rappeler mon intervention précoce dans cette réforme, qui touche à la fois à la pathogénie et au traitement de la phthisie pulmonaire, et dont les principes, ainsi que je viens de vous le dire, dominent à mes yeux toute la thérapeutique de la maladie.

Cela dit, j'aborde l'exposé de mon sujet, et je veux avant tout vous prémunir contre l'opinion encore trop répandue, qui dénie à la phthisie pulmonaire toute possibilité de guérison. Il me paraît qu'il y a une sérieuse utilité, et une non moins réelle opportunité à proclamer plus énergiquement que jamais la curabilité de la maladie, et par suite la nécessité d'une thérapeutique active, en présence des récentes conclusions de l'histologie pathologique.

Je vous l'ai dit, Messieurs, le microscope a prononcé à nouveau l'unité anatomique de la phthisie pulmonaire; les mémorables travaux de Grancher (1872-1877), Charcot, Thaon, ont montré que dans les masses imputées à la pneumonie caséeuse on retrouve sous un volume plus considérable, et indépendamment des produits inflammatoires communs, les mêmes éléments, le même arrangement d'éléments, et la même évolution que dans la granulation type, de sorte qu'il n'y a guère entre les deux ordres de lésions qu'une différence de volume : petit tubercule ou tubercule miliaire dans un cas, gros tubercule ou tubercule géant dans l'autre. Par suite, la dualité n'est qu'apparente; que la lésion soit petite et fragmentée en nodules isolés, qu'elle soit grosse et fusionnée en masses homogènes, c'est toujours en réalité du tubercule sous le microscope, et en fin de compte la phthisie est toujours tuberculeuse; l'unité est ainsi rétablie de par l'analyse histologique. L'autorité des observateurs cités est telle qu'il est à peine besoin d'ajouter que leur conclusion doit entraîner la conviction; car, quelque mouvant que soit le terrain de l'histologie, comment résister à un arrêt signé de Grancher et de Charcot? Il est permis peut-être de réserver les enseignements de l'avenir, quant à la généralisation absolue de cette conclusion, mais je l'accepte pour ma part, sous le bénéfice de cette réserve, dans la forme même que lui ont donnée ses auteurs.

Or, le rétablissement de cette unité qui sort victorieuse de tant d'agressions puissantes, pourrait avoir pour conséquence de ramener au fatalisme et à la thérapeutique contemplative, issus de la conception théorique de Laennec; cette déduction, Messieurs, serait radicalement fausse. La conclusion unitaire aujourd'hui triomphante, est une conclusion anatomique; elle rétablit sur de nouvelles bases l'unité histologique, mais la dualité clinique n'en est point atteinte. Celle-là je la conserve entière; au point de vue de l'étiologie, notamment de l'hérédité, au point de vue des symptômes et de la marche, au point de vue du pronostic, la phthisie pneumonique ou caséeuse, que le microscope la juge tuberculeuse ou non, diffère et différera toujours de la phthisie tuberculeuse commune. Cette dualité doit être le guide du praticien, sa préoccupation constante doit être de déterminer pour chaque malade celle des deux modalités morbides qui est en cause. J'admets donc, je vous le redis encore, l'unité anatomique, et je suis heureux de l'admettre, ne fût-ce que pour ne pas me séparer de collègues éminents, dont nul plus que moi ne respecte la légitime autorité ; par suite, je dis avec eux que la phthisie pneumonique ou caséeuse est, elle aussi, anatomiquement parlant, une phthisie tuberculeuse, mais j'ajoute aussitôt qu'elle est tuberculeuse à sa manière, elle l'est sous une autre forme, elle a ses causes, son début, son évolution propres ; elle a son pronostic spécial, si remarquable en ce qu'il est particulièrement grave dans les phases initiales, et relativement favorable dans les phases secondaires, et en clinique, en pratique médicale, je reste fidèle à la dualité, à l'établissement de laquelle j'ai concouru dans la mesure de mes forces. L'unité anatomique nous commande de ne plus voir que des formes morbides là où la dualité admettait des espèces distinctes, mais cette correction doctrinale une fois formulée, je maintiens les caractères que j'ai assignés à la phthisie pneumonique, car l'observation n'a cessé de m'en démontrer la justesse depuis 1870. Les enseignements récents du microscope n'enlèvent donc rien de leur fécondité pratique à mes conclusions antérieures ; loin de là, ces enseignements apportent de nouvelles et multiples confirmations à la notion salutaire de la curabilité de la tuberculose. Il me sera, je pense, facile de vous en convaincre.

Remarquez, je vous prie, quelles sont à ce point de vue les conséquences de la doctrine unitaire : elle établit, elle démontre la nature tuberculeuse des lésions pneumoniques et broncho-pneumoniques qui ont formé le domaine de la phthisie caséeuse pendant le règne de la dualité ; cette démonstration non seulement je l'accepte, mais je m'en empare, car elle est à mes yeux d'un prix inestimable, comme preuve de la guérison possible du tubercule dans sa forme la plus volumineuse. Il est en effet certain que ces processus pneumoniques, naguère appelés caséeux, peuvent guérir. Pour ne parler que de mon observation personnelle, les faits analysés dans mes Leçons cliniques, ceux que j'ai vus depuis, au nombre de quatre, ne peuvent me laisser aucun doute sur ce point ; de même que j'ai affirmé alors, j'affirme aujourd'hui, et j'affirmerai toujours, dussé-je n'en pas rencontrer d'autres exemples, la curabilité exceptionnelle, soit, mais possible, de ces pneumonies caséeuses que j'ai appelées phthisiogènes ; et puisqu'il est acquis maintenant de par le microscope, que ces pneumonies sont de nature tuberculeuse, qu'elles constituent une des formes les plus importantes de la tuberculisation, il est bien évident que l'interprétation nouvelle de l'histologie vient heureusement enrichir le bilan de la curabilité du tubercule, en transférant au compte de la tuberculose pneumonique les faits favorables attribués à tort à la simple caséification. J'appelle expressément votre attention sur cette conséquence imprévue et non signalée de la doctrine unitaire.

Ce n'est pas tout ; les travaux histologiques dont je vous ai entretenus, en particulier ceux de mon excellent ami et éminent collègue Grancher, ont établi l'importance et la fréquence d'un processus curateur qui peut enrayer le développement du tubercule, gros ou petit, à un moment quelconque de son évolution, et le transformer en un produit inoffensif, désormais sans action sur l'organisme non plus que sur le tissu voisin. Ce processus consiste, ainsi que je vous l'ai dit, dans la transformation fibreuse du néoplasme ; cette transformation n'est point

exceptionnelle, elle n'est pas même absolument rare ;
permettez que je vous rappelle à ce sujet l'importante
déclaration de Grancher : « Ce qui (en dehors des caractères anatomiques) différencie l'évolution du tubercule
de celle du cancer, c'est la tendance *naturelle* du tubercule à devenir fibreux. » Il s'agit donc ici d'une transformation inhérente à la nature même de la lésion, et non
point d'un travail fortuit et irrégulier. En fait, tout tubercule, quelle qu'en soit la forme, est soumis dès sa naissance à deux processus opposés : l'évolution caséeuse au
centre, l'évolution fibreuse à la périphérie. De la prépondérance définitive de l'une ou de l'autre de ces transfor-
mations dépend la destinée ultérieure de la néoplasie :
elle s'étend et entraîne le tissu de l'organe dans sa destruction propre, si la caséification et le ramollissement
l'emportent ; elle demeure stationnaire et dépourvue de
toute influence nocive sur le tissu qui la renferme, si
l'évolution fibreuse est totale, c'est la guérison.

Ce processus curateur n'est point limité aux phases
initiales de la tuberculisation ; sans doute il est d'autant
plus fécond en effets salutaires, d'autant plus apte à assurer le retour *ad integrum* de l'organe atteint, que la
lésion est plus voisine de son début, circonstance qui implique en outre une moindre étendue de l'altération ;
mais pourtant, des périodes plus avancées peuvent aussi
bénéficier de ce travail réparateur ; à toute époque du
stade de ramollissement, alors que les parties centrales
des foyers sont en plein effondrement régressif, alors
que des formations tuberculeuses secondaires ont déjà
pris naissance autour de la lésion primordiale, la zone
la plus excentrique, la zone dite embryonnaire qui est la

zone phymatogène par excellence, peut opposer à l'envahissement du mal la barrière protectrice de la transformation fibreuse ; les parties enserrées dans ce cercle défensif peuvent être ultérieurement amendées par un travail de résorption et d'élimination, mais si même elles demeurent au degré préalable d'altération, le danger est conjuré ; de par cette limitation, qu'on peut bien appeler pour le coup providentielle, *le malade est mis en état de vivre avec ses lésions tuberculeuses réduites à l'impuissance de nuire*, et tant que son état constitutionnel et les incidents pathologiques dont l'appareil respiratoire peut être le siège, laissent cette limitation infranchissable, tant que d'autres productions tuberculeuses ne se développent pas à distance des foyers annihilés, il est à l'abri des ravages ordinaires de l'affection dont il est atteint, il est guéri ; *guérison relative*, je le reconnais, dont la persistance ne peut être assurée que par une sollicitude médicale incessamment en éveil, mais guérison, en revanche, dont l'heureuse possibilité s'étend non seulement aux phases du début de la tuberculose, mais à la totalité du stade de ramollissement.

Ecoutez ce fait que je choisis entre plusieurs autres analogues ; il vous convaincra à la fois de la réalité et de la solidité de cette guérison relative.

Il y a maintenant huit années, mes éminents collègues les professeurs Botkin et Rauchfuss (de Saint-Petersbourg) me faisaient l'honneur de m'adresser un jeune Russe âgé de quinze ans, affecté de tuberculose limitée au poumon droit. D'après la relation des premières phases de la maladie, qui avait eu le début brusque et la marche aiguë de la pneumonie franche, d'après les résultats de l'examen stéthoscopique, que je pratiquais cinq mois après le début des premiers accidents, il n'y avait pas à douter de la forme de cette tuberculisation, il s'agissait d'une tuberculose pneumonique type, d'ailleurs sans antécédents de famille; l'état général était fort compromis, l'amaigrissement notable, un mouvement fébrile se manifestait presque tous les soirs, on pouvait croire déjà voisin l'état de phthisie confirmée. Cependant l'examen démontrait l'absence de toute ulcération pulmonaire, il révélait avec l'intégrité parfaite du poumon gauche une solidification en voie de ramollissement de la plus grande partie du lobe supérieur droit, lequel avait été le siège de la pneumonie initiale : matité en avant et en arrière, dans toute cette étendue mélange de souffle aux deux temps et de râles sous-crépitants éclatant en bouffées sous l'action de la toux, tels étaient les signes indicateurs du reliquat de cette pneumonie évidemment caséeuse ou, comme il faut dire aujourd'hui, tuberculeuse. En raison des atteintes déjà subies par la constitution du malade, en raison de la fièvre vespérale, on devait craindre non pas seulement la persistance des lésions effectuées, mais leur extension, plus ou moins rapide. Eh bien ! sous l'influence d'un traitement principalement dirigé en vue de la restauration de l'état général, sous l'influence de révulsifs énergiques et de l'intervention, à intervalles convenables, d'une médication antipyrétique, la constitution de ce jeune homme a été remarquablement améliorée, ses forces se sont accrues, la fièvre a cessé, et l'envahissement redouté n'a pas eu lieu. Ce premier hiver fut passé à Paris; au printemps, nous constations déjà une notable augmentation de poids, l'état de l'organisme était aussi satisfaisant que possible, mais rien, absolument rien n'était changé dans l'état local ; cependant un péril imminent avait été conjuré, le malade, comme je le disais tantôt, avait été mis en état de vivre avec ses lésions tuberculeuses, et le champ était libre pour l'application des méthodes thérapeutiques qui avaient dû être laissées de côté. L'aérothérapie, le séjour répété dans diverses stations climatériques répondant rigoureusement aux indications individuelles, ont complété l'œuvre commencée ; chaque année nous avons gagné quelque chose, quoique à trois reprises nous ayons eu à compter avec des bronchites intercurrentes, bronchites toujours fébriles et accompagnées de légères hémoptysies ; depuis deux ans aucun incident de ce genre ne s'est produit ; j'ai revu ce jeune homme vers la fin de l'année 1879, il présente tous les attributs de la santé ; il a pris de l'embonpoint, il vit de la vie commune, il est guéri, mais c'est une guérison relative ; la restauration constitutionnelle a arrêté l'action nocive du foyer ; il est éteint, mais il persiste en tant qu'altération physique inerte ; il y a toujours de la matité, moins étendue il est vrai, au sommet du poumon droit ; la respiration superficielle y est faible et peu distincte ; la respiration profonde est d'une rudesse non contestable, voisine du souffle, et la toux provoque l'apparition de quelques râles humides, que la respiration est impuissante à produire. Il est possible qu'une amélioration plus complète de l'état local soit ultérieurement réalisée ; mais en admettant même que les choses demeurent en leur état actuel, le malade n'en a pas moins tous les bénéfices d'une guérison incomplète; ce fait vous permet d'apprécier nettement l'importance de ce mode de curabilité, que j'ai appelé guérison relative, et dont j'ai observé plusieurs autres exemples tout aussi concluants.

La transformation de cette guérison relative en guérison absolue, dont je viens de vous indiquer la possibilité, n'est point une vaine hypothèse; dans certains cas cet état particulier, que caractérisent à la fois la restauration constitutionnelle parfaite et la persistance de quelques lésions locales, n'est qu'une première étape dans l'œuvre curatrice, et après une durée variable, elle fait place à une phase plus favorable encore, que signale l'absence de toute altération locale appréciable.

Deux fois déjà, j'ai observé cette réparation totale : chez un jeune Suisse dont je vous parlerai plus amplement à propos du traitement climatérique, et chez le jeune homme dont j'ai consigné l'histoire dans mes Leçons de l'hôpital Lariboisière; à l'époque où ces leçons ont été publiées (1872), il y a de cela neuf ans, ce malade était en possession de la guérison relative; mais pendant les deux années qui ont suivi, une amélioration incessante s'est produite dans l'état des poumons; dès la fin de 1874, on n'y pouvait saisir d'autre anomalie qu'une diminution notable ou bien une rudesse anormale du bruit respiratoire sur des points disséminés, correspondant au siège des lésions initiales; depuis lors, j'ai examiné ce jeune homme plusieurs fois chaque année, je n'ai jamais constaté le moindre phénomène suspect, la guérison persiste complète et absolue. Chez lui, il s'agissait encore de la tuberculose pneumonique à début aigu,

que j'appelais alors sous l'empire de la doctrine dualiste,
pneumonie phthisiogène; mais le processus de curabilité par transformation fibreuse que nous venons d'é-
tudier n'est point borné, je me hâte de le dire, à cette
forme particulière, il peut être également observé dans
la tuberculose granuleuse à début lent, c'est-à-dire dans
la forme commune de la maladie.

Curable par le processus fibrogène pendant la phase
de crudité, et durant toute la période de ramollissement,
la tuberculose l'est encore à la période d'ulcération ou
de caverne. La possibilité de la guérison dans ces circonstances est de connaissance relativement ancienne; les
faits qui en établissent à la fois la réalité et le mécanisme
anatomique sont classiques, ce n'est point ici le lieu d'y
insister; je me borne à vous rappeler les aspects divers
de la caverne guérie, tels qu'ils ont été mainte fois constatés par l'anatomie pathologique; ces dispositions sont
au nombre de quatre principales : la cavité persiste, elle
est vide et communique avec les bronches (cicatrice fis-
tuleuse de Laennec), le tissu périphérique est induré,
infiltré de pigment et froncé par retrait; — la cavité est
pleine de matière tuberculeuse crétacée; — elle est
occupée par une masse fibro-cartilagineuse résultant de
la végétation conjonctive de la paroi; — la cavité disparaît par accolement des surfaces opposées, et il reste une
cicatrice linéaire et d'épaisseur variable, de consistance
fibreuse à laquelle aboutissent des bronches terminées en
cul-de-sac; au pourtour existe un emphysème compensateur plus ou moins étendu; la plèvre est épaissie, ratati-
née, la paroi thoracique est déprimée, à moins que des
dilatations bronchiques n'aient comblé le vide. Au centre

de la bride cicatricielle on trouve quelquefois des restes du contenu de la caverne, sous forme de bouillie crayeuse ou de concrétions calcaires solides. — Dans tous les cas, la caverne guérie est entourée d'une zone de pneumonie interstitielle (scléreuse) qui, au début du travail curateur a circonscrit, a enkysté la perte de substance, et en a ainsi prévenu l'influence nocive sur les parties voisines ; la dissociation moléculaire et l'élimination du contenu ont fait le reste. On retrouve donc ici, notez le fait, comme agent principal de la guérison la formation fibreuse ; seulement ce n'est plus le tubercule qui subit cette évolution salutaire, c'est le tissu périphérique, lequel est transformé de par la néoplasie scléreuse en une enceinte préservatrice, qui s'oppose à l'action irritante et envahis - sante de l'ulcération sur les parties saines.

Ces états du poumon, qui témoignent si nettement de la curabilité de la phthisie à la période d'excavation, ne sont pas absolument rares ; je les ai rencontrés plusieurs fois à l'amphithéâtre, et dans ces deux dernières années encore j'ai eu l'occasion d'étudier deux cas se rapportant, l'un à la guérison avec persistance de la cavité, l'autre à la guérison avec occlusion totale de l'ulcération. Le premier de ces faits concerne une femme de soixante-quinze ans, chez laquelle il était facile de reconnaître l'existence d'une grande caverne sèche à la partie supérieure du poumon droit ; il n'y avait du reste aucun symptôme de phthisie actuelle, l'interrogatoire de la malade montrait qu'elle avait cessé de tousser et de cracher depuis un grand nombre d'années qu'elle ne pouvait exactement préciser, mais qu'elle évaluait à plus de vingt ; elle entrait à l'hôpital pour une maladie du cœur, aux progrès de laquelle elle a succombé. L'autopsie a confirmé le diagnostic de phthisie guérie, en nous faisant voir dans le lobe supérieur droit une caverne dépassant le volume d'une grosse noix, revêtue dans tout son pourtour d'une épaisse membrane fibro-conjonctive, et maintenue béante par l'adhérence de tout le lobe à la paroi thoracique. Il n'y avait aucune autre trace de lésions tuberculeuses, le foyer initial avait été unique, et la diathèse étant pour ainsi dire épuisée après cette première manifestation, la guérison locale par cicatrisation de l'ulcère avait été le signal de la guérison de la maladie. Dans ce cas comme dans tous les faits similaires, la formation précoce d'une perte de substance, d'une caverne par ramollissement, destruction et élimination des parties malades, avait été évidemment une circonstance favorable. Je reviendrai bientôt sur ce point.

Le second fait n'est pas moins remarquable. La malade, une femme de cinquante ans, a été tuée rapidement par une pneumonie tuberculeuse de forme hémorrhagique, siégeant à la partie moyenne et inférieure du poumon gauche. Or, en même temps que nous avons constaté à l'autopsie cette altération toute récente, nous avons trouvé que le lobe supérieur du même poumon était complètement transformé en une masse fibro-cartilagineuse compacte, homogène, dont la continuité n'était interrompue que par des bronches dilatées; les parois de ces bronches étaient fortement indurées, sur un grand nombre de points elles étaient incrustées d'éléments calcaires, et lorsque ces canaux eurent été fragmentés par les coupes nécessaires à l'examen, la collision de ces parties crétacées donnait exactement la sensation d'un sac de noix à la main qui comprimait le lobe altéré. S'était-il agi là d'une pneumonie tuberculeuse du sommet, ou d'une production granuleuse commune ? je l'ignore ; mais ce qui est certain, c'est que la partie supérieure de ce poumon avait été, à une époque bien antérieure, creusée de cavernules, que l'occlusion cicatricielle de ces ulcérations avait amené la cohérence des productions fibreuses, que le tissu conjonctif agissant par rétraction sur les canaux bronchiques en avait produit la dilatation, et qu'enfin le processus fibrogène curateur, dépassant le but et atteignant les parties non ulcérées, avait abouti à cette transformation totale du lobe supérieur en une masse inerte de tissu fibro-conjonctif et fibro-cartilagineux, sans vestige de tissu pulmonaire.

La guérison locale était bien plus parfaite, bien plus solide qne dans le cas précédent ; la malade lui a dû une immunité complète pendant un grand nombre d'années, à en juger d'après lés caractères anatomiques ; mais la diathèse n'était point épuisée, ou bien elle s'est réveillée à l'occasion des mauvaises conditions hygiéniques que cette femme avait subies dans les trois dernières années, et une manifestation suraiguë a brusquement annihilé la guérison de la première atteinte. Je n'ai rien su de la date probable de cette ancienne attaque de tuberculose, et cela pour des raisons que je veux vous dire. En premier lieu, lorsque cette femme est arrivée dans mon service, où elle n'a d'ailleurs séjourné que trois jours, son état était tellement grave qu'il ne permettait pas un interrogatoire minutieux ; en second lieu en eût-il été autrement, je n'aurais peut-être pas donné à mes questions la direction convenable ; car au niveau du lobe supérieur transformé en bloc fibreux, je trouvais de la matité absolue, du souffle tubaire, de la bronchophonie forte, je constatais les mêmes signes dans les parties moyennes et inférieures, avec cette seule différence que là le souffle était uni à des râles humides qui faisaient complètement défaut en haut, de sorte que j'avais admis une lésion de même ordre et à peu près de même degré dans toute l'étendue de ce poumon. L'autopsie seule m'a appris que la pneumonie n'atteignait pas le lobe supérieur (et pour cause, il n'y avait plus un atome de tissu pulmonaire), et que les phénomènes stéthoscopiques perçus en cette région n'étaient pas les effets d'une lésion actuellement en évolution, mais les reliquats indélébiles d'une ancienne altération guérie.

Veuillez remarquer, Messieurs, que, malgré la terminaison funeste de la deuxième attaque, dans ce fait comme dans le précédent, la formation de cavités a été une circonstance salutaire; ce fut l'acte précurseur de la cicatrisation, qui ne peut s'effectuer complète sans l'élimination préalable des produits pathologiques.

La guérison de la phthisie à la période d'ulcération n'est pas uniquement démontrée, je m'empresse de vous le dire, par l'examen cadavérique; l'observation clinique peut sans témérité se permettre de l'affirmer lorsque les faits sont précis, lorsque l'histoire du malade peut être reconstituée avec exactitude et sans lacunes, lorsqu'on peut établir une comparaison rigoureuse entre l'état actuel interprété comme état de guérison, et l'état morbide antérieur, jugé soit d'après une observation directe, soit d'après un rapport émanant de médecins dont la loyauté et la compétence sont également dignes de foi. J'ai vu un certain nombre de cas de ce genre, qui remplissent à mes yeux toutes les conditions requises ; le plus remarquable peut-être est celui du duc de R..., et quoique j'en aie déjà parlé dans mes Leçons cliniques, je n'hésite pas à vous en rappeler les principales particularités, tant j'ai à cœur de vous pénétrer de cette notion précieuse, la curabilité de la phthisie à la période de caverne.

Donc, le duc de R... à qui je donnais des soins en 1870 pour des troubles gastriques, me dit un jour : « Tel que vous me voyez, j'ai été guéri de phthisie pulmonaire. » Je lui demandai aussitôt de me permettre de l'ausculter, et procédant à cet examen avec le soin le plus minutieux, je constatai que le poumon gauche était dans un état d'intégrité parfaite, et je trouvai au sommet droit, en arrière, dans la partie interne de la fosse sus-épineuse, et la portion supérieure de la sous-épineuse, des signes non douteux d'induration. Il y avait là une submatité des plus nettes, la respiration y était fortement soufflante, la voix avait le caractère bronchique ; mais on ne percevait aucun râle, la toux n'en provoquait aucun ; l'induration était bien certainement dense, compacte et homogène. Rappelez-vous les signes constatés chez la malade dont je viens de vous entretenir ; n'êtes-vous pas frappés de la similitude ? Mon interlocuteur me dit à la suite de cet examen : « Dans le point même où vous avez appliqué si longtemps l'oreille, j'ai eu une caverne. » Et il me raconte alors une consultation de Chomel et de Louis qui ne permet pas le moindre doute ; à quinze ans en arrière, le duc de R... avait été reconnu et déclaré phthisique, et il présentait alors, entre autres désordres, une cavité du côté droit. L'évolution des accidents avait été la suivante : le malade toussait depuis quelques mois, il avait eu plusieurs hémoptysies, lorsqu'il fut pris d'une maladie aiguë de la poitrine, vraisemblablement d'une broncho-pneumonie, dans le cours de laquelle les crachements de sang se répétèrent pour la dernière fois. Cet état aigu fit place, au bout de quelques semaines, à une période chronique durant laquelle tous les phénomènes de la consomption se dessinèrent successivement. Les médecins avaient porté le pronostic le plus fâcheux ; sur quoi, le malade, renonçant à toute médication, reprit, avec un régime tonique, l'usage du vin et des liqueurs, et s'en alla aux eaux de Penticosa, eaux salino-azotiques voisines de Cauterets. Dans ce climat favorable il s'était remis peu à peu, et moins d'un an plus tard, il était complètement guéri. On peut bien ajouter que la guérison a été définitive, puisque quand j'ai vu le malade, après quinze années, il ne présentait d'autre anomalie qu'une induration dans le lobe supérieur droit. — Dans ces conditions la démonstration clinique me paraît tout aussi nette que celle de l'amphithéâtre.

Je vous ai dit itérativement que dans certains cas la formation de cavernes est une circonstance favorable au point de vue de la curabilité ; oui, cela est vrai, j'affirme le fait quoique mon assertion soit contraire à l'opinion généralement admise. Cette opinion repose sur une erreur d'interprétation que je dois vous signaler. On a assigné à la phthisie pulmonaire une marche continuellement progressive, toujours la même à la rapidité près ;

par suite on a considéré l'ulcération cavitaire comme
la lésion la plus tardive, comme la lésion finale, et conséquemment comme la lésion la plus grave de toutes.
Aucun des termes de cette série de propositions n'est
applicable à la totalité des cas ; la phthisie n'a pas toujours une marche continuellement progressive, elle
procède aussi par attaques que séparent souvent de très
longs intervalles ; pour chaque foyer tuberculeux considéré isolément, la caverne est bien en effet la lésion
finale, au point de vue chronologique, mais elle n'est
point pour cela la lésion finale de la maladie ; d'un
autre côté, elle n'est point du tout la lésion finale au
point de vue de la gravité, elle n'est point par elle-même
l'indice d'un danger plus grand ou d'un péril plus prochain ; en soi et par elle seule, la caverne n'apporte
aucune modification constante dans la prognose ; bien loin
de l'assombrir, elle peut être le signal d'une légitime espérance, tout dépend des conditions du malade au moment
où l'ulcération s'effectue, de l'étendue propre de cette
dernière, et de l'importance des lésions préexistantes.
Qu'est-ce en effet que la caverne ? Rien autre chose que
l'ulcération, la perte de substance résultant de la destruction et de l'élimination des tissus tuberculisés. Pour
peu que le foyer tuberculeux soit étendu, cette ulcération est la condition préalable nécessaire de la guérison. Si donc pour un foyer donné, cette condition est
réalisée de bonne heure, à un moment où l'état général
du patient n'est pas encore trop gravement compromis
par la maladie, si les parois de la cavité ainsi formée ne
sont pas elles-mêmes infiltrées de tubercules, l'élimination des éléments tuberculeux, qui sont dans l'espèce

le produit morbide nuisible et dangereux, va permettre le travail de cicatrisation, et ce travail est d'autant plus certain, d'autant plus rapide, que la constitution de l'individu est restée plus intacte. Bien loin donc que la caverne, même précoce, soit l'indice d'une gravité plus grande ou plus immédiate, elle peut être, dans les conditions indiquées, le signal et le moyen de la réparation la plus salutaire ; que le foyer ainsi guéri par élimination soit unique, que l'organisme délivré de son produit anormal doive à cette délivrance le terme de sa disposition phymatogène, et ce n'est plus seulement une lésion locale qui est temporairement guérie, c'est la maladie même qui prend fin, soit pour toujours, soit jusqu'au moment où une influence hygiénique ou pathologique nocive vient redonner une nouvelle activité à la diathèse endormie.

Cette heureuse évolution n'est pas absolument rare dans la phthisie pneumonique à foyers circonscrits et peu nombreux ; déjà dans ma Clinique j'en ai rapporté des exemples bien démonstratifs, j'en ai vu depuis deux autres cas dans ma pratique. Pour l'un d'eux, la guérison est encore trop récente pour que je puisse en affirmer la solidité, mais pour l'autre elle date déjà de trois années, et elle persiste dans son intégrité. Dans ces conditions, je le répète, l'ulcération et l'élimination précoces sont des phénomènes de bon augure ; la formation cavitaire peut bien être envisagée alors comme un stade terminal, non pas parce qu'elle représente, selon l'idée commune, la phase ultime la plus grave de la maladie, mais tout au contraire, parce qu'elle est le point de départ de la réparation et de la guérison.

Il va de soi, en revanche, que si les foyers tuberculeux sont multiples et diffus dans les deux poumons, que si l'élimination d'un ou de plusieurs de ces foyers est accompagnée d'une nouvelle poussée tuberculeuse qui remet à chaque fois l'organisme épuisé en présence du même labeur à accomplir, que si enfin l'ulcération est contemporaine sur un certain nombre de points, il va de soi, dis-je, que la période d'excavation est le signal d'une aggravation définitive, puisque, en raison de leur étendue ou de leur multiplicité, en raison des accidents nouveaux dont elles sont la cause directe, les ulcérations, qu'elles soient bien ou mal détergées, ne peuvent être cicatrisées par l'organisme défaillant. Permettez que nous laissions un instant de côté la nature spéciale de la lésion, et vous serez frappés comme moi de la justesse de mes distinctions ; la situation au total est la même que pour toutes les maladies à foyers dont la guérison implique l'élimination d'abord, puis la cicatrisation de la perte de substance résultant de cette élimination. Que les foyers soient petits, circonscrits, peu nombreux, que l'état général du malade soit bon, le travail réparateur peut être effectué, et l'élimination est la première étape de la guérison ; que les conditions locales et générales soient opposées, l'œuvre curatrice dépasse les forces de l'organisme qui doit l'accomplir, et l'élimination est la première marque d'une aggravation irrémédiable.

Donc, vous le voyez, Messieurs, l'ulcération du poumon peut être précoce aussi bien que tardive, elle peut être favorable comme elle peut être nuisible, elle ne dit rien par elle-même, tout dépend des conditions individuelles du patient; c'est un simple incident qui ne présente aucun rapport certain ni avec la chronologie ni avec le pronostic de la maladie. J'attache une très grande importance aux idées personnelles que je viens de vous exposer, car elles éclairent l'appréciation pronostique, et peuvent prévenir une faute regrettable dans le traitement. Qu'arrive-t-il en effet si le médecin considère la formation cavitaire comme le signe certain de la phase terminale la plus grave? Il arrive que, constatant cette formation, il s'empresse de modifier son jugement sur la marche ultérieure de l'affection, en quoi il peut se tromper, et être démenti par l'événement pour le plus grand bien du malade; il arrive en outre qu'il regarde dès lors le traitement comme inutile, et qu'il renonce, découragé, à son intervention thérapeutique, parce qu'il a prononcé contre elle, de par son erreur de pronostic, un arrêt prématuré d'impuissance.

En résumé, Messieurs, la *phthisie pulmonaire est curable à toutes ses périodes*, voilà la notion féconde qui domine toute l'histoire de la maladie, qui doit inspirer et diriger incessamment l'action médicale. L'incurabilité proclamée par Laennec et ses successeurs immédiats est démentie par l'anatomie pathologique, elle est démentie par l'observation clinique, ne vous laissez point influencer par cette condamnation qui n'est plus qu'un souvenir historique; vous constatez la présence de quelques tubercules dans les poumons, ne croyez pas pour cela dès cet instant que l'individu qui les porte est fatalement destiné à être tué par eux; vous constatez que ces tubercules se ramollissent, qu'une caverne se forme, ne croyez pas pour cela que tout est perdu, je vous ai montré qu'il n'en est rien ; ayez sans cesse présente à l'esprit la tendance naturelle du tubercule à la transformation fibreuse qui est la guérison ; cherchez, examinez sans relâche, avant de tomber dans le découragement, si le malade est dans les conditions voulues pour cette heureuse évolution ; s'il vous faut renoncer à l'espérance d'une guérison absolue, poursuivez la guérison relative ; efforcez-vous de mettre le patient en état de vivre avec ses lésions désormais irréparables ; luttez en un mot, luttez toujours avec l'inébranlable confiance que vous pouvez puiser dans la notion de curabilité ; l'ennemi peut être vaincu, voilà l'idée mère qui doit soutenir vos efforts ; cette conviction, soyez-en certains, est la première condition de succès, car le manque de foi engendre l'inertie thérapeutique.

DEUXIÈME LEÇON

DES CONDITIONS
QUI INFLUENT SUR LA CURABILITÉ.

Influence de l'âge et de l'étendue des lésions. — Données fournies par
l'étiologie. — Phthisie héréditaire. — Phthisie innée. — Phthisie acquise.
Des phthisies acquises primitives, précoces et tardives. — Phthisies acquises
secondaires. — Phthisie scrofuleuse. — Phthisie arthritique. — Phthisie
diabétique. — Phthisie herpétique. — Ce qu'il faut penser de la phthisie
syphilitique.
Données fournies par la forme anatomique. — Forme commune. — Forme
pneumonique. — Caractères propres de ces deux formes au point de
vue du pronostic et de la curabilité. — Obligations du diagnostic relativement à la phthisie pneumonique.

Messieurs,

J'ai établi la curabilité de la phthisie pulmonaire à
toutes ses périodes, et dans ses deux formes, la commune et la pneumonique ; malgré son puissant intérêt,
cette donnée générale serait à peu près stérile, si je ne
la complétais par l'examen des conditions qui peuvent
influer dans un sens ou dans un autre sur cette heureuse terminaison. Les chances favorables sont loin
d'être les mêmes dans les différents cas, et il importe,
pour la bonne direction, comme pour la persévérance

du traitement, que le médecin soit éclairé sur les circonstances d'ordres divers auxquelles est subordonnée la possibilité de la guérison, soit absolue, soit relative. Les éléments de cette appréciation sont multiples, mais ils n'ont pas tous à beaucoup près une égale importance; c'est ce dont vous serez pleinement convaincus après la revue analytique que nous allons en faire aujourd'hui.

Avant tout, de quelque forme, de quelque malade qu'il s'agisse, les chances de guérison sont en raison inverse de l'âge de la maladie et de l'étendue des lésions. La raison de l'influence de ces deux conditions est facile à concevoir : plus la maladie est ancienne, plus l'état constitutionnel est altéré, et le degré de cette altération domine toute la question de curabilité ; d'un autre côté, la réparation, supposée possible en raison de l'intégrité de l'état général, est d'autant plus difficile, d'autant plus incertaine, que les lésions à réparer sont plus étendues ou plus nombreuses ; cela va de soi, et il n'est pas besoin d'insister davantage sur ces données primordiales pour en faire ressortir la valeur ; il convient en revanche d'ajouter qu'elles suffisent à elles seules pour démontrer l'importance d'une intervention médicale précoce, puisque l'âge de la maladie et l'étendue des lésions sont unis, dans la généralité des cas, par un rapport direct ; ce sont deux éléments à marche parallèle. Conséquemment le traitement précoce a le double avantage de s'adresser à une constitution moins altérée, et à des lésions plus limitées et plus récentes.

Cela dit sur ces faits généraux, voyons les données

fournies par **l'étiologie** à la question de curabilité.

Vous vous rappelez sans doute, Messieurs, qu'il y a lieu de distinguer au point de vue de l'origine une phthisie *héréditaire*, — une phthisie *innée*, — une phthisie *acquise*.

Eh bien! la PHTHISIE HÉRÉDITAIRE est celle qui, entre toutes, de par le seul fait de l'hérédité, offre le moins de chances favorables, et cela pour deux raisons : en premier lieu, la diathèse, c'est-à-dire la disposition vicieuse de l'organisme à faire du tubercule, est ici au maximum de puissance ; contemporaine de la conception de l'être, elle fait partie intégrante de sa personnalité physique, elle en est un des attributs, elle demeure active aussi longtemps que la vie elle-même, elle n'est point épuisée par les premières manifestations qu'elle réalise ; de sorte que si ces manifestations initiales viennent à guérir, d'autres surviennent presque infailliblement, imposant à l'organisme une lutte toujours nouvelle, dans laquelle il doit fatalement succomber. Cette puissance toute spéciale de la diathèse héréditaire est d'autant plus forte, d'autant plus envahissante, que les ascendants et les collatéraux ont été frappés en plus grand nombre, et lorsque les deux générateurs sont simultanément atteints au moment de la conception du produit, l'activité de la disposition originelle est véritablement indomptable. Ce n'est pas tout. La phthisie chronique, la seule dont nous nous occupions ici, s'exprime presque toujours, lorsqu'elle est héréditaire, par la forme anatomique commune de la maladie, par la forme granuleuse ; or, d'après tous les faits que j'ai observés depuis vingt ans, je dois déclarer encore aujourd'hui, comme je l'ai fait déjà dans mes travaux antérieurs, que cette forme guérit moins fréquemment que la forme pneumonique, lorsque cette dernière permet l'établissement de la phase de chronicité. Nous reviendrons bientôt sur ce point.

Mais si la phthisie héréditaire est moins accessible que toute autre à la curabilité, elle peut cependant bénéficier, elle aussi, du traitement préventif, et je crois même qu'elle offre à la prophylaxie un terrain particulièrement favorable. L'hérédité révèle dès le jeune âge l'imminence morbide; précoce ou tardive, la maladie n'est jamais une surprise imprévue, c'est une réalisation dès longtemps redoutée; par suite, le traitement prophylactique peut être institué beaucoup plus tôt que dans les autres circonstances; il peut devancer de plusieurs années les premiers signes de transformation de la maladie virtuelle en maladie réelle, et il doit à cette durée plus longue une chance plus probable d'efficacité. Éclairé de bonne heure sur l'approche du danger, le médecin a le temps d'agir, et cette situation particulière de la diathèse héréditaire à l'égard de la prophylaxie peut compenser, dans une certaine mesure, sa redoutable inaptitude à la curabilité. Dans une famille à hérédité unilatérale, qui avait eu la douleur de voir succomber deux enfants à des maladies tuberculeuses, j'ai réussi par un traitement énergiquement continué pendant plusieurs années, à modifier complètement la constitution des trois survivants; ils ont dépassé l'âge où les deux autres ont été frappés, ils ne présentent aucun phénomène suspect, et je suis convaincu que la restauration constitutionnelle qu'ils doivent à la thérapeutique, les met définitivement à l'abri de la maladie dont ils étaient menacés. J'ai observé deux autres faits du même genre, mais ils sont beaucoup moins démonstratifs parce qu'il ne s'agissait dans ces familles-là que d'une influence héréditaire collatérale.

La PHTHISIE INNÉE, qu'il ne faut pas confondre, je vous l'ai dit déjà, avec l'héréditaire, est observée chez les descendants de parents qui ne sont pas tuberculeux, mais qui sont affaiblis par la scrofule, la syphilis, le diabète cachectique, l'alcoolisme, ou simplement par des excès ou de mauvaises conditions hygiéniques ; en dehors de toutes ces circonstances, l'innéité de la maladie peut encore être la conséquence de mariages consanguins. Les enfants naissent avec la diathèse phymatogène, ni plus ni moins que ceux du groupe précédent ; cette diathèse est donc chez eux innée, mais elle n'est point héréditaire, puisque les générateurs n'en étaient pas affectés. Si l'on commet la faute de méconnaître l'innéité, les tuberculoses de cette classe sont nécessairement interprétées comme des tuberculoses acquises, et la fréquence de ces dernières est ainsi grandement exagérée. Il convient de remarquer, ainsi que je l'ai noté déjà dans mon *Traité de pathologie*, que ces conditions mauvaises, dont la présence chez les ascendants explique la diathèse innée des enfants, sont exactement les mêmes qui créent, plus ou moins longtemps après la naissance, la diathèse acquise ; toute la différence, c'est que dans un cas la déviation nosogénique a besoin de deux générations pour arriver à produire du tubercule, tandis que dans l'autre il lui suffit pour cela d'une vie individuelle. A ce point de vue, on peut dire en toute vérité que la tuberculose est l'aboutissant commun de toutes les détériorations constitutionnelles de famille et d'individu.

Ainsi créée et caractérisée par des éléments étiologiques qui appartiennent à la génération précédente, dont le produit subit passivement l'influence nocive, la diathèse innée est un peu moins incompatible que l'héréditaire avec l'idée de curabilité ; et cela parce qu'elle s'exprime moins constamment, à ce qu'il me semble, par la forme granuleuse, et parce qu'elle est souvent liée à la scrofule, de sorte qu'elle partage alors toutes les chances, bonnes et mauvaises, de la phthisie scrofuleuse dont nous parlerons bientôt. Il y a donc pour la maladie innée au moins une possibilité, un aléa qui lui enlève le caractère d'incurabilité absolue que nous avons dû reconnaître à la diathèse héréditaire une fois réalisée. Du reste, le traitement prophylactique a, dans les deux cas, la même importance, la même efficacité, car les caractères de la diathèse innée sont assez significatifs pour donner l'éveil de bonne heure, et révéler au médecin attentif la nécessité d'une intervention active.

Vous n'avez pas oublié, je l'espère, comment j'ai divisé les PHTHISIES ACQUISES. Dans un premier groupe je réunis les cas dans lesquels la tuberculisation du poumon, spontanée et indépendante, ne peut être rattachée qu'à la délibité générale, à l'hypotrophie ou dystrophie qui est la base commune de toutes les phthisies : ce sont les phthisies acquises primitives. Je forme un second groupe avec les cas dans lesquels le processus pulmonaire coïncide avec une maladie constitutionnelle, actuelle ou antérieure, à laquelle il est rationnellement imputable : ce sont les phthisies acquises secondaires.

Au point de vue de la curabilité, la PHTHISIE ACQUISE PRIMITIVE OU IDIOPATHIQUE est la plus favorable de toutes, quelle qu'en soit la forme anatomique, granuleuse ou pneumonique, l'étendue des lésions étant supposée égale dans les deux cas. Une seule condition génératrice est ici en jeu, c'est l'hypotrophie constitutionnelle; cette débilité qui par elle-même, ou sous l'influence d'une irritation commune (cause occasionnelle), aboutit à la formation de ce produit inférieur qui est le tubercule, cette débilité, dis-je, est la conséquence de conditions physiologiques ou pathologiques qui ont pour résultat l'excès de la dépense organique ou l'insuffisance de la recette, elle est accidentelle, elle est acquise, elle n'est point inhérente à la constitution même de l'individu, et en raison de ce caractère accidentel et contingent, elle peut être, elle est plus efficacement combattue par un traitement qui intervient en temps utile. Donc, jugée au point de vue de la restauration constitutionnelle, la situation est meilleure que dans les formes précédentes; et comme, d'autre part, les lésions pulmonaires présentent dans les phthisies acquises de la forme commune un développement très graduel, comme elles restent longtemps circonscrites dans une étendue peu considérable, on voit que le terrain est aussi favorable que possible pour la curabilité, soit qu'on l'apprécie d'après l'état général, soit qu'on veuille en supputer les chances d'après les altérations locales.

Pour avoir une idée exacte et complète de la question de curabilité appliquée à la phthisie acquise primitive, il convient d'ailleurs de distinguer entre la *phthisie acquise précoce* qui apparaît dans la période de quinze à trente-cinq ans, et la *phthisie acquise tardive* qui se développe de trente-cinq à quarante ans et au delà. Lorsque ces phthisies tardives sont vraiment primitives au sens de ma définition, c'est-à-dire indépendantes de toute maladie constitutionnelle actuelle ou antérieure, elles sont plus justiciables que toutes les autres d'un traitement bien dirigé. L'observation enseigne que les causes ordinaires de ces tuberculoses sont des refroidissements répétés chez des individus *surmenés* par des excès de travail et par la misère ; dans ces circonstances la maladie a une marche naturellement lente, la restauration constitutionnelle est promptement obtenue par un traitement qui est pour le patient une révolution totale de son hygiène, et sur ce terrain heureusement modifié, les lésions peuvent rétrograder, tout au moins cesser de s'accroître, de sorte que si l'on n'obtient pas la guérison absolue, on peut dans bien des cas arriver à cette guérison relative dont je vous ai fait apprécier toute l'importance. Par ses conditions d'âge et d'étiologie, cette phthisie tardive est la moins diathésique de toutes, voilà la raison vraie de sa plus facile curabilité.

Les PHTHISIES ACQUISES SECONDAIRES, vous ai-je dit, sont imputables, quant à leur origine, à une maladie constitutionnelle actuelle ou antérieure. La *phthisie scrofuleuse*, dans laquelle quelques médecins, partisans de l'identité des deux affections, ont voulu voir la manifestation la plus tardive et la plus accentuée de la scrofulose, est la plus fréquente, et en même temps la moins contestable de ces phthisies secondaires. Au point de vue de la curabilité, je ne puis la considérer comme aussi favorable que la phthisie acquise primitive, mais elle est incontestablement moins redoutable que la maladie engendrée par l'hérédité ou par l'innéité, si toutefois les lésions sont limitées aux poumons. L'évolution est remarquablement lente, et cette lenteur naturelle d'allures apparaît même dans la forme pneumonique, qui ne présente jamais la rapidité et l'acuité indomptables qui la caractérisent trop souvent dans les autres variétés étiologiques; le médecin a donc le temps d'agir, et la dystrophie scrofuleuse qui est le fond de l'état morbide, quelles qu'en soient les déterminations locales, est de celles qui peuvent être le plus sûrement amendées par la thérapeutique. Ici encore, par conséquent, la curabilité peut être réalisée, et à défaut de guérison complète on doit toujours espérer et poursuivre cette guérison relative, qui assure une immunité de plusieurs années, parfois même une immunité indéfinie. Le duc de R..., le jeune homme russe dont je vous ai parlé, étaient tous deux scrofuleux, leur phthisie était une phthisie scrofuleuse; ils ont guéri, le premier avec cicatrisation complète, le dernier avec persistance de lésions inertes, qui sont depuis longtemps sans influence sur l'état de sa santé.

En revanche, Messieurs, lorsque les lésions ne sont pas rigoureusement bornées aux poumons, la phthisie scrofuleuse perd toutes les chances favorables que je viens de lui attribuer, et elle peut revêtir une extrême gravité, soit parce que des altérations ganglionnaires exposent le malade aux accidents de l'adénopathie mésentérique, bronchique ou cervicale, soit parce que des foyers caséeux mal éteints, datant de la phase infantile de la scrofule, menacent à chaque instant de l'infection secondaire, qui se traduit par la granulose aiguë.

La *phthisie arthritique* est infiniment plus rare, et partant moins importante que la précédente. Du reste, ce n'est vraiment que pour la commodité et la rapidité du langage que l'on peut adopter cette dénomination de phthisie arthritique ; rien ne prouve que la maladie soit engendrée par l'arthritisme, comme la phthisie scrofuleuse est directement provoquée par la scrofule, et l'expression de phthisie arthritique ne doit être entendue que comme une désignation abréviative de la *phthisie développée chez les arthritiques*. A côté de cette différence tirée du mode étiologique, un autre fait confirme nettement la légitimité de ma distinction. Oui, cela est vrai ; la tuberculisation pulmonaire chez les arthritiques doit au terrain sur lequel elle évolue quelques particularités symptomatiques ; elle est tardive, elle est lente ; elle a des lésions très circonscrites et peu extensives ; encore bien que fréquentes, les hémoptysies n'ont pas leur gravité ordinaire ; les ulcérations une fois formées sont remarquables, souvent par leur étendue, toujours par le peu de retentissement qu'elles ont sur l'état général ; elles ne sont pas ordinairement le siège d'une sécrétion abondante, au contraire, elles arrivent fréquemment à l'état de siccité, et ne donnent lieu à aucune expectoration notable. Mais ces particularités, dont je suis loin de méconnaître l'intérêt, ne sont pas telles, qu'elles puissent par elles seules caractériser la maladie, et la faire reconnaître dans le cas où l'on serait privé de tout renseignement sur les antécédents de l'individu. Ce n'est que lorsque vous savez le malade arthritique que vous arrivez à l'idée d'une phthisie arthritique, et il vous serait impossible de résoudre le problème clinique inverse, c'est-à-dire de déduire l'arthritisme des caractères de la phthisie. Si vous remarquez, d'autre part, que chez les arthritiques la relation de cause à effet entre la disposition arthritique et la tuberculose n'est rien moins que certaine, qu'en tout cas elle n'est point élucidée dans sa modalité, vous reconnaîtrez avec moi que nous sommes bien éloignés de l'espèce morbide fixe et définie, et que ce n'est que par une lointaine et contestable analogie que l'on peut placer cette phthisie à côté de la phthisie scrofuleuse. C'est uniquement, je le dis une fois pour toutes, sous le bénéfice de ces réserves que j'entends parler d'une phthisie arthritique.

Je vous ai rappelé il y a un instant les principaux caractères cliniques de cette phthisie dite arthritique; ces caractères peuvent faire pressentir qu'elle est particulièrement accessible à la curabilité, et l'observation confirme cette présomption. La lenteur de la marche, dont la torpidité est très rarement interrompue par des épisodes aigus, la longue durée de la période d'induration, voilà déjà des circonstances qui permettent d'espérer l'efficacité du traitement, parce qu'elles lui assurent une prolongation suffisante; de plus, la lésion initiale, toujours circonscrite, peut rester indéfiniment à l'état d'induration, grâce à une transformation fibro-scléreuse qui devance tout travail de ramollissement; une portion du lobe supérieur de l'un ou des deux poumons est alors perdue pour la fonction, mais la tuberculose est guérie avant même de réaliser l'état de phthisie; je pense avoir observé deux fois cette évolution éminemment heureuse. Enfin, l'aggravation, redoutable entre toutes, qui résulte de productions tuberculeuses successives, manque dans la plupart des cas, les lésions demeurent circonscrites aux parties atteintes par la manifestation première de la maladie; le ramollissement destructif et l'élimination peuvent s'en emparer sans entraîner des délabrements irrémédiables, et cette phase orageuse peut conduire, avec ou sans persistance de cavité, à une guérison très longue et parfois même définitive. J'ai vu un bel exemple de ce genre chez une dame à qui j'ai donné des soins pendant plusieurs années, et qui porte depuis trois ans déjà une caverne vide et desséchée au sommet de l'un des poumons, tout en jouissant d'une santé satisfaisante.

Prenez le contre-pied de toutes les propositions précédentes, et vous serez éclairés sur les rapports de la *phthisie diabétique* avec la curabilité; j'ai eu bien des occasions d'étudier cette forme, mais je n'en ai pas encore vu un seul exemple qui me permette de lui assigner une éventualité favorable. Théoriquement, on concevrait qu'il pût en être autrement pour une phthisie apparaissant de bonne heure dans le cours du diabète, alors que cette maladie peut encore être domptée et qu'elle n'a pas porté d'atteinte sérieuse à l'état constitutionnel; mais l'observation prouve que ces conditions relativement bonnes ne sont jamais remplies. La phthisie est une manifestation tardive du diabète sucré, elle est constamment liée au diabète maigre, c'est-à-dire à la forme et à la période les plus graves de cette affection, et lorsqu'elle apparaît, elle ne fait que précipiter la terminaison funeste, en ajoutant aux accidents diabétiques proprement dits les dangers d'une complication que l'altération préalable de la constitution du malade rend fatalement incurable.

Faut-il enfin, Messieurs, vous parler de la *phthisie*

herpétique? Elle est pour moi bien plus douteuse encore que la phthisie arthritique, et il m'est impossible de l'admettre en dehors des circonstances que voici : un individu a présenté habituellement, pendant une série d'années, les manifestations cutanées de l'herpétisme; puis spontanément, ou sous l'influence d'une cause accidentelle ou thérapeutique, ces manifestations prennent fin, c'est-à-dire qu'elles cessent de se montrer pendant un temps supérieur au maximum des intervalles qui les ont séparées jusqu'alors; cette disparition des symptômes cutanés est suivie, au bout d'un temps à peu près égal à celui des intervalles précités, du développement des premiers accidents pulmonaires. Alors oui, on peut parler de tuberculose ou de phthisie herpétique; dans tout autre cas cette dénomination est arbitraire, elle n'exprime qu'une hypothèse engendrée par une vue théorique.

Lorsque les conditions que j'ai précisées sont présentes, je crois la situation favorable au point de vue de la curabilité de la détermination pulmonaire, si toutefois l'indication est saisie en temps utile, et le traitement dirigé en conséquence. Je donne à mon assertion cette forme un peu dubitative, non parce que ma conviction est hésitante, mais parce que je n'ai vu jusqu'ici qu'un seul fait de ce genre : c'est chez une dame de quarante ans, d'une constitution vigoureuse, qui dut à la médication arsenicale et à deux cures par les eaux de Louëche, la guérison d'un catarrhe limité au sommet droit; ce catarrhe s'était établi lentement, sourdement, sans altération bien notable de la santé générale, à la suite de la cessation définitive de manifestations dartreuses, auxquelles cette dame était sujette depuis l'âge de vingt-cinq ans environ.

Je passe à dessein sous silence l'état auquel quelques médecins ont appliqué la qualification de *phthisie syphilitique*. L'histologie ayant établi que le tubercule, gros ou petit, est la caractéristique constante et unique de la phthisie, il ne peut plus être question de phthisie syphilitique, parce qu'il n'y a pas de tuberculose syphilitique. La syphilis peut donner lieu à des lésions pulmonaires graves, qui sont pour l'organisme une cause puissante de consomption, mais ces lésions sont différentes du tubercule, et la maladie qu'elles caractérisent ne peut à aucun titre être considérée comme une forme de phthisie au sens anatomique actuel du terme : c'est une syphilis pulmonaire, ce n'est point une tuberculose des poumons. Ce qui est bien certain, par contre, c'est que la syphilis, comme toutes les maladies, comme toutes les influences profondément débilitantes, peut créer à la longue l'état d'hypotrophie constitutionnelle qui est favorable à la genèse du tubercule ; mais ce tubercule, s'il est produit, n'est point pour cela de nature syphilitique. En conséquence, la syphilis doit figurer dans l'étiologie de la tuberculose au même titre que les flux intestinaux chroniques, que les suppurations prolongées, que l'insuffisance de l'alimentation ou de l'aération, mais elle ne peut servir de base et de caractéristique à une espèce pathologique distincte qui serait la tuberculose ou la phthisie syphilitique. C'est au contraire une des obligations du diagnostic différentiel de séparer la consomption syphilitique due à l'évolution de gommes pulmonaires, de la consomption tuberculeuse.

Tels sont, Messieurs, les éléments fournis par l'étiologie à l'appréciation des chances de curabilité de la phthisie pulmonaire. Poursuivons cet examen qui est la base de tout traitement, et recherchons les éléments de jugement qui peuvent être tirés de la **forme anatomique** de la maladie.

La granulose aiguë étant pour le moment en dehors de notre examen, pour la raison qu'elle ne donne point lieu à l'état clinique de phthisie, nous n'avons à considérer que deux formes, savoir, la *granulose lente* ou *forme commune* de la maladie, et la *forme pneumonique.*

Malgré un début plus graduel, malgré sa marche initiale plus lente, la FORME GRANULEUSE dans les cas types offre décidément à la curabilité un terrain moins favorable que la forme pneumonique. Cette proposition que j'ai déjà formulée dans ma Clinique, je la déduis uniquement des résultats de mon observation ; on peut se demander par conséquent si elle ne serait pas la conséquence d'une influence fortuite de série ; eh bien ! je puis difficilement le croire ; il faudrait que la série fût bien prolongée, puisque les faits que j'ai étudiés depuis la publication de mes Leçons sont confirmatifs de mon assertion ; et, d'une autre part, je trouve dans la comparaison des deux formes des motifs suffisants de la différence qu'elles présentent eu égard à la curabilité. Ces raisons sont plutôt indirectes que directement liées à la forme même de la lésion, cela est vrai ; mais pour ce qui est de la conclusion pratique finale, elle est bien, d'après ce que j'ai vu, telle que je viens de l'énoncer. Quant aux raisons indirectes ou directes de la différence constatée entre les deux formes anatomiques principales de la tuberculose, les voici : les développements qui vont suivre enlèveront à ma proposition ce qu'elle peut avoir de paradoxal en apparence.

La forme granuleuse se rattache, si je puis ainsi dire, aux degrés les plus élevés de la diathèse ; c'est elle qui est l'expression habituelle de l'hérédité et de l'innéité, et c'est déjà là, vous le savez, une raison de plus grande résistance au processus curateur. —Dans cette forme, les lésions sont presque toujours bilatérales, soit d'emblée, soit très rapidement, seconde circonstance fâcheuse qui ramène à l'influence exercée par l'étendue des lésions. — Dans cette forme, les lésions ont une tendance plus marquée à l'extension par suite des poussées granuleuses successives qui sont alors la modalité ordinaire de la maladie ; on y observe très rarement la disposition qui est au contraire si fréquente dans la forme pneumonique, savoir, formation d'un foyer plus ou moins considérable, qui évolue bien ou mal, mais qui reste unique soit définitivement, soit pendant un temps très long. — Dans cette forme granuleuse, les lésions demeurent rarement limitées aux poumons ; tôt ou tard des altérations similaires se développent dans le larynx, dans l'intestin, parfois aussi dans l'encéphale, de là des groupes symptomatiques additionnels qui aggravent la situation, soit par eux-mêmes, soit parce qu'ils entravent le traitement utile.

Vous pouvez apprécier par là combien sont nombreuses et importantes les raisons qui diminuent les chances de curabilité dans la phthisie granuleuse commune. Cependant ces conditions défavorables ne sont pas toujours réalisées ; cette forme peut, elle aussi, être liée à la diathèse acquise ; elle peut, elle aussi, avoir des lésions circonscrites, non extensives, et limitées aux poumons, auquel cas la situation devient non seulement aussi bonne, mais meilleure que dans la forme pneumonique, par suite de la lenteur plus grande des accidents initiaux. En fait, les chances de curabilité sont alors uniquement subordonnées à l'état constitutionnel du malade, lequel, comme nous le verrons, domine toujours toute la question.

Permettez qu'avant de passer outre j'insiste une fois encore, en raison de son importance, sur un fait que je vous ai déjà signalé : ce qui fait la curabilité moindre de la forme granuleuse commune, ce n'est pas la nature de la lésion, ce n'est pas sa marche, dont la lenteur est au contraire une circonstance favorable, c'est l'étiologie ordinaire de cette forme, c'est la bilatéralité précoce des lésions, ce sont les productions successives de nouveaux foyers, c'est l'existence fréquente de complications graves dans d'autres organes ; ces conditions mauvaises sont plus souvent présentes qu'absentes dans la granulose chronique, elles sont au contraire plus souvent absentes que présentes dans la forme pneumonique, qui garde pendant longtemps le caractère au moins apparent d'une maladie locale et accidentelle. Cette différence est la cause unique de la curabilité moindre que j'assigne à la phthisie granuleuse commune; mais dans les cas exceptionnels où cette phthisie se présente dans les mêmes conditions que la forme pneumonique, elle est au moins aussi susceptible, à étendue égale, d'arrêt et de réparation, car elle n'amène pas à son début le péril imminent et sérieux qui distingue ia phase initiale de la tuberculose pneumonique.

Les développements qui précèdent me permettent de passer rapidement sur les causes qui, d'un point de vue général, rendent la PHTHISIE PNEUMONIQUE plus particulièrement accessible à la curabilité ; il suffira de les résumer à nouveau. Cette forme de phthisie est le plus souvent acquise et primitive, ou bien elle est liée à la scrofule, et participe alors au bénéfice virtuel conféré par cette étiologie spéciale ; les accidents extra-pulmonaires sont nuls ou tardifs, les lésions sont ordinairement unilatérales ; elles demeurent longtemps ou définitivement limitées à l'étendue qu'elles ont envahie, au moment de l'attaque initiale. Voilà les circonstances favorables ; mais il va de soi qu'elles n'existent que dans la tuberculose pneumonique qui arrive à la phase de chronicité. Durant sa première période, cette forme présente au contraire un danger de chaque instant ; elle peut tuer dans cette période aiguë de l'explosion sans que l'acuité ait été un instant interrompue, constituant alors une forme aussi grave (*phthisie galopante*) que la granulose miliaire aiguë, dont elle est le représentant exact dans l'histoire clinique du gros tubercule, ou tubercule pneumonique. Nous aurons l'occasion de revenir sur cette question de marche, lorsque nous étudierons le traitement de cette forme. Mais, je le répète, lorsque la maladie permet l'établissement de l'état de chronicité qui fait la phthisie proprement dite ; lorsque, d'autre part, les conditions ci-dessus indiquées sont exactement réalisées, cette forme est celle qui me paraît présenter l'éventualité la meilleure au point de vue de la guérison possible ; dans cette situation relativement favorable, il n'y a plus à compter qu'avec l'état général du patient, et avec les poussées secondaires, pneumoniques ou granuleuses, adjonction malheureusement trop fréquente, et qui, dans un espace de temps très court, peut modifier du tout au tout l'évolution de la maladie. Vous trouvez dans cet exposé la justification du pronostic tout spécial que j'ai précédemment assigné à la tuberculose pneumonique ; ce pronostic a ceci de particulier qu'il est au début plus grave que dans toutes les autres formes, la granulose miliaire aiguë exceptée, tandis que dans les phases postérieures à l'explosion aiguë, il est moins grave que dans l'une quelconque des autres modalités.

La plupart des faits de guérison, absolue ou relative, qu'il m'a été donné d'observer (je vous en ai cité précédemment de remarquables exemples), appartiennent à la forme pneumonique de la tuberculose, et je trouve là une confirmation positive des idées que je viens de vous exposer au sujet de la curabilité respective des deux formes.

Cela dit, je dois vous mettre en garde contre une grave erreur d'interprétation, qui aurait pour effet d'exagérer au delà de toute vérité, je dirai même de toute vraisemblance, la possibilité de la guérison pour la phthisie pneumonique. La tuberculose pneumonique (pneumonie et bronchopneumonie tuberculeuses) n'est pas la seule maladie, qui, avec un début aigu, donne lieu à des lésions persistantes du parenchyme pulmonaire ; il faut tenir compte de la bronchopneumonie simple, laquelle, dans sa forme subaiguë et dans sa forme chronique, est caractérisée par des altérations, dont les signes stéthoscopiques présentent une étroite analogie avec ceux des pneumonies tuberculeuses ; ces états peuvent engendrer à la longue une véritable consomption ; ils peuvent être dits à ce point de vue, des états phthisiogènes ; mais il n'est pas moins vrai qu'ils sont étrangers à la diathèse tuberculeuse et à la phthisie telle qu'elle est aujourd'hui définie ; il n'est pas moins vrai qu'ils ont une gravité moindre que les états pneumoniques tuberculeux, et si l'on méconnaît cette distinction, on comptera bien à tort au profit de la tuberculose pneumonique des faits favorables, qui appartiennent en réalité à la bronchopneumonie simple, subaiguë ou chronique.

Dans la partie pathologique de ces Leçons nous avons longuement étudié cette obligation particulière du diagnostic, je n'y reviens pas ; je vous rappelle seulement qu'elle est entourée de nombreuses difficultés, puisqu'elle ne peut recevoir aucune lumière certaine et suffisante, ni de la marche initiale de la maladie, aiguë à son début dans les deux cas, ni des signes stéthoscopiques, ni même des conditions pathologiques qui ont pu précéder immédiatement les accidents pulmonaires ; la rougeole, la coqueluche en effet peuvent également produire la bronchopneumonie simple et la tuberculeuse ; toutefois la situation est un peu plus nette, lorsque la maladie antécédente est la fièvre typhoïde ou la diphthérie, ces deux affections étant ordinairement l'origine d'une bronchopneumonie simple. Dans bon nombre de cas, le diagnostic pourra être aidé par la considération du siège des lésions, les pneumonies tuberculeuses ayant pour les lobes supérieurs une prédilection qui est étrangère aux formes simples ; mais ce caractère différentiel n'est pourtant pas absolu, de sorte qu'en résumé les éléments vraiment importants du diagnostic ne peuvent être fournis que par les antécédents de famille, par les antécédents individuels (scrofule), par la présence ou l'absence des signes révélateurs de la diathèse innée ou acquise, par la disposition lobaire du foyer initial, laquelle, sans y être constante, est exclusivement propre à la tuberculose pneumonique, par la fréquence et l'abondance des hémoptysies qui manquent d'ordinaire dans les formes simples, enfin par la rapidité de l'état de consomption qui est beaucoup plus précoce dans les formes tuberculeuses.

Telles sont à grands traits, Messieurs, les multiples obligations du diagnostic relatif aux pneumonies tuberculeuses; ces obligations, je crois les avoir scrupuleusement et exactement remplies à propos des faits que je vous ai présentés comme exemples de guérison; dans ces faits, du reste, il s'est toujours agi de la disposition lobaire qui est la plus caractéristique; et sous le bénéfice de ces explications, je n'ai rien à retrancher de mes propositions sur la curabilité de cette forme de phthisie.

Après cette digression nécessaire qui préviendra, je l'espère, toute confusion, nous devons revenir à l'examen des conditions qui influent sur la curabilité de la phthisie pulmonaire, et envisager à ce point de vue quelques-uns des principaux symptômes de la maladie. C'est de quoi nous nous occuperons au début de notre prochaine séance.

TROISIÈME LEÇON

DES CONDITIONS
QUI INFLUENT SUR LA CURABILITÉ.

(FIN)

Données fournies par les phénomènes symptomatiques. — Symptômes
gastro-intestinaux. — Laryngites graves. — De l'hémoptysie et de son
caractère apyrétique ou fébrile. — Hémoptysie de la tuberculose pneumonique.

De l'amaigrissement. — De la fièvre. — Importance de l'état connu sous
le nom d'éréthisme. — Des congestions et des inflammations intercurrentes.

Importance prépondérante de l'état général. — Caractère individuel du
pronostic. — D'un élément particulier d'appréciation tiré de la possibilité du traitement.

Conclusion. — Division du sujet.

MESSIEURS,

Poursuivant l'étude des conditions qui influent sur
la curabilité de la phthisie pulmonaire, j'ai à vous parler
des PHÉNOMÈNES SYMPTOMATIQUES de la maladie. Cette
partie de notre sujet est bien digne de votre attention,
car dans toutes les conditions, dans toutes les formes,
certains symptômes diminuent, jusqu'à les annihiler,
toutes les éventualités de curation.

Je vous signalerai en premier lieu la gravité des
accidents gastro-intestinaux; cette gravité est en raison

directe de leur précocité et de leur persistance; ces désordres augmentent les déperditions organiques, ils entravent l'alimentation réparatrice qui est un des moyens essentiels du traitement, et ils contraignent à laisser de côté certains agents thérapeutiques dont l'utilité est réelle, l'arsenic, l'huile de foie de morue, la créosote par exemple. Tant que dure cette phase, le temps est perdu pour le traitement de la maladie; il est plus que perdu, c'est un temps nuisible en raison de la spoliation que subit le patient; si cette période se prolonge, on peut perdre en quelques semaines les résultats péniblement acquis d'un traitement de plusieurs mois, et se retrouver, après cet orage, bien en arrière de son point de départ; lorsque enfin les troubles digestifs prennent un caractère définitif de permanence, lorsque les particularités cliniques obligent à rattacher 'a diarrhée à des ulcérations intestinales, alors c'en est ait; quel que soit d'ailleurs l'état des lésions pulmonaires, toute espérance s'évanouit, un arrêt absolu d'incurabilité doit être prononcé.

La situation n'est pas moins malheureusement modifiée par le développement des *accidents laryngés*, j'entends parler des accidents graves et persistants. C'est un fait d'observation que la laryngite chronique des tuberculeux, quelle qu'en soit la nature, aggrave l'état de consomption, s'il est déjà manifeste, ou bien en précipite l'apparition; ces symptômes sont donc d'autant plus redoutables qu'ils sont plus précoces, car ils peuvent par eux-mêmes, par eux seuls, hâter la détérioration de l'état général, et enlever ainsi au malade les chances relativement favorables que présente d'ordinaire la période initiale des lésions du poumon. Supposée précoce, ce qui n'est pas bien rare, la laryngite de forme ulcéreuse fait plus encore, elle est nuisible par une autre voie qui pour être indirecte n'en est pas moins fatale; elle enlève à la thérapeutique ses armes les plus puissantes à ce moment-là, savoir l'hydrothérapie, le traitement pneumatique, et les climats d'altitude. En ces conditions la curabilité devient fort problématique, pour ne pas dire impossible.

Les *hémoptysies* n'ont point à cet égard la signification constante et univoque qu'on est trop souvent porté à leur attribuer; je laisse de côté, cela va de soi, les hémorrhagies d'abondance foudroyante qui, à toute époque, et surtout dans la période d'excavation, peuvent mettre brusquement fin aux jours du malade; mais quant aux hémoptysies moyennes qui surviennent au début et dans le cours de la maladie avant la phase d'ulcération, elles ne sont point une raison suffisante pour abandonner l'idée de guérison possible. Durant la période initiale, alors que le danger réside surtout dans les poussées congestives qui provoquent l'extension des lésions, l'hémorrhagie peut être vraiment critique, et dissiper, pour un temps plus ou moins long, une fluxion menaçante; auquel cas cet incident, bien loin d'être un signal d'incurabilité, est au contraire un phénomène salutaire. Lorsque l'hémoptysie est produite en dehors de ces conditions déterminées, elle est toujours en soi un symptôme inquiétant, mais le jugement à en porter au point de vue de l'évolution finale de la maladie, reste variable, subordonné qu'il est à de multiples éléments d'appréciation. La fréquence de l'hémorrhagie, ses effets sur les lésions préexistantes, effets qui peuvent être rigoureusement mesurés par l'examen de la poitrine avant et après l'accident, le rapport entre le nombre, l'abondance des hémoptysies et l'état de l'organisme qui les subit, telles sont les plus importantes de ces données individuellement variables; il faut tenir compte en outre avec une égale sollicitude du phénomène fièvre. L'hémoptysie, survenant chez un tuberculeux non fébricitant, peut être apyrétique, et par ce seul fait, sa gravité est moindre, toutes choses égales d'ailleurs; elle peut, dans les mêmes circonstances, être l'occasion d'un mouvement fébrile, qui est plus ou moins intense, mais qui prend fin lorsque le processus hémoptoïque est achevé, de telle sorte qu'après cet incident le malade est rendu à l'état d'apyrexie dont il jouissait antérieurement; c'est déjà là une forme plus inquiétante, surtout si l'hémorrhagie se répète avec les mêmes caractères, mais cependant ce n'est point encore l'indice d'une aggravation définitive, et d'une incurabilité absolue.

A l'appui de cette proposition je puis citer le fait remarquable du prince Ou... à qui j'ai donné des soins en 1878 avec l'assistance de MM. Dieulafoy et Bezançon. Ce malade, âgé d'une quarantaine d'années, affecté d'une tuberculose en voie de ramollissement dans l'un des lobes supérieurs, fut pris, presque immédiatement après son arrivée de Méran, d'une hémoptysie grave qui le fit passer du jour au lendemain d'un état d'apyrexie parfaite à un état de fièvre, dont le chiffre vespéral, toujours supérieur à 39°, atteignit plusieurs fois 40°. Après quinze jours d'inquiétudes et de luttes, nous avons eu la satis-

faction de constater, avec la terminaison de l'hémorrhagie, l'apaisement complet du mouvement fébrile, et
à la suite d'une convalescence relativement courte, les
conditions antérieures étaient rétablies si bien, que le
prince put accomplir le voyage de Suisse tout aussi facilement qu'il avait effectué celui de Méran à Paris. Or notez
bien ce fait, qui n'est pas le moins intéressant dans cette
histoire, ce n'était pas la première fois que ce malade
était atteint d'hémoptysie. Dans les quatre dernières
années, il avait éprouvé quatre fois le même accident,
généralement au printemps, et toujours à l'occasion
d'un changement de résidence qui avait substitué une
pression barométrique plus forte à une pression plus
faible. D'après les relations des médecins qui étaient in-
tervenus dans ces circonstances, ces hémorrhagies n'a-
vaient été ni moins graves ni moins fébriles que celle
que nous avions observée nous-mêmes, et malgré leur
violence, ces orages répétés n'avaient exercé aucune
influence fâcheuse appréciable sur l'évolution de la maladie. Ils créaient évidemment, pendant leur durée, un
danger imminent, mais ce péril actuel une fois conjuré,
l'affection était rendue à cette inertie, à cette torpidité
qui, depuis plusieurs années déjà, constituaient un
statu quo équivalent à une guérison relative.

La curabilité est bien plus sérieusement compromise
lorsque le mouvement fébrile suscité par l'hémoptysie
lui survit et devient persistant; quel que soit le
type de cette fièvre, elle modifie gravement la situation
du malade, car, ainsi que je vous le dirai bientôt, aussi
longtemps qu'elle dure, toute idée d'amélioration quelconque doit être abandonnée.

Je dois enfin vous signaler comme particulièrement redoutable l'hémoptysie du début de la tuberculose pneumonique; lorsqu'elle est à la fois médiocre et de courte durée, elle ne dit rien quant à la marche ultérieure de la maladie; mais parfois cette hémoptysie initiale de la pneumonie tuberculeuse, persiste imperturbablement pendant plusieurs jours, avec une abondance inquiétante par elle-même; elle constitue vraiment alors une *forme hémorrhagique* de la maladie, à laquelle elle impose le pronostic le plus fâcheux; non seulement il y a à craindre une issue fatale immédiate, mais en cas de survie, il n'y a plus guère à espérer quant à l'arrêt ou à la réparation des lésions pulmonaires. Parfois cependant une évolution favorable peut être observée malgré le début hémorrhagique; j'en ai rapporté dans ma Clinique un exemple concernant un homme de quarante-deux ans, qui a guéri à la période d'ulcération; mais les faits de ce genre sont bien exceptionnels.

L'amaigrissement est un symptôme non moins important pour l'appréciation de la curabilité; s'il est passager, s'il trouve une explication plausible dans une complication aiguë, dans un mouvement fébrile d'une certaine durée, dans une altération momentanée des fonctions digestives, il n'a pas une signification absolument grave, il implique un retard toujours préjudiciable dans le processus curateur supposé possible, et rien de plus. Mais l'amaigrissement précoce, qui persiste, qui s'accroît même dans les périodes où la maladie, jugée par les lésions locales et par l'apyrexie, semble stationnaire, celui-là est un amaigrissement vraiment consomptif qui exclut toute idée de curabilité. En toute condition, le premier indice d'une évolution temporairement ou définitivement favorable est la cessation de l'amaigrissement, et l'augmentation de poids du malade.

L'élément de jugement fourni par le symptôme *fièvre* n'est pas moins absolu. Dans les formes lentes la précocité, dans les formes pneumoniques la durée de la fièvre, voilà ce qui domine la situation ; tant qu'il y a de la fièvre, pas d'amélioration possible, aussi le médecin n'a-t-il pas d'obligation plus impérieuse que celle de combattre sans relâche ce phénomène, encore bien qu'il soit purement symptomatique. On a souvent critiqué les dénominations antagonistes de phthisie active ou floride et de phthisie passive ou torpide ; ces critiques, je dois le dire, ne me semblent pas justifiées, car si l'on entend, comme je le fais moi-même, par phthisie floride une phthisie ordinairement fébrile chez un malade excitable, et par phthisie torpide une phthisie ordinairement apyrétique chez un malade sans excitabilité anormale, je déclare sans hésitation qu'il n'y a pas dans toute l'histoire clinique de la maladie une division plus légitime, et en même temps plus fructueuse au point de vue du pronostic et du traitement. Je la maintiens donc fermement dans le sens précis que je viens de définir.

Avec une importance moindre que la fièvre, mais pourtant bien réelle, une autre particularité symptomatique, directement issue de l'individualité du malade, doit encore être prise en sérieuse considération au point de vue qui nous occupe, c'est-à-dire dans la détermination des chances de curabilité, je veux parler de l'état d'*excitabilité névro-vasculaire* qui est généralement désigné sous le nom d'éréthisme; souvent cet état se manifeste presque exclusivement par de l'excitabilité cardiaque, et les palpitations plus ou moins fréquentes qui en sont la conséquence; dans d'autres cas c'est une excitabilité nerveuse générale sans détermination viscérale prépondérante; mais qu'il s'agisse de l'une ou de l'autre variété, peu importe, cette modalité organique individuelle va directement à l'encontre des chances de curabilité, et cela pour des raisons de divers ordres. Tantôt elle provoque ou entretient des phénomènes qui sont graves par eux-mêmes, notamment la fièvre et les hémoptysies; tantôt elle ajoute, par une dépense sans profit, à l'usure constitutionnelle inhérente à la maladie; tantôt enfin, elle contraint le médecin à renoncer à certains moyens thérapeutiques qui ne peuvent être utilement suppléés, les stations élevées par exemple, et dans l'ordre médicamenteux les préparations hydrocarbonées. Tant que cet état d'éréthisme persiste, le traitement se heurte à des difficultés sans cesse renaissantes, et trop souvent on est obligé d'abandonner les indications fondamentales issues de la maladie, pour s'occuper exclusivement de combattre et de dompter s'il est possible cette excitabilité rebelle qui constitue dans l'espèce une véritable complication. Avec un état général encore satisfaisant, avec des lésions circonscrites et stationnaires, la situation du malade peut prendre de ce fait une gravité incompatible avec la seule idée d'amélioration.

Il y a là, au point de vue du pronostic et des difficultés de la thérapeutique, une condition particulière qui mérite d'être mieux connue. Entre autres exemples à l'appui de ces assertions, je puis vous citer celui d'une dame américaine qui me fut adressée au mois de novembre 1879 par mon distingué collègue le professeur Wyss (de Zurich). Chez cette dame les lésions tuberculeuses, quoique bilatérales, étaient circonscrites ; il n'y avait pas d'amaigrissement consomptif, pas d'accidents laryngés ni intestinaux, pas de fièvre quotidienne, bref, la maladie se présentait avec les caractères d'une simplicité rassurante. Mais combien cette appréciation devenait différente lorsqu'on substituait à la maladie la notion de la malade : fatiguée par des accouchements et des allaitements rapprochés, tourmentée par des chagrins de famille, cette dame était, depuis le début des accidents pulmonaires, en proie à une surexcitation nerveuse qui se traduisait surtout par des insomnies opiniâtres, des palpitations fréquentes, une accélération constante du pouls sans élévation de la température, et une irritabilité gastrique qui allait bien souvent jusqu'à l'intolérance absolue des aliments. Les médications les plus rationnelles avaient été impuissantes à modifier cet état, parfois même il avait été aggravé par les médicaments qui semblaient le mieux appropriés ; le lait, que je conseillai d'abord, eut pour effet une diminution notable de l'excitabilité de l'estomac ; mais les autres symptômes d'éréthisme persistèrent au même degré, s'opposant à toute tentative de traitement dirigé contre la maladie. Contrairement à mes conseils, cette dame alla passer l'hiver dans l'une des stations de la Riviera ; les phénomènes nerveux y prirent une nouvelle intensité, l'intolérance devint absolue pour les médicaments et pour la plupart des aliments, sauf le lait, un amaigrissement rapide survint ; sur ce terrain dépourvu de résistance, les lésions pulmonaires firent des progrès, la fièvre s'alluma, et lorsqu'au mois de mars suivant j'eus des nouvelles de cette personne, je dus reconnaître qu'elle était à tous égards dans un état beaucoup plus grave que lorsque je l'avais vue à Paris. Cependant l'éréthisme persiste, et les choses iront sans doute ainsi jusqu'à la consomption finale. Voilà donc une malade dont la tuberculose jugée en elle-même ne présentait aucun caractère particulièrement et immédiatement redoutable, chez laquelle l'excitabilité névro-vasculaire a produit la totalité de ses effets nuisibles, fièvre, usure constitutionnelle, impossibilité de traitement, et qui a dû à cette modalité de son organisme une aggravation absolue de son état.

La situation créée par l'éréthisme nerveux n'est pas toujours aussi désespérante, je m'empresse de vous le dire, mais il y a là dans tous les cas un élément important d'appréciation au point de vue de la curabilité et du traitement ; il ne doit jamais être négligé.

J'ai précédemment examiné l'influence variable des *formations caverneuses* sur le processus curateur ; je n'ai rien à ajouter sur ce sujet, je le mentionne ici simplement pour vous rappeler que c'est un des éléments importants du jugement dont nous étudions les bases en ce moment.

Telles sont, Messieurs, dans le domaine des causes, des lésions et des symptômes, les conditions qui sont de nature à influer en bien ou en mal sur la curabilité de la phthisie pulmonaire. Certes, toutes ces données ont leur valeur, et elle est grande, le soin que j'ai mis à vous les faire connaître vous en est une preuve suffisante; pourtant elles n'occupent à vrai dire que le second rang dans cette appréciation si délicate des chances ou des possibilités de la guérison, absolue ou relative ; car elles sont toutes primées, de la première à la dernière, par deux autres considérations qui sont les éléments fondamentaux de ce problème vital, que chaque phthisique présente à la sagacité du médecin. Ces deux éléments dominateurs, ai-je besoin de vous le redire après l'exposé de principes que j'ai formulé devant vous, sont, en première ligne, l'état général du malade, en second lieu, les CONGESTIONS et les INFLAMMATIONS INTERCURRENTES.

Qu'elles soient ou non de nature tuberculeuse, chacune de ces agressions aiguës est pour le phthisique une cause certaine d'aggravation ; ainsi que je n'ai cessé de l'enseigner depuis 1862, ces épisodes aigus, congestifs ou inflammatoires, précipitent l'évolution des lésions préexistantes; ils favorisent par la congestion même la formation de lésions similaires, et en tout cas, même alors qu'ils prennent fin sans entraîner l'une ou l'autre de ces conséquences, ils sont pour le malade, de par l'état aigu plus ou moins durable qu'ils lui imposent, l'occasion et la cause d'un nouveau pas en avant dans la déchéance organique. Vainement les autres conditions favorables à la curabilité sont présentes, si ces assauts sont fréquemment renouvelés, ils suffisent par eux-mêmes pour annihiler toutes les chances heureuses.

Quant à l'**état général**, à l'état des forces, à l'état

constitutionnel, comme vous voudrez l'appeler, il domine à lui seul la situation, il efface en importance toutes les conditions précédentes. Du degré de l'hypotrophie au moment où le patient subit les premières atteintes du mal, dépendent et l'évolution ultérieure de la maladie, et toute l'appréciation relative à la curabilité. Et il ne peut en être autrement, car à quels termes, en fin de compte, cette question doit-elle être ramenée? Le voici : l'organisme, frappé de cette affection éminemment consomptive, subit par ce fait même une atteinte grave et de longue durée, il faut avant tout qu'il y puisse résister; mais résister ne suffit pas, il faut réparer, et cette réparation est elle-même un travail qui n'a d'autre moyen que l'énergie vitale du malade; voilà le vrai de la situation. C'est la force organique qui résiste, c'est la force organique qui répare, c'est donc le degré de l'hypotrophie qui, pour chaque phthisique, donne à chaque instant le bilan exact de sa situation, et la mesure de ses chances bonnes ou mauvaises. Toutes les autres particularités peuvent être aussi favorables qu'on voudra le supposer, il n'importe ; si l'état constitutionnel, si la nutrition est altérée au delà de toute possibilité de restauration, l'issue de la lutte est certaine, toute espérance est anéantie.

La même conclusion s'impose encore si l'on interroge l'anatomie pathologique. Le processus nuisible, le processus destructeur, quel est-il? Le processus caséeux, qui est essentiellement un processus passif de débilité. C'est là, vous vous le rappelez sans doute, l'un des principes fondamentaux que j'ai formulés depuis plus de dix années. Mais le processus favorable, le processus réparateur, quel est-il? Vous le savez, c'est le processus fibrogène, processus irritatif de bonne nature, qui implique, qui exige comme tout travail de formation scléreuse, une activité réelle de la nutrition locale et de la nutrition générale. Ces propositions sont de celles, je pense, qui échappent à toute contestation. Soit donc que l'on tienne compte des enseignements séculaires de l'observation clinique, soit que l'on envisage les conditions anatomiques qui font l'évolution de la maladie favorable ou fatale, on se retrouve toujours, dans cette appréciation de la curabilité, en présence de ce fait immuable : la prépondérance de l'état des forces, du degré de l'hypotrophie sur tous les autres éléments de jugement.

Cette analyse nous fournit, comme vous le voyez, une nouvelle confirmation de mes principes : c'est l'insuffisance nutritive, c'est l'hypotrophie qui est l'origine de la tuberculisation et de son évolution nocive; c'est l'insuffisance nutritive, c'est l'hypotrophie qui est la source première de l'appréciation pronostique et des indications thérapeutiques. Tout le reste ne vient qu'après.

De là, Messieurs, une conséquence intéressante qui vaut d'être signalée. L'état constitutionnel est un fait purement individuel, les conclusions qu'on en peut tirer varient avec chaque malade, puisqu'elles reposent sur la comparaison de l'état général avec l'état, la marche antérieure et l'évolution probable des lésions pulmonaires; d'où résulte, vous le voyez, que l'élément fondamental du pronostic est tiré de l'individu malade, et non point des données générales fournies par l'étiologie, par les symptômes ou telle autre des conditions que nous avons précédemment étudiées. Oui, sans doute, d'une manière théorique et abstraite, la phthisie acquise est moins grave, plus curable que l'héréditaire ; mais cela n'empêche pas que dans la pratique et dans le concret, un individu affecté de phthisie acquise pourra être plus gravement atteint et moins curable qu'un autre malade, affecté pourtant de phthisie héréditaire. Oui, je l'ai dit et cela est vrai en thèse générale, la phthisie dite arthritique est la moins grave des phthisies acquises secondaires ; mais tel malade de cette classe pourra néanmoins imposer un arrêt d'incurabilité plus absolu et plus précoce que tel autre, affecté d'une forme étiologique réputée généralement et avec raison plus redoutable. Certes, les hémoptysies, les congestions et les inflammations intercurrentes sont dans toute phthisie des phénomènes graves qui sont bien propres à modifier l'ensemble de la situation, actuelle et future ; pourtant deux malades ayant subi en nombre égal ces accidents redoutables pourront être, au point de vue de l'évolution ultérieure, dans une condition tout à fait différente, et cela uniquement par le fait de leur état constitutionnel respectif. Le prince russe dont j'ai eu déjà l'occasion de vous parler, a résisté à des hémo ptysies fébriles répétées, qui auraient été mortelles dans bien d'autres cas ; non seulement il y a résisté, mais la marche de la maladie n'en a point paru aggravée. Le jeune homme de même nationalité qui jouit depuis plusieurs années déjà du bienfait d'une guérison relative, a été éprouvé à maintes reprises par des attaques de bronchopneumonie, qui auraient pu tuer d'autres patients moins heureusement doués sous le rapport de la force constitutionnelle.

Mais à quoi bon multiplier ces exemples? Je ne pourrais que me répéter à propos de chacun des éléments successifs du pronostic. Partout et toujours, l'état de la nutrition, l'état des forces tient la première place, de sorte que, sans nier en aucune façon l'importance des sources générales de jugement, je n'hésite pas à dire que l'appréciation de curabilité est un problème purement individuel, qui surgit, dans une intégralité toujours renaissante, à l'occasion de chaque malade. Le pronostic pathologique fléchit devant le pronostic clinique.

Une dernière condition de curabilité doit encore vous être signalée, c'est le traitement lui-même. Je n'entends point parler de la bonne direction et de la persévérance des efforts thérapeutiques, il serait oiseux d'insister sur ce point. Non ; je veux parler, et je regrette d'avoir à le faire, de la possibilité du traitement. Sachez-le bien, Messieurs, rien n'est plus complexe, rien n'est plus difficile à concilier avec les exigences ordinaires de la vie, rien enfin, disons-le franchement, n'est plus coûteux que le traitement de la phthisie pulmonaire. Trop souvent le médecin est arrêté par des considérations de famille ou de fortune, devant lesquelles il est contraint de s'incliner; trop souvent par suite, il est obligé de substituer au traitement qui pourrait devenir curateur, un simple traitement palliatif, et la maladie reste incurable, non pas peut-être en raison de son caractère propre, mais parce qu'elle n'a pu être complètement et constamment combattue. Ces difficultés, ces obstacles, vous les rencontrerez dès le début de votre pratique, et vous ne tarderez pas à reconnaître qu'il y a un abîme entre la phthisie des classes riches et celle des classes pauvres au point de vue des résultats de la thérapeutique. La seconde n'est pas en soi plus grave que la première, mais les malheureux qu'elle atteint ne peuvent bénéficier de la totalité des moyens dont l'art dispose pour lutter contre la maladie. Qu'un médecin, par suite des hasards de sa situation, ne voie que des tuberculeux de cette classe, et bientôt, par une déduction logique, mais par une généralisation fausse, il arrive forcément à conclure que la phthisie est incurable, après quoi il s'empresse de protester contre ce qu'il appelle l'erreur de ceux qui professent une opinion plus consolante. Il n'y a erreur d'aucun côté, mais le terrain de l'observation n'a pas été le même, voilà toute la raison de cette divergence, dont on aurait bien tort de se faire une arme contre la notion salutaire de la curabilité. Cette faute est pourtant fréquemment commise, et elle implique, pour n'en rien dire de plus, une étrange étourderie : lorsque j'avance que la phthisie pulmonaire est curable, cette proposition ne vise que la maladie convenablement traitée, et les faits trop nombreux dans lesquels l'incurabilité résulte avant tout de l'impossibilité d'un traitement complet, ne peuvent en aucune manière affaiblir la valeur de mon affirmation.

Si la pratique privée, en raison de la diversité des malades auxquels elle s'adresse, présente déjà de si notables écarts relativement à la guérison de la phthisie, que vous dirai-je de la pratique hospitalière? Ce milieu spécial est le plus défavorable de tous, l'idée même de curabilité y est fatalement abandonnée comme un rêve chimérique, puisque l'observation démontre non seulement que la maladie finit par tuer tous ceux qu'elle frappe, mais que sa durée moyenne est plus courte que dans les autres classes. Avant de chercher les secours de l'hôpital, ces malades sont plus gravement atteints que les autres par suite des conditions déplorables de leur hygiène ordinaire; lorsqu'ils arrivent à l'hôpital, ils sont condamnés par ce fait même à un simple traitement palliatif; ils sont privés par ce fait même de tout traitement curateur, car, sans parler des cures thermales et climatériques qui leur sont inaccessibles, l'hospitalisation des phthisiques dans les grande villes est incompatible avec les moyens fondamentaux de ce traitement, l'air pur, le soleil, la campagne. Il n'est donc pas surprenant que la phthisie affirme alors une incurabilité presque constante, puisque par les conditions des malades, par les conditions du milieu, elle est à la fois plus grave dans ses atteintes, plus rapide dans son évolution fatale. Mais encore ici la généralisation serait une erreur, la conclusion ne vaut que pour la population et pour les foyers qui l'ont fournie. Il y a donc nécessité, et nécessité absolue, vous le voyez, à placer le mode de traitement au premier rang des conditions qui influent sur la curabilité de la phthisie pulmonaire.

Je termine ici l'examen de cette question préalable trop légèrement dédaignée, et je pense que son importance pourra justifier à vos yeux la longueur des développements que j'y ai consacrés. Un instant de réflexion vous convaincra que cette étude est l'introduction nécessaire, indispensable, de celle du traitement; car la croyance à un succès possible est seule capable d'engendrer et de soutenir la persévérance dans les efforts.

Nous arrivons maintenant au traitement proprement dit, c'est-à-dire à l'examen des moyens les plus propres à donner au malade le bénéfice de cette guérison relative ou absolue, dont la possibilité, je l'espère du moins, doit être maintenant pour vous nettement établie.

Voici le plan que je me propose de suivre dans cet exposé. Vous vous rappelez la division qui a servi de base à notre description pathologique : tuberculose lente ou phthisie commune ; — tuberculose ou phthisie pneumonique ; — tuberculose ou granulose miliaire aiguë ; telles sont ces divisions fondamentales que commandent à la fois la clinique et l'anatomie pathologique ; elles ne sont pas moins légitimes, pas moins nécessaires au point de vue thérapeutique, et je les conserverai pour guides.

Mais avant d'aborder l'exposé du traitement de ces diverses formes, je vous entretiendrai avec tous les détails que réclame son importance, du traitement prophylactique de la phthisie pulmonaire. Ce traitement a pour but de combattre la disposition ou diathèse phymatogène, et de prévenir ainsi les manifestations de l'affection tuberculeuse ; il s'adresse donc aux périodes prémonitoires de la maladie, qu'elle qu'en doive être la forme si la réalisation a lieu. C'est là entre plusieurs autres l'une des raisons de la prépondérance de ce traitement ; il vise la tuberculose en général, et non pas seulement l'une ou l'autre des formes cliniques de l'affection.

Après cette étude, nous envisagerons la phthisie commune qui est anatomiquement caractérisée, vous le savez, par une tuberculisation à évolution lente, et je vous exposerai successivement le traitement de la maladie confirmée à sa période initiale, et celui des périodes d'état et d'extension. — Passant ensuite à la phthisie pneumonique, je m'occuperai surtout de la phase aiguë qui en caractérise l'invasion, car le traitement des périodes ultérieures, lorsque le malade y arrive, se confond, sauf pour les stations climatériques, avec celui de la phthisie commune. — Nous nous occuperons en dernier lieu de la granulose miliaire aiguë, mais je passerai rapidement sur cette forme, d'une part parce qu'elle est cliniquement distincte des formes de tuberculose que l'on entend désigner par la qualification générique de phthisie pulmonaire; d'autre part, parce qu'il me suffira, à ce moment, de quelques propositions pour vous faire connaître les principes et les moyens de ma pratique en présence de cette maladie.

Dans tout le cours de cet exposé, j'envisagerai uniquement le traitement hygiénique et les médications, réservant pour une étude d'ensemble qu'il convient de ne pas scinder, les indications des eaux minérales. et la question des stations climatériques.

QUATRIÈME LEÇON

TRAITEMENT PROPHYLACTIQUE.

Du traitement prophylactique ; — indication qu'il poursuit ; — sa valeur. Condition du succès.

Des signes indicateurs de l'opportunité du traitement prophylactique.

Signes indicateurs tirés de l'étiologie de la maladie. — Hérédité. — Débilité constitutionnelle. — Scrofule à reliquats caséeux. **Auto-infection.** — Rougeole, coqueluche, pleurésie. — Hémoptysie ; phthisie *ab hæmoptoë*. — **Transmissibilité :** transmission expérimentale ; transmission spontanée ; contagion. — Des modes de la transmission ; inoculation, — inhalation, — alimentation. — Conséquences pratiques pour l'entourage des malades.

Signes indicateurs tirés de l'individu. — Habitus extérieur ; — anémie, dyspepsie rebelle, etc. — De la position profonde de la clavicule. — De la diminution de la force respiratoire. — Conclusion.

Messieurs,

Conformément au plan que je vous ai exposé, nous abordons aujourd'hui l'étude du traitement prophylactique de la phthisie pulmonaire ; il n'est pas besoin de grands développements pour établir l'importance prépondérante de cette thérapeutique prémonitoire, il suffit de considérer les conditions particulières des individus auxquels elle s'adresse ; ils ne présentent aucune lésion locale réalisée, aucun processus pulmonaire suspect, mais ils doivent à des antécédents de famille fâcheux, ou bien à une débilité innée ou acquise, l'état d'hypotrophie constitutionnelle qui est le terrain d'éclosion de la phthisie, et qui doit à bon droit en faire redouter le développement, dans un avenir plus ou moins éloigné. Ces individus ne sont point malades, ils sont prédisposés ; ce n'est point de traitement à vrai dire qu'il s'agit pour eux, mais de prophylaxie, et l'intervention médicale est d'autant plus puissante qu'elle n'a d'autre but à poursuivre que la transformation de l'état constitutionnel qui fait l'opportunité morbide, sans avoir à se préoccuper d'altérations locales qui n'existent pas encore. L'indication est unique, elle est par là même plus aisément remplie ; d'un autre côté, il s'agit d'une indication causale, c'est-à-dire de l'indication la plus importante, la plus fondamentale de toutes ; conséquemment le traitement prophylactique peut atteindre son but avec une facilité relative qu'il doit à l'unité et à la liberté de son action, et le but atteint, c'est l'extinction de la maladie avant que ses menaces soient devenues un fait accompli. Il est donc de toute évidence que ce traitement l'emporte en valeur et en puissance sur le traitement curateur.

En outre, je vous l'ai dit déjà, ce traitement a une portée tout à fait générale, il s'adresse à la tuberculose pulmonaire en bloc, *in toto*, et non point seulement à l'une ou à l'autre de ses formes cliniques ; c'est encore là une circonstance qui établit l'incontestable supériorité de cette thérapeutique préventive.

Mais un autre fait n'est pas moins évident, c'est qu'en raison de l'indication qu'elle poursuit, la prophylaxie ne peut rien sans l'aide du temps ; une restauration, une transformation constitutionnelle ne saurait être l'œuvre

de quelques jours, c'est un travail de longue haleine, et
l'efficacité, théoriquement absolue, du traitement prophylactique, est en réalité complètement dépendante de sa durée, ce qui veut dire, en d'autres termes, que ce traitement
est d'autant plus puissant qu'il est plus précoce. De là,
Messieurs, le grand intérêt pratique d'une question préalable dont nous devons avant tout rechercher la réponse : A
quoi le médecin peut-il reconnaître qu'il y a opportunité
d'instituer le traitement prophylactique de la phthisie?
Tout est là ; de la solution de ce problème, *en temps utile*,
dépend le succès ou l'insuccès des efforts thérapeutiques
dans cette période prémonitoire trop souvent négligée.

Or, pour résoudre cette question, il ne suffit point de
prendre en considération les phénomènes individuels,
généraux ou locaux ; il faut en outre, et avant tout peut-
être, tenir grand compte de certaines données appartenant à l'étiologie de la maladie ; dans bon nombre de
cas, et quel que soit d'ailleurs l'état de l'individu intéressé, la constatation de ces données étiologiques suffit
pour montrer la nécessité du traitement prophylactique,
et elle fournit même parfois des indications spéciales
quant aux moyens de ce traitement.

Il convient donc d'examiner en premier lieu quelles
sont parmi les CONDITIONS ÉTIOLOGIQUES celles qui présentent cette valeur révélatrice.

Je vous signalerai d'abord l'existence de la phthisie
dans les familles, c'est-à-dire l'*hérédité* soit directe, soit
collatérale ; pourtant la signification de ces deux cas n'est
pas la même. On peut à la rigueur négliger les indications
de l'hérédité collatérale si elles sont fournies par une bran-
che éloignée, ou encore si les individus intéressés dans

cette enquête présentent à tous égards, et à n'en pas douter, les attributs d'une constitution vigoureuse; mais l'hérédité directe, ou plutôt la crainte de cette transmission héréditaire, est en toute circonstance et par elle-même une indication suffisante du traitement prophylactique, quel que soit l'état constitutionnel des sujets au moment de l'examen; la nécessité d'une intervention énergique est plus impérieuse encore si d'autres enfants ont déjà subi les atteintes du mal. L'éventualité d'une transmission héréditaire directe est la condition la plus défavorable pour la prophylaxie; trop souvent les efforts les mieux dirigés, les plus persévérants, restent stériles, trop souvent l'explosion de la maladie est simplement retardée, si tant est qu'un pareil résultat puisse jamais être affirmé avec certitude; et cet enseignement d'une expérience séculaire impose au médecin le devoir pénible d'interdire le mariage aux individus ainsi frappés de par l'hérédité directe d'une menace, dont chaque jour peut amener la réalisation. L'arrêt est cruel, mais une médecine éclairée et sage l'impose sans adoucissement, car la transmissibilité de la tuberculose ne s'affaiblit pas en passant d'une génération à une autre.

Sans avoir à beaucoup près une influence aussi constamment redoutable, quelques autres circonstances de famille doivent encore être tenues par un médecin prudent pour des signes indicateurs suffisants d'un traitement prophylactique: la sénilité normale ou anticipée des générateurs, l'existence chez l'un d'eux, et, à fortiori, chez tous deux, de l'alcoolisme, de la syphilis, de la scrofule, du diabète sucré, enfin une succession de mariages consanguins dans la ligne ascendante, voilà les plus importantes de ces conditions suspectes.

Je n'insiste pas sur la DÉBILITÉ CONSTITUTIONNELLE innée ou native, non plus que sur la débilité acquise qui résulte d'études précoces et forcées, de travaux physiques hors de proportion avec l'âge, du confinement dans des locaux encombrés, de la vie sédentaire dans des habitations obscures et mal aérées, d'une alimentation insuffisante, ou bien encore de l'allaitement prolongé, de l'onanisme, et des excès vénériens précoces ; je vous ai dit, en vous rappelant mes principes généraux sur l'étiologie de la phthisie, que cette *hypotrophie constitutionnelle*, quelle qu'en soit l'origine, est par elle-même une condition génératrice de la maladie, il est donc bien clair que partout où elle existe elle doit être combattue, et qu'elle démontre à elle seule, et indépendamment de toute autre circonstance, l'opportunité d'un traitement prophylactique.

Mais il est d'autres éléments étiologiques tirés de l'individu, qui méritent de nous arrêter plus longtemps.

La SCROFULE dans l'enfance et la jeunesse constitue une indication de premier ordre, qui doit tenir incessamment en éveil la sollicitude du médecin ; cette maladie, elle aussi, est liée à la débilité, à la dystrophie constitutionnelle, et elle présente avec la tuberculose une incontestable affinité, rendue plus évidente encore par la connaissance du gros tubercule pneumonique. Dans ces conditions plusieurs éventualités doivent être distinguées. Si la scrofule est encore en activité quand le sujet arrive à l'âge de prédilection de la phthisie, l'urgence du traitement prophylactique est tellement pressante, qu'il se confond avec le traitement curateur, car on peut être alors à peu près certain que la scrofulose va subir une mutation dans le sens du tubercule, et réaliser la maladie, dont elle a dès longtemps révélé la possibilité, pour ne pas dire l'imminence.

Dans d'autres circonstances la scrofule a épuisé ses manifestations, elle est guérie quand vient l'âge qui est particulièrement redoutable; la situation est alors plus favorable, mais cependant, avant de s'abandonner à une sécurité complète, il faut considérer le mode, ou plutôt le degré de la guérison. Elle peut être totale, sans reliquats d'aucune sorte, et dans ce cas, si l'état constitutionnel de l'individu est d'ailleurs satisfaisant, la condition est réellement bonne, elle n'impose aucune obligation spéciale quant à la prophylaxie de la tuberculose. Mais bien souvent aussi, la guérison est plutôt relative qu'absolue; la scrofule est achevée en tant que processus actif, elle est vraiment guérie, mais elle a laissé des reliquats plus ou moins nombreux sous forme de tumeurs ganglionnaires ou autres, qui sont indolentes et éteintes. Alors, Messieurs, sachez-le bien, la situation est tout autre, elle est menaçante.

Déjà à redouter par le seul fait de la scrofule antérieure, la tuberculose est rendue plus imminente encore par suite du danger spécial auquel exposent ces foyers anciens, dans lesquels les produits phlegmasiques ont atteint la phase de régression caséeuse. Ce danger est celui que j'ai désigné sous le nom d'**auto-infection tuberculeuse**. Cette infection secondaire, qui justifie dans une certaine mesure l'antique théorie de la génération de la tuberculose par la scrofule, résulte de la résorption plus ou moins active qui a lieu dans ces foyers persistants de dépôts scrofuleux; bien connue depuis les travaux de Dittrich, Virchow, Buhl, Lebert et Wyss, cette infection est expérimentalement démontrée par les faits nombreux d'inoculabilité des produits caséeux, pulmonaires, pleuraux et ganglionnaires; elle donne lieu tantôt à une tuberculose localisée dans les poumons, tantôt à une tuberculose généralisée; les vaisseaux lymphatiques et les veines sont les voies de la diffusion infectante; par l'un ou l'autre chemin, les éléments nuisibles gagnent les gros troncs veineux et le cœur droit, d'où ils sont lancés dans l'artère pulmonaire et les poumons par le mécanisme de l'embolie capillaire; la diffusion reste circonscrite aux poumons si le réseau capillaire intermédiaire entre l'artère et les veines pulmonaires oppose une barrière à la migration plus lointaine des particules emboliques; dans le cas contraire, elles franchissent ce dernier obstacle, pénètrent par les veines pulmonaires dans le cœur gauche, et de là peuvent atteindre par les voies artérielles la totalité des organes et des tissus. Ce mécanisme ressort clairement des travaux qui ont été rappelés plus haut, et des observations plus récentes d'Orth et de Huguenin; il semble résulter en outre des recherches de Ponfick que le canal thoracique est lui-même altéré dans les cas de tuberculisation miliaire expérimentale généralisée; toutes les fois que la granulose a été localisée, les parois du canal ont été trouvées intactes, tandis que dans la forme diffuse, on a constaté presque constamment dans l'intima une éruption multiple de petites nodosités tuberculoïdes, que Ponfick attribue au passage d'une lymphe contenant un irritant spécifique.

Ce mode de diffusion des matériaux infectants issus d'un foyer local est assurément très compliqué, et dans l'ordre de faits qui nous occupe, il pourrait être qualifié d'hypothétique, puisque le corps du délit, l'embolus, ne peut être saisi, pas plus ici que dans les autres embolies capillaires; mais cette objection ne serait pas fondée : d'une part, l'infection tuberculeuse secondaire par les foyers caséeux locaux est un fait définitivement établi, et le mécanisme indiqué s'impose parce qu'il est le seul possible; d'autre part, ce mécanisme est démontré pour des particules plus grossières, dont ce long et tortueux trajet est bien plus surprenant encore en raison de leur volume. Le fait rapporté par Soyka en 1878 est particulièrement probant, je ne veux pas vous le laisser ignorer.Chez un homme de soixante et dix ans, cet observateur trouve une infiltration de particules charbonneuses au sommet des deux poumons; les vaisseaux lymphatiques pleuro-pulmonaires sont teintés en bleu noir par l'accumulation de ces éléments, qu'on rencontre également en grande abondance dans les glandes bronchiques. Jusque-là rien de bien insolite; mais des particules identiques sont trouvées dans le foie, dans la rate et dans les reins : dans le premier de ces organes elles étaient autour des vaisseaux, soit contenues encore dans l'adventice, soit au dehors d'elle en s'avançant vers le tissu interstitiel; elles n'ont pas paru siéger dans les cellules hépatiques, elles étaient réparties entre ces cellules, et surtout à la périphérie des acini. La preuve est péremptoire, et elle échappe même à l'objection basée sur la possibilité d'un développement sur place en plusieurs points à la fois; si les particules de charbon ont été trouvées dans le foie, la rate et les reins, c'est qu'elles ont passé du réseau de l'artère pulmonaire où elles ont été amenées par les lymphatiques et le cœur droit, dans les veines correspondantes, et de là dans le cœur gauche, qui les a lancées dans les artères périphériques. C'est exactement le même trajet que tantôt, avec cette seule différence que la nature des particules déplacées en rend la migration saisissable et tangible.

On ne peut donc arguer des difficultés et des détours de ce long voyage intra-vasculaire pour contester l'infection secondaire par les foyers caséeux, laquelle d'ailleurs, ainsi que je l'ai rappelé précédemment, est expérimentalement prouvée. Quant aux faits pathologiques qui l'établissent, ils se présentent dans des conditions qui leur donnent une valeur bien voisine d'une démonstration : chez un individu tué par une granulose miliaire, pulmonaire ou diffuse, on trouve dans les ganglions lymphatiques ou dans les séreuses, des foyers inflammatoires anciens à la période de caséification. Impossible de songer un instant à la contemporanéité de ces deux ordres de lésions, les foyers caséeux sont de toute évidence les premiers en date et de beaucoup ; et puisque l'expérimentation établit que l'inoculation de ces produits peut être suivie d'une formation granuleuse plus ou moins généralisée, force est bien d'admettre que la résorption a remplacé ici l'inoculation, et que l'individu s'est infecté lui-même par la diffusion d'éléments nuisibles.

Or les faits de ce genre ne sont point rares : Buhl, Dittrich, Lebert les ont itérativement signalés ; j'ai vu moi-même plusieurs exemples très nets de cette filia-

tion ; Tuckwell, dans huit autopsies de méningite tuberculeuse et de granulose miliaire généralisée, a trouvé
huit fois des foyers scrofuleux anciens comme lésion
primitive, si bien qu'il conclut que tous les foyers de ce
genre sont générateurs de tuberculose miliaire, à l'exception des foyers encapsulés ; Mazzotti sur dix cas de granulose miliaire a rencontré quatre fois un foyer caséeux
comme point de départ, trois fois un foyer purulent ;
Duckworth et Gee ont rapporté des observations isolées de
même ordre ; mais je m'arrête, il serait superflu d'insister
plus longtemps sur un rapport pathogénique qui ne peut
plus être aujourd'hui l'objet d'une contestation sérieuse.

Tenez donc le fait pour certain ; les reliquats caséeux de la scrofule guérie sont une cause efficace de
tuberculose ultérieure, conséquemment ils sont un indice positif de la nécessité du traitement prophylactique ;
il y a plus, ces conditions imposent à ce traitement une
direction particulière, l'indication dominante étant
alors la résolution de ces foyers qui d'un jour à l'autre,
et même après une longue période d'inertie, peuvent
devenir phymatogènes.

L'intérêt des faits d'auto-infection dont je viens de
vous entretenir, intérêt considérable, comme vous pouvez bien en juger, n'est pas borné à la scrofule et à ses
foyers caséeux. il s'étend, ainsi que j'ai pu m'en convaincre, à certaines forme de PLEURÉSIE sur lesquelles je
veux appeler votre attention. Ces pleurésies sont généralement traînantes, à épanchement médiocre ; elles
guérissent par adhérences ; quoique délivré de son
épanchement, le malade ne se remet pas bien, il traîne,

et au bout d'un temps qui varie entre quelques semaines et quelques mois, on constate au niveau même des adhérences, la formation d'un foyer pneumonique dont l'évolution démontre bientôt le caractère caséeux. Ce foyer reste unique, ou bien d'autres se forment sur des points plus ou moins éloignés, et lorsque le malade succombe, on peut vérifier toutes les particularités de la description précédente, savoir l'absence d'épanchement, la présence des adhérences, et l'existence d'une infiltration pneumonique, encore compacte ou déjà ramollie, dans la portion même du poumon qui répond aux adhérences, avec ou sans foyers disséminés. J'ai déjà vu une dizaine de cas de ce genre, et un médecin distingué de Cologne, Knœvenagel, qui a également étudié les faits de cet ordre, en a rapporté un grand nombre d'exemples. Le siége de ces pleurésies est remarquable : dans la majorité des cas, elles occupent la région antéro-inférieure ou moyenne du côté gauche de la poitrine ; d'après Knœvenagel, ce siège spécial serait même constant ; je ne puis l'admettre, car dans mes observations j'ai deux cas dans lesquels la pleurésie a siégé à droite et en arrière au niveau du lobe inférieur du poumon, présentant d'ailleurs dans sa marche et dans ses suites toutes les particularités que je viens de signaler.

Knœvenagel n'est point convaincu de la nature tuberculeuse de ces foyers pneumoniques secondaires, il me semble même qu'il est disposé à la nier, car il intitule son travail : Contribution au développement local des états phthisiques dans les poumons ; eh bien ! Messieurs, je crois pouvoir affirmer la nature tuberculeuse de ces pneumonies, car trois fois déjà, et ceci me ramène directement à notre sujet, trois fois déjà j'ai pu constater, indépendamment de ces foyers relativement anciens, une formation de granulations jeunes que j'ai dû attribuer, pour les raisons précédemment déduites, au mécanisme de l'auto-infection ; l'identité de nature me semble par suite tout à fait certaine. Permettez que je vous signale avec quelques détails le plus récent de ces faits ; il concerne un homme de vingt-six ans qui était entré dans mon service le 29 octobre 1879, et dont l'autopsie a été faite en janvier 1880.

A l'inverse de l'ordinaire, la pleurésie adhésive était double ; la région antérieure gauche était intéressée conformément à la disposition commune, mais les adhérences étaient plus étendues encore du côté droit où elles avaient formé une symphyse phréno-costale dans toute la circonférence ; à gauche cette symphyse n'existait qu'en avant, elle était réalisée par des membranes très épaisses, à ce point que, pendant la vie, il n'y avait plus vestige de la sonorité normale dans l'espace dit semilunaire Dans chaque poumon la base présentait dans son épaisseur une infiltration compacte, en foyer, d'une substance homogène caséeuse, de tous points semblable à une masse de fromage de Roquefort jeune ; de chaque côté le lobe inférieur montrait en avant et immédiatement sous la plèvre, deux ou trois foyers extrêmement petits, isolés les uns des autres, pareils aux précédents dont ils étaient évidemment contemporains. Jusque-là similitude parfaite dans l'état des deux poumons ; mais autour du gros foyer de gauche, nous avons trouvé une zone de granulations grises aussi jeunes qu'on peut les observer; l'abondance des granulations diminuait de bas en haut et du centre à la périphérie, à mesure qu'on s'éloignait du foyer d'infiltration, mais on en voyait encore quelques-unes éparses dans la région du sommet. Dans le poumon droit nous n'avons pas pu constater la présence d'un seul de ces éléments. Ne vous paraît-il pas comme à moi que la granulose secondaire par diffusion d'un foyer caséeux d'origine pleurétique est ici saisie sur le fait? — La possibilité de cette filiation si bien établie conduit à ranger ces pleurésies spéciales parmi les conditions qui peuvent aboutir à la tuberculose, et qui indiquent par suite l'opportunité d'un traitement prophylactique.

La ROUGEOLE, la COQUELUCHE, la fièvre typhoïde, la diphthérie à reliquats pulmonaires, donnent lieu, dans la majorité des cas, les deux dernières surtout, à une bronchopneumonie simple, subaiguë ou chronique; mais chez les individus en état de prédisposition héréditaire, innée ou acquise, ces maladies peuvent être aussi le point de départ d'une tuberculose pneumonique; conséquemment les lésions bronchopulmonaires qui survivent à ces affections doivent être tenues pour suspectes, elles imposent à la fois une inquiétude légitime et une intervention active.

Au nombre de ces conditions révélatrices je place encore l'HÉMOPTYSIE, j'entends celle qui est indépendante de toute altération broncho-pulmonaire réalisée et saisissable. Cette hémoptysie, selon moi, peut conduire à la phthisie; au lieu d'en être l'effet, ce qui est de beaucoup le cas le plus fréquent, elle en est alors la cause; certes le fait est rare, mais rareté ne veut pas dire impossibilité, et malgré les critiques dont cette idée a été l'objet, je maintiens encore aujourd'hui comme réelle la *phthisie ab hæmoptoë* ; car ces négations, quelque fondées qu'elles puissent être d'un point de vue théorique et général, ne peuvent effacer de mon esprit l'impression des faits que j'ai observés. Je n'ai pas eu de nouvel exemple de cette hémoptysie phthisiogène depuis la publication de ma Clinique de l'hôpital Lariboisière ; il n'y a pas là de quoi surprendre, ces faits étant très rares ; mais depuis cette époque, Green et Sokolowski ont rapporté des cas de cet ordre, et Hohenhausen a fait connaître des expériences, qui, sans être directement démonstratives, prouvent à tout le moins que le sang exerce sur les alvéoles et sur les bronches une action nuisible, laquelle les rend beaucoup plus aptes à être impressionnés par les agents morbifiques.

Pour le but que je poursuis il suffira d'un résumé très concis de ces expériences : de l'air rendu septique par son passage sur des plaies, sur des ulcères, est introduit dans les poumons d'animaux sains, aucune inflammation n'est produite, aucun effet appréciable n'est observé ; mais si, avant l'inhalation de ce même air, on a injecté du sang sain dans l'appareil respiratoire, alors l'inhalation est constamment suivie de processus pneumoniques ; conséquemment la présence du sang modifie la surface des bronchioles et des alvéoles à ce point qu'elle les rend impressionnables à des gaz irritants, par lesquels elle n'était point affectée auparavant.

Sans forcer en rien l'application de ces faits expérimentaux, on peut bien évidemment en conclure que le sang exerce sur la surface alvéolo-bronchique une modification nocive qui la rend plus sensible aux causes d'irritation ; par suite, l'innocuité de la présence du sang, qui est en définitive l'argument le plus puissant contre la doctrine de Morton, ne peut pas être acceptée comme absolue et constante.

D'un autre côté, les recherches de Thompson, bien que sans rapport immédiat avec la production de la phthisie, montrent que l'épanchement de sang dans les alvéoles peut laisser des traces persistantes, et que dans quelques cas ces effets consécutifs peuvent aller jusqu'à la formation de cavernes, par inflammation de voisinage et élimination des noyaux fibroïdes résultant de la stagnation du sang. Pour ce qui est du tubercule proprement dit, Thompson n'en nie point la production possible comme suite de l'hémorrhagie, il se borne à déclarer qu'il faut encore de nouvelles recherches pour déterminer si le sang inhalé peut provoquer la tuberculose, *sans intervention de processus secondaire*. Or, remarquez-le bien, Messieurs, je n'ai jamais prétendu autant ; c'est toujours, c'est uniquement, selon moi, par l'intermédiaire d'une inflammation secondaire que l'hémoptysie peut conduire à la phthisie.

Tel étant le bilan actuel de la question, il me semble, tout bien pesé, que ces données récentes justifient mon opinion plus qu'elles ne l'infirment, et je ne puis y trouver une raison quelconque d'abandonner la conclusion que j'ai déduite de mon observation et de la connaissance des faits similaires. Je maintiens donc l'hémoptysie indépendante de toute tuberculose préalable au nombre des circonstances qui peuvent amener le développement de la phthisie, et qui indiquent par suite la nécessité du traitement préventif. Cette obligation est particulièrement impérieuse, lorsque l'individu affecté d'hémoptysie est à l'âge où la tuberculose se développe de préférence, et présente l'habitus organique qui caractérise la prédisposition à cette maladie.

Il ne faut pourtant pas compter absolument sur la présence de ces signes présomptifs, car l'hémoptysie d'origine traumatique a été plus d'une fois suivie du développement de la phthisie chez des sujets qui présentaient tous les attributs d'une constitution irréprochable.

J'arrive à une dernière donnée étiologique qui peut fournir, elle aussi, d'utiles indices à la prophylaxie, et qui est en tout cas bien digne d'intérêt, je veux parler de la **transmissibilité de la maladie**, et examiner par suite si dans l'appréciation qui nous occupe, il y a lieu de rechercher les éventualités de contagion auxquelles un individu a pu être exposé.

Aussi longtemps que la transmission expérimentale de la tuberculose n'a été établie que par la méthode de l'inoculation, on a pu dénier à ces faits toute application rationnelle à la pathologie et à la clinique ; mais lorsque les expériences subséquentes de Villemin et de Chauveau eurent montré que l'ingestion des crachats de phthisiques pouvait avoir les mêmes conséquences que l'inoculation de la matière tuberculeuse ; lorsque les recherches de Klebs sur les effets produits par l'absorption du lait de vaches tuberculeuses lui eurent permis de conclure : que ce lait produit la tuberculose chez différents animaux ; — que cette tuberculose se manifeste d'abord par du catarrhe gastro-intestinal, puis par l'affection tuberculeuse des glandes mésentériques, plus tard par la tuberculose du foie et de la rate, et enfin par une tuberculose miliaire étendue des poumons ; — que l'infection tuberculeuse par le lait peut être surmontée par un organisme vigoureux, et que dans ce cas des tubercules déjà formés peuvent guérir par cicatrisation ; — lorsque, dis-je, tous ces faits furent bien et dûment acquis, alors force fut bien de réfléchir, et de se demander ce qu'il fallait penser au vrai de la quiétude absolue inspirée par la notion classique de la non transmissibilité de la maladie. Cette question était d'autant plus pressante, que déjà alors, je parle de la période de 1869 à 1874, l'observation, éclairée par les données expérimentales, permettait à Ullersperger, à Boineau, à Castan et à Weber de fournir des exemples probants de la transmission spontanée.

Quoique cette date soit encore bien rapprochée de nous, la démonstration de ce fait si important a acquis depuis lors une base plus étendue et plus solide, aussi bien sur le terrain de l'expérimentation que sur celui de la clinique.

Quant au premier, si nous laissons de côté, comme dénuées d'application médicale, les recherches entreprises par Biffi et Verga, et par Semmer, au moyen des injections sous-cutanées et des injections intra-veineuses soit de crachats et de produits tuberculeux, soit de sang et de lait provenant d'une vache tuberculeuse (Semmer), nous nous trouvons en présence des expériences poursuivies par Tappeiner en 1877 et 1878, par une méthode qui rend les résultats incontestablement utilisables pour la pathologie. Avec des crachats de

phthisiques et de l'eau il prépare une émulsion bien
fluide, et il soumet des chiens chaque jour pendant une
heure et demie à l'inhalation de ce liquide pulvérisé ; il
a choisi le chien en raison de sa très faible disposition à
la tuberculose, et il a traité de la sorte onze animaux
pendant un temps qui a varié de trois à six semaines. A
l'exception de deux, ces chiens ont conservé pendant
l'expérience toutes les apparences de la santé, ils n'ont
subi aucune diminution de poids; mais à l'autopsie on
a constaté chez tous, sauf un cas un peu douteux, une
tuberculose miliaire des deux poumons, et chez la plupart une granulose moins abondante dans les reins,
le foie et la rate. La veille du jour où devait avoir
lieu la première autopsie, Tappeiner a mêlé au liquide
de l'inhalation du carmin finement pulvérisé, et il a
trouvé chez l'animal de nombreuses taches de carmin
à la surface des deux poumons. — En même temps qu'il
procédait à ces expériences par la méthode de l'inhalation, l'auteur nourrissait d'autres chiens avec des aliments mêlés à des crachats de même provenance ; la
plupart de ces animaux ont échappé à l'infection ; ce
n'est que dans le plus petit nombre qu'on a pu constater
une tuberculose miliaire généralisée, avec prédominance dans l'intestin.

Il résulte de là que l'inhalation des particules tuberculeuses a une puissance pathogénique plus grande que
l'ingestion de ces mêmes éléments ; par ce côté de
l'enseignement qu'elles fournissent, ces expériences
acquièrent un haut degré d'intérêt pour la transmission
humaine, dont l'inhalation est la voie la plus ordinaire ;
et elles font comprendre en outre la diversité des résul-

tats obtenus par les expérimentateurs qui ont eu recours à la méthode de l'alimentation ; cette diversité n'implique point l'absence de transmissibilité, elle est simplement la conséquence d'une inégalité de puissance entre les divers modes de l'infection artificielle.

Je vous signalerai en outre comme pouvant être rapprochées des remarquables recherches de Tappeiner, les expériences, à résultats conformes sur bien des points, entreprises à la même époque, en 1878, par Schottelius et par Corning.

Si, poursuivant cette enquête, nous quittons le terrain de l'expérimentation pour le domaine de la clinique, nous rencontrons, indépendamment des documents rappelés plus haut, les faits de Weber et de Rohden, relatifs à la transmission de la phthisie du mari à la femme, et les cas par lesquels Webb répond affirmativement à la question qui sert de titre à son travail : La phthisie pulmonaire est-elle contagieuse? Dans tous ces cas d'ordres divers, la maladie acquise par un sujet jusque-là bien portant, semble bien positivement le résultat d'une transmission, et, chose remarquable, tous ces cas concernent des femmes ; ce fait trouve peut-être une explication rationnelle dans la débilité constitutionnelle, dans le défaut relatif de résistance du sexe féminin. A côté de ce groupe de cas, je dois appeler votre attention sur les relations terriblement significatives, produites par Flindt en 1875 et par Reich en 1878.

Voici le résumé de la première : dans l'automne de 1872, un ouvrier, sa femme et cinq enfants (quatre garçons, de trois ans et demi à quatorze ans, et une fille de quinze ans) viennent habiter, dans un village de Danemark, une petite chambre où vivait déjà une autre famille composée du mari, de la femme, et d'un fils adulte affecté de phthisie fébrile (*florida*). Ils restent dans ce milieu que l'encombrement et le confinement rendaient vraiment toxique par suite de la présence du malade, jusqu'au 3 janvier 1873, époque à laquelle ils peuvent se retirer dans une habitation plus salubre; mais déjà, au temps de Noël, les cinq enfants, qui avaient toujours été bien portants, qui n'étaient point scrofuleux, étaient affectés d'une maladie pulmonaire à évolution destructive, qui les a tués tous les cinq, après une durée respective de sept semaines, trois mois, trois mois et demi, six mois, et sept mois. La jeune fille de quinze ans, *qui n'avait séjourné qu'un seul jour dans cette chambre infecte*, fut atteinte comme ses frères, c'est elle qui succomba en trois mois et demi. Une autopsie fut faite, celle du plus jeune garçon qui survécut sept mois; elle montra des cavernes multiples dans le poumon droit, de nombreux foyers d'infiltration jaune dans la rate, des ulcérations tuberculeuses dans l'intestin grêle; les glandes mésentériques étaient tuméfiées et en dégénérescence caséeuse.

Je ne sais, Messieurs, ce que vous penserez de ce fait trop peu connu; pour moi, je le considère à lui seul comme une preuve suffisante de la transmissibilité possible de la phthisie pulmonaire; sans doute, et je me hâte de le dire, cette transmissibilité a acquis ici une puissance exceptionnelle par suite de la concentration non moins insolite des éléments morbigènes; mais il n'est pas moins certain que la maladie n'eût pu être transmise, quel que fût le milieu, si elle n'était pas transmissible par elle-même et de son essence, de sorte que, toute réserve faite de la question secondaire de degré, la relation de Flindt est à mes yeux une démonstration malheureusement trop irréfutable de la contagiosité de la maladie.

Le document fourni par Reich en 1878 est d'un autre ordre, mais il n'est pas moins probant.

A Neuenburg, village de 1300 habitants, exerçaient deux sages-femmes qui se partageaient à peu près également la pratique obstétricale de la localité. Une d'elles devint phthisique dans l'hiver de 1874, et elle succomba en juillet 1876 aux progrès de sa maladie. Or, sur les enfants à la naissance desquels elle a assisté depuis le 4 avril 1875 jusqu'au 10 mai 1876, dix sont morts de méningite tuberculeuse dans la période du 11 juillet 1875 au 29 septembre 1876; aucun de ces dix enfants n'était sous le coup d'une disposition héréditaire. Dans la clientèle de l'autre sage-femme pour la même période, pas un seul enfant n'a été atteint d'une maladie tuberculeuse quelconque. Voilà qui est déjà bien étrange; les détails suivants complètent la démonstration. La première sage-femme avait l'habitude d'enlever par aspiration les mucosités qui encombrent les premières voies chez les nouveau-nés, et dans les plus légers degrés d'asphyxie elle pratiquait l'insufflation directe. — Ajoutons que la méningite tuberculeuse n'est point endémique à Neuenburg, et qu'elle y est même très rare; dans la période de 1866 à 1874, sur quatre-vingt-douze enfants morts dans leur première année, Reich n'a observé que deux cas de cette maladie, et en 1877 sur dix enfants qui ont succombé dans ce même âge, il n'en a vu qu'un exemple, et cet enfant provenait de parents tuberculeux.

Vous trouverez sans doute comme moi que ces faits peuvent se passer de commentaires, et je terminerai cet examen en signalant à votre attention le groupe des cas nombreux et importants qui sont relatifs à l'action infectante du lait provenant de vaches tuberculeuses. Je vous ai parlé des recherches expérimentales de Klebs sur ce sujet; celles de Gerlach, de Bollinger, de Fleming, concluent dans le même sens; eh bien! l'observation semble établir que les résultats annoncés peuvent être réalisés dans l'ordre pathologique, car nous voyons Foot en 1877, Kommercil et Lochmann en 1878, proclamer hautement la transmission possible de la maladie par le lait tuberculeux; ce dernier écrivain nous apprend en outre qu'un vétérinaire distingué de son pays, Thesen von As, a fait lui-même, à cet égard, de nombreuses expériences qui lui ont toujours donné des résultats positifs. Leube, dont l'opinion est citée dans le travail de Foot, admet aussi la transmissibilité de la tuberculose par le lait des vaches phthisiques, et il pense que, dans ces conditions, la lésion porte d'abord sur l'intestin. L'ingestion pure et simple du lait suffit-elle pour produire l'infection, ou bien faut-il, comme le pense Chauveau, que le trayon de l'animal porte une lésion tuberculeuse? C'est là une question subsidiaire pour la solution de laquelle les éléments font défaut.

Il est bien certain, en revanche, que l'injection sous-cutanée ou intra-veineuse du lait tuberculeux peut être, comme l'ingestion stomacale, suivie d'infection; les expériences faites par Semmer en 1875 sur des cochons et sur des moutons ne laissent pas de doute sur ce point; car ces expériences ont été au nombre de onze, et cinq ont donné des résultats positifs. Ajoutons que Semmer a recherché également les effets produits par l'injection du sang d'une vache tuberculeuse, et que sur dix-neuf expériences ainsi conduites, onze ont été positives, c'est-à-dire suivies du développement d'une tuberculose, qui s'est toujours montrée plus étendue chez le cochon que chez le mouton.

La transmissibilité de la tuberculose par le lait d'animaux phthisiques est à peu près universellement niée ou méconnue en France; c'est à tort selon moi, cette transmissibilité, établie depuis dix ans sur des expériences et des faits positifs, est admise dans tous les autres pays de l'Europe par les observateurs les plus compétents et par les professeurs des écoles vétérinaires. Sans doute la transmission n'est pas constante; sans doute, il y a des expériences négatives, celles de Schreiber et quelques-unes de celles de Semmer entre autres, mais qu'importe; est-il une maladie infectieuse qui soit constamment transmise lorsque les conditions de transmissibilité sont présentes? Il n'en est pas une seule, et pourquoi exiger plus de l'infection tuberculeuse que de toute autre? La raison de cette inconstance dans les résultats n'a rien de mystérieux ni d'insaisissable; c'est la diversité de l'état organique de l'individu contaminé; c'est déjà ce qu'exprimait Klebs à la suite de ses expériences, quand il disait que la tuberculose expérimentalement produite par l'ingestion du lait peut être surmontée par un organisme vigoureux. Et dans cette influence individuellement variable de l'organisme, il n'y a encore rien, notez le fait, qui soit spécial à la tuberculose, c'est une simple application de cette loi générale que j'ai appelée la loi de réceptivité, loi supérieure qui domine l'étiologie de toutes les maladies transmissibles, et qui subsiste dans son intégrité, quel que soit le mode de transmission envisagé. Pour produire une maladie de cet ordre, il faut le poison morbigène, mais le poison ne suffit pas ; il faut le consentement, la disposition de l'organisme à se laisser impressionner par lui ; c'est cette disposition, cette soumission ou cette résistance à l'agent infectant que j'entends désigner par le terme de réceptivité.

Je ne pense donc pas que les expériences et les faits négatifs puissent prévaloir contre les faits positifs, qui tirent d'ailleurs de leur nombre, de leur netteté, de la multiplicité de leur origine, une incontestable valeur. On peut dire, en tenant compte de la faible proportion des cas de transmission, jusqu'ici du moins, que cette communication est rare, insolite même ; on peut dire, et je dis bien haut moi-même, que la tuberculose est la moins contagieuse des maladies transmissibles ; et que pour elle, à l'inverse de ce qui a lieu dans les maladies infectieuses types, la transmission, loin d'être le mode unique du développement, n'en est qu'un mode exceptionnel et contingent, mais je ne puis concéder au delà, et instruit par les documents que je viens d'analyser devant vous, je n'hésite pas à reconnaître et à proclamer la transmissibilité possible de la phthisie.

Les modes aujourd'hui démontrés de cette transmission sont : l'inoculation, fait ordinairement expérimental, mais qui peut être fortuitement réalisé par une blessure accidentelle ; — l'inhalation d'un air plus ou moins chargé des éléments diffusibles fournis par le malade, produits de l'expiration, particules de crachats, peut-être aussi, mais moins certainement, évaporation sudorale; les dangers résultant de ce mode de transmission sont réalisés au maximum par la cohabitation nocturne, surtout par la communauté du lit, et ils sont d'autant plus r edoutables que l'aération est moins parfaite; — l'alimentation par le lait provenant de vaches tuberculeuses. On conçoit l'intérêt de cette donnée non seulement pour les enfants, mais pour tous les âges, puisque la cure de lait occupe aujourd'hui une place importante dans la thérapeutique d'un grand nombre de maladies, et tout spécialement, dans le traitement de la phthisie pulmonaire. La connaissance de ces faits commande une surveillance rigoureuse des animaux qui fournissent le lait, et cela particulièrement dans les pays méridionaux; on sait en effet que dans ces contrées les vaches sont plus exposées à la tuberculose par suite du confinement à l'étable, et de l'absence de pâturages convenables et de fourrages frais. — Je devrais peut-être pour être complet mentionner parmi les modes de transmission, l'ingestion de viande d'animaux tuberculeux; mais les faits de cet ordre ne sont pas aussi bien établis que les précédents, et je préfère m'abstenir à me prononcer prématurément.

Ces notions étiologiques, ainsi que je l'ai fait remarquer il y a déjà bien des années, imposent au médecin des obligations nouvelles quant aux précautions à prendre dans l'entourage des malades; il n'a plus seulement à se préoccuper de les traiter, il doit encore s'attacher, dans la mesure du possible, à préserver de tout danger d'infection les personnes qui sont habituellement en rapport avec eux, et par suite il faut s'efforcer de concilier les règles de la prudence avec les entraînements dévoués de l'affection. La bonne aération de la chambre, les pulvérisations biquotidiennes d'acide phénique ou de benzoate de soude, les soins les plus minutieux de propreté, la présence permanente d'un liquide désinfectant dans les vases qui reçoivent les crachats, la désinfection des linges et des pièces de literie maculés par l'expectoration, voilà les principales, les plus importantes de ces obligations. J'appelle expressément votre attention sur les pulvérisations destinées à assainir le milieu ; cette pratique est de mon fait, et j'ai pu, dans bien des cas, en apprécier les avantages, non seulement pour l'entourage du malade, mais aussi pour le malade lui-même, qui y trouve un utile auxiliaire du traitement. Cet ensemble de précautions n'est point encore suffisant ; une autre condition doit être remplie qui est parfois difficilement réalisable, mais qui doit être imposée sans transaction par l'autorité du médecin, c'est la séparation des époux auxquels il ne faut permettre ni lit commun, ni chambre commune. Même règle absolue pour les enfants, qui ne doivent sous aucun prétexte partager la chambre d'une personne affectée de phthisie, quelque peu avancée d'ailleurs que soit la maladie.

Vous voyez, Messieurs, les modifications profondes que doivent introduire dans la pratique médicale les données étiologiques nouvelles que je vous ai fait connaître ; la conséquence n'en est pas moins importante au point de vue de la question plus spéciale du traitement prophylactique qui nous occupe en ce moment ; cette conséquence, la voici : tout individu qui a été exposé pendant un cer-

tain temps à l'une des influences nocives ci-dessus énumérées, doit être considéré comme menacé de tuberculose, et ce fait constitue par lui-même une indication du traitement préventif ; cette indication est
formelle et pressante, si l'individu ainsi menacé présente
l'état constitutionnel qui prédispose à la maladie.

Tels sont les principaux éléments indicateurs du traitement prophylactique qui sont issus des conditions
étiologiques de la phthisie ; voyons maintenant quels sont
les PHÉNOMÈNES INDIVIDUELS qui peuvent déceler la
même opportunité.

Au premier rang de ces signes présomptifs, figure
l'*habitus extérieur* propre à la diathèse tuberculeuse,
je vous en rappelle les particularités les plus notables :
les traits qui le caractérisent sont surtout marqués chez
les adolescents et les jeunes gens ; ils ont la taille élancée,
le thorax et le cou allongés et grêles ; les muscles, surtout
les cervico-thoraciques, sont peu développés ; en revanche
les cheveux et les cils présentent une croissance remarquable, et les dents sont souvent fort belles ; les yeux sont
vifs, brillants et animés ; la peau, fine et rosée, laisse aper-
cevoir par transparence un réseau veineux azuré ; mais
les extrémités des doigts sont fréquemment déformées ;
elles sont aplaties, se terminent carrément ou par un ren-
flement en massue (doigts hippocratiques). Les sujets ainsi
constitués sont impressionnables, ils ont une excitabilité
nerveuse exagérée, souvent des palpitations, leur caractère est mobile, facilement irritable. En outre ils s'enrhu-
ment à tout propos ; il se peut que ces rhumes guérissent aisément, mais souvent aussi ils traînent en longueur et fatiguent les malades plus que de raison ;

d'autres individus sont prompts à s'essouffler, le séjour dans un endroit trop chaud, une conversation un peu animée, rendent leur respiration courte et difficile, ou bien altèrent le timbre de leur voix. Lorsque cet état constitutionnel coïncide avec des antécédents de famille suspects, lorsque l'enfance du malade a été entachée de quelque accident scrofuleux, alors l'habitus extérieur prend réellement toute la valeur d'un signe précurseur. La tuberculose est proche, et l'avertissement ne doit pas être perdu ; il faut tenter de conjurer le péril par un traitement prophylactique sagement conduit (1). — Des indications semblables sont fournies par l'*anémie* rebelle à une médication appropriée, par la *dyspepsie* qui résiste à un traitement convenable, par les désordres de la *menstruation*, par l'altération de la *voix* indépendante de toute cause appréciable, par l'apparition fréquente de *douleurs* vagues, dites rhumatoïdes, dans les parois thoraciques et les membres supérieurs.

A côté de ces phénomènes dont la valeur prémonitoire est classique, je dois vous signaler quelques autres particularités moins connues, qui, sans avoir une signification aussi absolue, méritent cependant d'être recherchées et d'être prises en considération. On sait que chez l'homme sain et bien conformé l'extrémité acromiale de la clavicule est notablement plus élevée que l'extrémité sternale, de sorte que l'os dans son ensemble a une direction oblique de dehors en dedans et de haut en bas ; il résulte des observations d'Aufrecht, de Hänisch et des miennes que chez les phthisiques cette obliquité de haut

____

(1) Jaccoud, *Pathologie interne.*

en bas est remplacée par une direction sensiblement horizontale, l'extrémité acromiale de l'os étant à peu près au même niveau que la sternale. Cette anomalie est désignée par la qualification de *position profonde de la clavicule;* or, elle n'est pas la conséquence du développement de la tuberculose, elle est un mode primordial de conformation, et par suite lorsqu'elle est constatée chez un individu qui ne présente encore aucune trace de lésion tuberculeuse, elle peut donner l'éveil et acquérir la valeur d'un signe présomptif. L'observation ultérieure aura à déterminer le degré de constance du rapport qui relie cette conformation vicieuse à la tuberculose pulmonaire; mais dès maintenant, je puis vous la donner comme un élément utile de l'appréciation anticipée dont nous étudions les moyens.

Plus important encore est le phénomène indiqué par Waldenburg, et qui consiste dans une *diminution persistante de la force inspiratoire* appréciée au moyen de son appareil pneumatique ; pour lui ce fait est un signe de tuberculose au début, mais, d'après mes observations, il a une valeur plus précoce, il peut devancer de longtemps la réalisation anatomique de la maladie, et il a toute l'importance d'un signe précurseur. Je m'écarte également de Waldenburg quant à la manière d'apprécier ce phénomène : il compare la force inspiratoire de l'individu suspect avec le chiffre qui représente la moyenne de cette force chez l'homme sain ; ce procédé est évidemment défectueux, comme l'a très justement fait remarquer Fischl, puisque le chiffre étalon qui sert de terme de comparaison n'exprime qu'une moyenne, et que l'observateur ignore quelle était la force inspiratoire du

malade dans le temps où il jouissait d'une bonne santé ;
en cette situation il peut fort bien arriver que le chiffre
inférieur à la moyenne, et jugé par là pathologique, soit
en réalité le chiffre normal de l'individu examiné. Pour
échapper à cette cause d'incertitude et d'erreur, il faut
que les deux termes de comparaison soient empruntés au
même sujet, alors la conclusion est acceptable sans
réserve ; ce but est atteint par la mensuration relative
de la force inspiratoire et de la force expiratoire ; en
l'état de santé, le rapport de ces deux forces est constant ;
si donc on constate qu'il est modifié, et que la modification résulte d'un abaissement de la force inspiratoire, on
peut être certain que cette dernière a subi une diminution réelle, et si plusieurs observations répétées à de
courts intervalles démontrent la persistance de cette
anomalie, alors que l'examen de l'appareil respiratoire
en révèle l'intégrité parfaite, on peut, on doit considérer cette insuffisance inspiratoire comme un signe prémonitoire de tuberculose pulmonaire. Dans cette appréciation comparative je me sers des données qui ont été
formulées par Brünniche de la manière suivante : un
adulte bien portant abaisse le cylindre de Waldenburg
de 50 centimètres en dix inspirations, et il l'élève d'autant en sept expirations. Ce qui revient à dire en termes
plus simples que la force inspiratoire égale les sept
dixièmes de la force expiratoire. Avec ces bases, qu'on examine le résultat total d'une série de dix inspirations ou
que l'on compare simplement par couples une inspiration et une expiration, il est toujours facile d'obtenir la
notion exacte de la force relative de l'inspiration chez
l'individu observé. Je vous recommande vivement de

recourir dans les cas suspects à cette méthode de mensuration qui fournit, sans grand labeur, un renseignement d'une haute valeur pratique au point de vue du diagnostic anticipé et de la prophylaxie.

Dans les conditions que nous étudions, l'insuffisance inspiratoire résulte de l'inertie plus ou moins complète des parties supérieures des poumons, et vous trouvez dans ce fait la raison de la signification prémonitoire du phénomène ; on sait en effet que cette inertie est la condition la plus favorable au développement des tubercules, et qu'elle est la cause de la localisation initiale de la lésion dans les sommets. Les recherches récentes entreprises par Hänisch au moyen d'un appareil stéthographique de son invention, qui lui permet d'enregistrer les excursions inspiratoires de deux régions symétriques du thorax, ont fourni une nouvelle et précise confirmation de ces idées.

Au nombre des signes d'une tuberculose imminente, Aufrecht a mentionné le développement persistant ou répété du *pityriasis versicolor;* je vous indique ce fait pour être complet, et en raison de la juste autorité du nom de l'observateur, mais je n'ai sur ce point aucune expérience personnelle.

La valeur prémonitoire des phénomènes que nous venons de passer en revue est réelle pour chacun d'eux isolément, mais il est clair qu'elle est bien plus grande encore lorsqu'un certain nombre d'entre eux sont réunis chez le même individu. Sans doute l'utilité pratique de ces éléments de présomption est bien souvent annihilée parce que le médecin intervient trop tard, c'est-à-dire à une époque où il n'est plus question de maladie possible, et où il s'agit de maladie confirmée; mais cette éventualité fortuite n'enlève rien de leur valeur intrinsèque à ces signes présomptifs; toutes les fois qu'il en est encore temps, vous devez les rechercher avec une insistante sollicitude, et si vous obéissez à ce précepte vous pourrez, plus souvent peut-être qu'on ne le croit, agir assez tôt pour avoir le droit de parler de traitement prophylactique; vous aurez par là même de bien plus grandes chances de succès, car ce traitement, je vous l'ai dit, et je vous le répète en terminant, l'emporte certainement en puissance sur le traitement curateur.

CINQUIÈME LEÇON

TRAITEMENT PROPHYLACTIQUE

(FIN)

But du traitement prophylactique; il répond à des indications causales.
De l'indication causale tirée de la débilité constitutionnelle. — Méthodes
de protection et d'aguerrissement. — Supériorité de cette dernière. —
Causes d'insuccès.
Des mesures hygiéniques du traitement prophylactique. — Séjour à la
campagne. — Régime alimentaire. — Hydrothérapie. — Exercices
gymnastiques. — Du choix de la résidence. — Des voyages sur mer.
Du mariage chez les individus prédisposés à la phthisie.
De l'indication causale tirée de l'insuffisance pulmonaire. — De l'aérothérapie. Ses méthodes et ses effets. — Comparaison entre les effets
de l'expiration dans l air raréfié des appareils et les effets du séjour dans
l'atmosphère raréfiée des hauteurs.
Des médications dans le traitement prophylactique. — Indications fournies par l'anémie, la scrofule, la phosphaturie ; —par les congestions et
les inflammations de l'appareil respiratoire.

Messieurs,

Abstraction faite des cas rares de contagion, dans
lesquels pourtant, ne l'oubliez pas, l'efficacité de la transmission est avant tout subordonnée à la force organique,
c'est la débilité constitutionnelle, c'est l'*hypotrophie*
qui crée l'opportunité morbide de la tuberculose; modifier cet état de la nutrition, transformer ce terrain
favorable à la végétation tuberculeuse en un terrain sté-

rile ou réfractaire, voilà le but, voilà la tâche du traitement prophylactique.

A cette indication causale fondamentale fournie par l'état général de l'individu, se joint une indication particulière non moins importante, tirée du rapport empiriquement démontré entre l'inertie des poumons et la genèse du tubercule. L'affinité de ce produit pour les organes à fonctionnement incomplet est un fait d'une certitude absolue, et la prédilection qu'il montre pour les sommets des poumons n'a pas d'autre cause que l'insuffisance fonctionnelle relative de ces parties ; cette différence d'activité entre les sommets et les autres régions de l'appareil pulmonaire est constante, elle est normale, elle est physiologique ; mais tandis que chez les individus parfaitement sains cette différence ne s'abaisse pas au-dessous du degré compatible avec l'intégrité du tissu, elle dépasse ces limites chez les individus affectés de la débilité constitutionnelle suspecte, car elle en est un élément parallèle. Chez ces sujets en effet les poumons dans leur totalité, comme tous les autres organes, ont un fonctionnement sous-normal, et cette diminution d'activité est d'autant plus prononcée que la débilité générale est elle-même plus accusée ; or, comme les sommets gardent toujours leur infériorité naturelle, ils arrivent en fin de compte à un état d'inactivité plus ou moins absolue, qui est une condition éminemment favorable aux formations tuberculeuses ; de là ma proposition de tantôt concernant l'indication également fondamentale tirée de l'inertie des poumons.

Par cela même que cette inertie est un élément constant et proportionnel de l'hypotrophie, il est clair qu'elle diminue, elle aussi, lorsque l'état général est amélioré, et que par suite cette indication particulière est indirectement obéie dans une certaine mesure par le traitement institué en vue de l'état constitutionnel ; mais il n'est pas toujours sage de se contenter de cette action par voie détournée ; bien souvent la prudence exige que cette indication si importante soit directement remplie par les moyens spéciaux, qui ont pour effet de porter et de maintenir au maximum l'activité fonctionnelle des poumons.

Telles sont les indications fondamentales constantes et uniformes du traitement prophylactique; ce sont en somme deux indications causales : l'une est tirée de l'état général d'hypotrophie ; l'autre du mode fonctionnel des poumons, notamment dans leurs parties supérieures ; des indications contingentes pourront s'ajouter à celles-là par le fait d'états diathésiques individuels ou de famille, mais partout et toujours les deux indications causales dominent la situation.

Si nous laissons de côté pour le moment la question relative à l'inertie pulmonaire, question que nous étudierons bientôt en détail, nous pourrons nous faire une idée nette et précise de la tâche qui incombe au traitement préventif; c'est une transformation constitutionnelle qu'il s'agit d'accomplir. C'est assez vous dire, Messieurs, que cette prophylaxie embrasse toute l'éducation physique, et qu'elle fait appel à l'hygiène au moins autant, si ce n'est plus, qu'aux agents pharmaceutiques.

Or, sur ce terrain les médecins sont encore aujourd'hui partagés en deux camps : les uns veulent arriver au but en soustrayant les individus prédisposés à toutes les influences extérieures qui peuvent favoriser le développement du mal ; craignant à bon droit les bronchites et leurs suites, ils se préoccupent avant tout d'en éloigner l'occasion au moyen d'un confinement sévère, et de précautions minutieuses contre tout refroidissement ; — les autres, à l'exemple de Graves, portant plus loin et plus juste leurs vues, veulent qu'on procède par endurcissement, et qu'on mette la constitution en état de résister aux impressions morbigènes, et de triompher facilement des indispositions et des maladies provoquées par le froid.

La première méthode éloigne les agressions nocives, la seconde met en état de les braver ; la première protège, la seconde aguerrit : méthode de protection, méthode d'endurcissement voilà les deux tendances, elles sont inconciliables.

Pour moi, la supériorité de la méthode d'endurcissement est d'une incontestable évidence, réfléchissez un instant, vous en saisirez la raison : les moyens de cette méthode sont ceux-là même qui en toute condition sont le plus aptes à fortifier la constitution, en assurant l'intégrité de la nutrition générale et locale ; donc par le but qu'elle poursuit, par les procédés qu'elle est obligée de mettre en œuvre pour atteindre ce but, cette méthode répond directement à l'indication causale issue de l'hypotrophie constitutionnelle. L'autre méthode au contraire, la méthode de protection, si elle est fidèlement appliquée, comment procède-t-elle ? par l'accumulation de toutes les précautions imaginables contre l'action de l'air, contre les chances accidentelles de refroidissement, par le confinement permanent au moins durant la saison froide, par la suppression des exercices corporels, par le maintien d'une température aussi uniforme que possible, laquelle devient bientôt par accoutumance une impérieuse obligation que l'on ne peut négliger sans péril ; voilà ses moyens. Par là, elle arrive fatalement à l'étiolement de l'individu, elle lui enlève toute capacité de résistance aux impressions nocives ; par là, elle engendre, bien loin de la combattre, la débilité constitutionnelle, et elle peut ainsi créer de toutes pièces, en dehors de toute prédisposition antérieure, l'état d'opportunité pour le développement de la phthisie. L'observation de la tuberculose chez les animaux confinés démontre au delà du nécessaire la vérité de mes assertions. Cette prétendue protection, qui est un étiolement provoqué, va donc à l'encontre de l'indication dominante ; dès le début de ma pratique, j'ai repoussé de toutes mes forces cette méthode décevante, et j'estime qu'elle doit être condamnée et abandonnée sans réserve.

La prophylaxie basée sur la méthode de l'endurcissement, dont j'ai affirmé la supériorité dès 1862, possède d'un point de vue théorique une efficacité quasi illimitée ; nombreux en revanche sont les mécomptes de la réalité pratique, mais ces mécomptes tiennent à deux circonstances qui sont totalement indépendantes de la puissance intrinsèque du traitement. D'une part, l'intervention médicale est le plus souvent trop tardive ; soit que la négligence provienne du malade ou de la famille, soit que le médecin, mal éclairé sur la valeur des signes présomptifs de la tuberculose, se croie autorisé à l'inaction, du moment qu'il constate l'absence de toute lésion actuelle, peu importe la cause ; ce qui est certain,

c'est que dans un grand nombre de cas, la période prémonitoire n'est pas utilisée, ou l'est si tardivement, que
la prétendue prophylaxie se confond en réalité avec le
traitement de la maladie confirmée.

D'un autre côté, la lutte préventive, telle que je l'entends, comprend au nombre de ses moyens les plus
utiles, les plus indispensables, un ensemble de mesures
hygiéniques qui ne sont pas facilement conciliables avec
les habitudes des familles, avec les exigences de l'éducation intellectuelle, bref avec la routine ordinaire de la
vie. Trop souvent les conseils du médecin sont négligés, trop souvent ses légitimes exigences sont tenues
pour des prétentions exagérées ; le mal qu'il veut combattre n'est qu'un mal possible, le danger qu'il veut
prévenir n'est qu'une hypothèse pessimiste, et dans
cette situation, il a grand'peine, on le conçoit, à obtenir
des intéressés la résignation à une réforme hygiénique
qui est une véritable révolution, en ce qu'elle boule-
verse toutes les conditions habituelles de l'existence.
La conséquence est une série de transactions et d'atter-
moiements longuement discutés, par lesquels on accepte
des moyens proposés ce qui est commode et facile, tandis qu'on laisse de côté les prescriptions jugées gênan-
tes et intempestives ; de là un traitement par demi-
mesures, dont la stérilité est à peu près certaine. La
prophylaxie échoue non par une impuissance propre,
mais par une incomplète application.

Dans d'autres cas à la fois plus respectables et plus
attristants, c'est l'insuffisance des ressources qui empêche les familles de se conformer aux conseils médicaux ;
force est bien alors de se contenter du possible, mais

encore ici l'insuccès ne prouve rien quant à la valeur du traitement, puisqu'en vérité il n'a pas été mis en œuvre.

J'ai dû, Messieurs, vous signaler une fois pour toutes ces difficultés de la pratique médicale; vous les retrouverez à chaque pas, non seulement à propos de la prophylaxie, mais encore à l'occasion du traitement curateur de la phthisie pulmonaire; au milieu de ces obstacles sans cesse renaissants, votre ligne de conduite est toute tracée, vous devez formuler nettement et avec insistance les conseils que vous inspire l'intérêt du malade; si après cela, vous êtes obligés de vous incliner devant une impossibilité réelle ou voulue, votre devoir est accompli, et votre responsabilité sauvegardée.

Cela dit, je vais vous indiquer les mesures que je considère comme indispensables pour un véritable traitement prophylactique; vous reconnaîtrez après cet exposé que je n'ai rien exagéré des difficultés contre lesquelles il se heurte dans l'application pratique.

Dans un groupe de cas malheureusement trop nombreux, la prophylaxie doit commencer dès le berceau, dès la naissance; il en est ainsi pour les enfants des familles dans lesquelles on a à redouter la transmission héréditaire de la maladie. Lorsque c'est l'hérédité directe qui est en cause, c'est-à-dire lorsque la tuberculose existe chez les générateurs, l'allaitement maternel doit être absolument interdit; on pourrait croire que cette précaution est moins nécessaire lorsque le père seul est tuberculeux; telle n'est pas mon opinion, et alors aussi j'impose formellement l'allaitement non maternel; la mère est saine, c'est vrai, mais elle est incessamment exposée par le fait de la cohabitation à contracter la maladie de son mari, de sorte qu'à un moment quelconque de la période d'allaitement, son lait peut devenir pour l'enfant un agent efficace de transmission. Par suite, la prudence exige que l'on se comporte exactement comme si cette possibilité était une certitude. Donc, dans tous les cas à transmissibilité héréditaire directe, quel que soit le générateur affecté, il est nécessaire de proscrire l'allaitement maternel, et d'y substituer celui d'une nourrice saine et vigoureuse ; dé plus, cet allaitement doit être prolongé aussi longtemps que possible, c'est-à-dire, suivant les circonstances, de dix-huit à vingt, et même vingt-deux mois ; il faut enfin éviter un sevrage brusque et total, et faire succéder à l'allaitement au sein une alimentation mixte pour laquelle on utilise avec avantage le lait d'ânesse ou de chèvre. Cette direction particulière de l'allaitement n'est pas la seule condition à remplir dans les circonstances que nous envisageons ; d'autres mesures sont également indispensables ; la nécessité en est tellement évidente, qu'il est presque banal de les formuler, et pourtant c'est à leur sujet peut-être que vous trouverez la plus forte résistance : sous aucun prétexte l'enfant ne doit être couché dans la chambre de son parent malade, il ne doit y être introduit qu'après une aération prolongée, mieux vaut encore qu'il n'y séjourne jamais ; il faut aussi, pardonnez-moi ce détail que mon devoir m'oblige à vous signaler, obtenir la suppression des embrassements de bouche à bouche dont les parents sont si prodigues pour leurs enfants en bas âge.

Lorsqu'une influence héréditaire collatérale est seule

à craindre, l'allaitement maternel peut être permis, s'il n'est pas contre-indiqué par l'intérêt de la mère, circonstance assez fréquente, ainsi que nous le verrons bientôt; à cette différence près, toutes les règles de l'éducation physique dans le jeune âge sont également applicables non seulement dans les deux formes de la transmissibilité héréditaire, mais, d'une manière générale, à tous les enfants dont on veut développer la vigueur et la résistance constitutionnelles.

Les enfants seront élevés à la campagne, ils resteront en plein air le plus grand nombre d'heures possible chaque jour, ils porteront des vêtements courts n'exerçant aucune constriction ni à la ceinture ni sur le thorax, ils seront soumis à des bains quotidiens, tièdes pendant la saison d'hiver, froids durant le reste de l'année; ces bains seront très courts et suivis d'une forte friction sèche; on produit ainsi une excitation salutaire des fonctions de la peau, on augmente la résistance contre l'impression du froid et l'on prépare l'application de l'hydrothérapie proprement dite, qui est un des agents les plus puissants du traitement prophylactique. Vous devez veiller avec la même sollicitude au développement du système musculaire, et l'assurer par des exercices journaliers, marche, pratiques gymnastiques, dont la durée et l'énergie vont croissant avec les années. Dès que l'enfant est en possession du régime alimentaire ordinaire, l'alimentation doit être substantielle, composée principalement de viandes rôties ou grillées, saignantes; le vin doit y être introduit dès le début en quantité proportionnelle à l'âge et à l'excitabilité individuelle; et si, malgré ces mesures sagement conduites, l'assimilation semble insuffisante, si la constitution ne se fortifie pas, si la calorification se fait mal, il faut instituer une médication tonique au moyen des sirops d'iodure de fer et de quinquina, et des substances hydro-carbonées, facilement combustibles, dont l'huile de foie de morue est le type. Chez ces enfants, aucune indisposition ne doit être négligée ; on aura soin surtout de ne pas laisser s'éterniser les dérangements intestinaux, qui aggravent infailliblement la débilité que l'on veut combattre. — Il va de soi que les études doivent être différées, qu'il faut y procéder avec de grands ménagements, et les faire faire dans la maison paternelle ; nous retrouverons bientôt cette question.

Ces préceptes hygiéniques sur lesquels j'appelle votre plus sérieuse attention, concernent l'enfance ; ils constituént en quelque sorte la première étape de la prophylaxie dans les cas trop rares où elle peut faire son œuvre au complet, c'est-à-dire dès la naissance. Les règles dont je vais maintenant vous entretenir sont pour tous les âges, pour toutes les éventualités ; j'estime que ces mesures sont toutes également nécessaires pour le succès ; malheureusement, les plus importantes d'entre elles sont précisément celles dont l'application rencontre les plus sérieux obstacles.

La première condition du maintien et de l'accroissement de la force organique est la respiration d'un air pur incessamment renouvelé ; l'importance unique de ce *pabulum vitæ* est de connaissance antique, il serait puéril d'insister sur ce fait. Par suite je n'hésite pas à formuler le précepte suivant : tout individu chez lequel, pour une raison quelconque, le développement du tubercule est considéré comme probable, doit résider à la campagne aussi longtemps que persiste la débilité constitutionnelle suspecte, et que l'âge particulièrement redoutable n'est pas heureusement franchi. Cette résidence doit être permanente, et maintenue l'hiver aussi bien que l'été ; l'air des villes n'est pas meilleur dans la saison froide, tout au contraire, et les chances de refroidissement, du moment qu'on rejette la méthode du confinement, ne sont pas plus grandes à la campagne qu'à la ville ; l'avantage est donc indiscutable, et il n'y a pas d'autre moyen de remplir cette obligation fondamentale du traitement prophylactique, vie dans un air pur toujours renouvelé. Il va sans dire qu'on doit se conformer plus rigoureusement que jamais aux règles de l'hygiène touchant l'habitation, elle doit être exempte de toute humidité, en situation élevée relativement aux terrains environnants ; la personne qui est en cause ne doit point habiter le rez-de-chaussée, et les chambres qui lui sont affectées doivent de toute nécessité être exposées au midi. La chambre à coucher ne sera occupée que pendant la nuit, et soumise durant le jour à une aération permanente que restreindront uniquement les temps pluvieux ; en hiver la température de cette chambre au moment du coucher ne dépassera pas douze à quinze degrés centigrades. Je ne vous recommande pas le précepte américain qui impose l'ouverture des fenêtres pendant la nuit, même dans la saison froide ; mais dans l'été je vous conseille de faire tenir ouverte la fenêtre de la chambre voisine dont la porte de communication restera largement béante ;

vous avez simplement à éviter que le lit soit directement
exposé au courant d'air provenant du dehors.

En toute saison, le malade, ou pour mieux dire l'individu
qu'il s'agit d'empêcher de le devenir, portera de la fla-
nelle sur le tronc et sur les membres supérieurs, il sera
chaudement vêtu sans surchage, même en été il aura
soin de se couvrir davantage dans les heures de la matinée, mais vous interdirez absolument l'usage des
écharpes épaisses autour du cou, des cache-nez, des capu-
chons qui emprisonnent la tête ; cette habitude est
funeste, elle est une cause incessante d'angines, de laryngites et de trachéo-bronchites. — L'alimentation
substantielle sera dirigée d'après les règles que je vous
ai indiquées il y a un instant, mais il est sage de ne pas recommander une uniformité monotone qui conduirait infailliblement au dégoût et à la perte de l'appétit. Tant que
les fonctions digestives sont en parfait état, vous ne crain-
drez pas d'introduire dans le régime une petite proportion d'aliments gras et féculents. Les moments des repas
doivent êtres fixés de telle sorte qu'il s'écoule au moins
deux heures et demie entre la fin du repas du soir et le
moment du coucher ; du reste, il convient que ce repas
soit toujours moins copieux que celui de midi. Je prescris
toujours en pareille occurrence l'usage du lait chaud bu
au moment de la traite, à raison de deux bols par jour, au
moins, l'un le matin à jeun, aussitôt après la douche dont
je vais vous parler, l'autre dans l'après-midi à distance
convenable du souper ; vous n'avez à consulter que le
goût du malade quant au choix à faire entre le lait de
vache, de chèvre ou d'ânesse ; ces deux derniers pourtant sont moins longtemps acceptés sans répugnance, ce

qui est une considération importante; si vous faites choix du lait de vache, vous ne perdrez pas de vue les précautions qu'imposent les faits relatifs à la transmission de la tuberculose par le lait de cette origine, et vous aurez à renseigner les intéressés sur la nécessité d'une surveillance constante des conditions hygiéniques des animaux, notamment en ce qui concerne la propreté de l'étable, l'alimentation partielle par des fourrages frais, et la vie en plein air prolongée aussi longtemps que la saison le permet.

Avec ces prescriptions fondamentales relatives à l'habitation, au vêtement et au régime, votre rôle n'est point achevé, et vous devez régler avec la même sollicitude le mode journalier de la vie. Je n'insiste pas sur la durée du séjour au lit qui ne doit jamais excéder sept à huit heures au plus, aussitôt après le lever qui doit être matinal, vous recommanderez une douche froide sous forme de pluie accompagnée du jet; très courte d'abord, vingt à trente secondes au plus pour commencer, la durée pourra être portée, graduellement à une minute et même un peu davantage; vous vous réglerez pour ce point sur la facilité de la réaction; la douche sera immédiatement suivie d'une forte friction sèche, et aussitôt habillé l'individu en traitement, après avoir pris une ou deux tasses de lait, fera une marche non interrompue, qui ne sera pas assez prolongée pour amener un sentiment de fatigue. Cette pratique hydrothérapique est un des moyens les plus puissants de la restauration organique qui est le but de vos efforts; en outre elle constitue le meilleur préservatif contre les chances de refroidissement, et elle maintient dans les fonctions de la

peau une activité salutaire qui est une condition indispensable pour l'intégrité des opérations de la nutrition
et de l'hématose. Ce n'est pas tout; la douche froide bien
utilisée peut devenir l'occasion d'une véritable gymnastique pulmonaire, et répondre ainsi à l'indication tirée
de l'inertie des poumons; le saisissement que provoque
le premier contact de l'eau détermine l'arrêt de la respiration; mais ce premier instant passé, des inspirations profondes ont lieu par une sorte de réaction, et il
faut donner au patient l'habitude de les exagérer par
l'emploi de toutes ses forces inspiratoires; une fois
cette habitude acquise, la douche n'est plus seulement
un agent de stimulation générale, elle est un moyen
d'exercice et d'accroissement pour l'expansion pulmonaire, et elle remplit par là, au moins dans une certaine mesure, les deux indications fondamentales du
traitement prophylactique.

Dans le cas où le défaut d'appareils ne permet pas de
recourir à la douche, il faut la suppléer au moyen de
lotions générales pratiquées chaque matin avec de l'eau
froide vinaigrée ou alcoolisée; on pourra obtenir de la
sorte l'effet utile sur les fonctions cutanées, mais l'action tonique générale sera bien amoindrie, et l'influence
sur l'expansion pulmonaire manquera à peu près totalement

Il va sans dire que chez les sujets délicats et impressionnables, chez ceux qui, tout en étant encore à la période prémonitoire, présentent cette excitabilité nerveuse dont je vous ai signalé l'importance, il est
nécessaire de procéder par gradation; on ne prescrira
pas d'emblée la douche ou la lotion froide à un adoles-

cent, à une jeune fille qui n'a jamais été soumise à des pratiques de ce genre; on commencera par des lotions tièdes, par des arrosements avec de l'eau tiédie, et l'on arrivera peu à peu à l'hydrothérapie froide, en prenant toujours pour guide non seulement la rapidité, mais surtout la persistance de la réaction. C'est là le véritable criterium. Il n'est pas rare, précisément chez les individus excitables dont nous parlons, d'observer une réaction éphémère sur la valeur de laquelle il importe d'être éclairé; après la friction qui suit la douche, ou en tout cas après quelques moments d'exercice, il y a une réaction satisfaisante et complète; mais elle ne dure que pendant la marche; quand vient le repos, elle cesse, et elle fait place à une sensation de refroidissement souvent très pénible; le mouvement organique provoqué par l'eau froide dépasse évidemment les forces du sujet; après cet effort momentané qui est pour lui comme une dépense exagérée, il retombe au-dessous de son degré ordinaire de calorification, et si le médecin néglige cet avertissement, la douche devient un agent de débilitation, et l'excitabilité nerveuse est rapidement exagérée. Que dans les cas de ce genre on procède doucement, par une gradation lentement ménagée, et je pense que l'on réussira toujours, après des délais variables, à faire tolérer le traitement complet qui est une des plus importantes conditions du succès.

Dans la seconde moitié de la journée, quelques heures seront encore passées en plein air, et à l'issue de la promenade, le lait de l'après-midi sera une véritable opportunité. Mais la marche n'est pas le seul exercice qui doive intervenir; si la disposition du terrain le permet, on ne

manquera pas de prescrire des ascensions fréquentes
d'une durée proportionnée à l'âge et aux forces de l'individu ; ces ascensions doivent être faites à pas lents et
mesurés, de manière à n'être l'occasion d'aucune fatigue
respiratoire ; il convient qu'elles soient entrecoupées de
temps de repos, et si l'on veut obtenir de cet exercice la
plénitude des effets qu'il peut produire sur l'expansion
des poumons, on recommandera au promeneur d'avoir
à la montée un bâton interposé entre la région dorsale
et les bras rejetés en arrière ; dans cette position le dia-
mètre transverse de la partie inférieure du thorax est
en complet développement, la fixité des membres supérieurs fait concourir au soulèvement de la poitrine la
totalité de l'action des muscles inspirateurs auxiliaires,
et les sommets des poumons, dont l'expansion est toujours mesurée par celle du thorax, se dilatent au maximum, à chacune des inspirations inconsciemment exagérées que provoque la marche sur une pente ascendante.
Ainsi dirigée, cette pratique est un exercice pulmonaire
d'une réelle efficacité.

Je dois aussi vous signaler l'équitation au nombre de s
moyens utiles du développement physique dans les conditions que nous étudions ; pourtant je n'en fais pas une
obligation constante du traitement ; en revanche, j'impose dans tous les cas des exercices gymnastiques quotidiens, et je conseille d'insister surtout sur ceux qui font
principalement appel aux muscles thoraco-brachiaux,
tel, par exemple, le maniement méthodique des poids ac-
couplés connus sous le nom d'haltères. Dans les périodes
où le mauvais temps restreint forcément les promenades
et la vie au dehors, ces exercices sont une ressource in-

dispensable pour l'entretien de l'activité musculaire.

Le genre de vie dont je viens de vous retracer les règles n'est point inconciliable avec l'éducation intellectuelle; il laisse libres dans la matinée et dans l'après-midi un certain nombre d'heures qu'il faut utiliser pour les études, dans lesquelles on procédera d'ailleurs, surtout au début, avec les ménagements commandés par l'état constitutionnel du sujet.

Le choix de la résidence à la campagne n'est point indifférent, bien au contraire c'est un des éléments primordiaux du succès ; cette résidence doit appartenir aux climats de montagne, même durant l'hiver; si la chose est impossible, si l'habitation ordinaire est dans la plaine, il faut au moins imposer chaque année un séjour de plusieurs mois dans la montagne. Je ne veux pas scinder la question des stations climatériques, que je réserve, ainsi que je vous l'ai dit, pour un examen d'ensemble, et je me borne pour le moment à cette proposition générale : les climats de montagne ou climats d'altitude sont les seuls qui conviennent à la période du traitement prophylactique.

Lorsque les circonstances de famille ne permettent pas d'obtenir le séjour à la campagne, le médecin est privé de son plus puissant moyen d'action, mais il doit tenter tout le possible par une application rigoureuse des autres mesures, vie à l'air, exercices gymnastiques, hydrothérapie, etc., et faire tous ses efforts pour que le malade puisse bénéficier au moins quelques mois, chaque année, de l'air pur et libre des champs. Il aura la même prudence dans la direction des études, et il ne permettra sous aucun prétexte l'internement dans les collèges ou les pensionnats, en raison de l'influence nuisible des salles d'études et des dortoirs, qui sont de véritables milieux confinés diurnes et nocturnes.

On a pu, et même on doit *discuter* l'utilité des voyages sur mer dans la phthisie confirmée, mais quand il s'agit de prophylaxie, et surtout d'individus qui ne peuvent pas faire de la montagne leur résidence ordinaire, cette utilité, selon moi, ne peut pas être contestée, pourvu toutefois que ces voyages remplissent une condition que je considère comme indispensable; cette condition c'est la durée, et vous allez en comprendre la raison. Le mal de mer est pour l'homme le mieux portant une cause de grande fatigue; d'un autre côté, l'expérience prouve que chez les individus particulièrement susceptibles, l'accoutumance ne s'établit guère, en mettant les choses au mieux, qu'après cinq à six jours, ce qui veut dire que les cinq ou six premiers jours de la navigation sont consacrés au mal nautique; si donc la traversée n'est que d'une douzaine de jours, je suppose, il est bien certain que l'immunité de la seconde moitié du trajet sera à peine suffisante pour compenser la fatigue causée par l'état maladif de la première; quant à un bénéfice quelconque il sera nul. Si au contraire la navigation est prolongée pendant deux mois, par exemple, vous pouvez compter avec une certitude presque absolue sur une période utile de six semaines, durant laquelle le voyageur aura le bénéfice réel et durable de l'influence éminemment tonifiante de l'atmosphère marine. Dans ces conditions, le voyage sur mer, malgré tout ce qu'il a d'anti-hygénique à bien des égards, est un moyen efficace de restauration constitutionnelle ; je puis vous le recommander en toute assurance, mais uniquement dans la période prophylactique qui nous occupe.

Avant de quitter le sujet des mesures hygiéniques générales qui incombent à la prophylaxie de la phthisie, j'ai à vous entretenir d'une dernière question vraiment délicate : Faut-il permettre le mariage aux personnes qui présentent la débilité prémonitoire de la tuberculose? S'il y a pas eu de traitement préventif institué, ou si ce traitement n'a pas produit la modification constitutionnelle désirée, non, cent fois non; le mariage peut amener la transformation de la maladie virtuelle en maladie réelle, et il risque encore d'être funeste pour les produits qui en naissent; j'ai vu plusieurs exemples trop démonstratifs de l'une et de l'autre de ces éventualités. Je maintiens la même proscription, même lorsqu'une prophylaxie bien conduite a donné des résultats satisfaisants, si la prédisposition suspecte est d'origine héréditaire. Dans le cas contraire, et sous la condition expresse que le traitement préventif a produit, à l'âge de nubilité, une transformation constitutionnelle complète, le mariage peut être autorisé, sans réserve pour les individus du sexe masculin, avec plus d'hésitation pour les femmes en raison des fatigues exagérées que peuvent amener des grossesses rapprochées; il y a là une question d'appréciation individuellement variable qui ne permet guère une solution générale. En tout cas les femmes qui se marient dans ces conditions doivent renoncer à allaiter leurs enfants; j'ai vu déjà trois cas dans lesquels la phthisie s'est développée à la suite d'un allaitement prolongé (de 18 à 22 mois), en dehors de toute influence héréditaire, et sans qu'il fût possible de lui assigner une autre cause que la spoliation organique excessive résultant de l'allaitement. Le dernier en date de ces trois faits concerne une jeune femme de Saint-Maur, que j'ai vue conjointement avec mes distingués confrères, les docteurs Bacchi et Tourasse, et chez laquelle la tuberculose a présenté une marche rapide; cette malade avait nourri son enfant durant vingt-deux mois. Que l'enseignement de ces faits ne soit pas perdu pour vous.

La thérapeutique préventive dont je viens de vous exposer les procédés hygiéniques répond par chacun de ses moyens à l'indication causale tirée de la dystrophie constitutionnelle; de plus, par quelques-uns d'entre eux, par la douche, par la gymnastique, par les ascensions méthodiques, elle répond également à l'obligation plus spéciale issue de l'inertie relative des poumons; mais ces moyens détournés ne remplissent qu'imparfaitement cette indication si importante; dans bon nombre de circonstances on ne pourrait s'en tenir là sans manquer le but, et le médecin, s'il veut compléter son œuvre, doit recourir à des procédés plus directs; alors surgit la question de l'aérothérapie.

Lorsque vous aurez essayé un certain nombre de fois d'imposer à des malades des exercices biquotidiens d'inspirations et d'expirations forcées produites par l'action maximum de leurs puissances musculaires, vous reconnaîtrez bientôt que cette méthode, si bien conçue d'un point de vue théorique, et qui peut rendre en fait quelques services, est à la fois défectueuse et insuffisante pour le but voulu. Elle est défectueuse parce que ces exercices, ennuyeux et pénibles pour le patient, sont une cause de fatigue considérable; elle est insuffisante, parce que l'énergie des mouvements respiratoires ainsi produits est nécessairement subordonnée à la force musculaire du sujet; or chez les individus pour lesquels il est question de prophylaxie de la phthisie, cette force musculaire participe à la débilité générale, et elle est incapable de provoquer l'expansion complète de l'appareil pulmonaire. Cela étant, vous pouvez aisément concevoir le précieux avantage d'une méthode qui permettrait d'obtenir réellement le résultat cherché, c'est-à-dire l'ampliation maximum des poumons, sans fatigue pour le malade, et indépendamment de la force musculaire dont il peut disposer. Eh bien ! cette méthode existe, ce moyen, nous le possédons, il est fourni par les appareils pneumatiques dont l'emploi constitue l'aérothérapie.

Le principe général est le suivant : demander à un changement de pression dans le milieu respiré ce qu'on demandait aux contractions voulues et forcées des muscles respirateurs; en d'autres termes, modifier la pression du milieu, de manière que le seul fait de respirer naturellement dans ce milieu artificiel entraîne l'accroissement de l'expansion pulmonaire.

Ce principe a été réalisé d'abord par l'augmentation de pression du milieu, par la respiration d'un air comprimé, dont la tension dépasse d'une fraction plus ou moins grande (deux à cinq dixièmes) la pression atmosphérique normale. Les appareils fondés sur cette base sont de deux ordres. Les uns sont des constructions fixes, de véritables chambres pneumatiques sans communication libre avec l'extérieur, dans lesquelles l'air est amené à une pression surnormale incessamment mesurée par un manomètre; et le traitement consiste à séjourner chaque jour une heure, une heure et demie et même deux heures dans cette chambre, l'individu étant ainsi plongé tout entier dans l'air à haute pression qu'il respire. — Les autres appareils sont mobiles; ils sont connus sous le nom d'appareils transportables; ici l'air est comprimé dans un cylindre, d'où part un tuyau muni d'une embouchure par laquelle on aspire uniquement l'air du cylindre, tandis qu'on expire à l'air libre. — Dans les deux cas, l'effet est indépendant de l'énergie musculaire déployée; qu'il soit soumis au cabinet pneumatique ou au cylindre, l'individu n'a nullement besoin de forcer sa respiration, il n'a qu'à respirer, comme en tout autre moment, avec la force et la fréquence qui lui sont habituelles; la pression surélevée de l'air accomplit mécaniquement et par elle-même l'expansion supplémentaire, que l'on était obligé de demander naguère à l'accroissement problématique et inconstant des actions musculaires.

Les observateurs qui ont étudié les effets de l'inspiration de l'air comprimé ne sont pas d'accord sur la totalité des phénomènes relatifs à l'appareil circulatoire; une augmentation de pression dans le système aortique est unanimement admise par Waldenburg, par P. Bert, par Jacobson, Lazarus, Neukomm, et d'autres encore; mais les conséquences plus éloignées pour les rapports respectifs de la grande et de la petite circulation sont diversement interprétées. Tandis que Waldenburg admet que l'accroissement de la pression inspiratoire doit gêner l'écoulement du sang des grosses veines dans le cœur droit, et amener ainsi une pléthore sanguine dans la grande circulation, et une diminution proportionnelle de la quantité de sang dans la petite, Dührssen pense au contraire, et non sans raison, selon moi, que l'augmentation de pression dans le système aortique, favorisant la circulation veineuse générale, doit compenser efficacement par là l'obstacle opposé par l'accroissement de la pression inspiratoire au déversement du sang veineux dans le cœur droit, de sorte que la circulation cardio-pulmonaire conserve un rapport régulier avec la circulation aortique. Du reste, et Schnitzler l'a déjà fait justement remarquer, les déductions théoriques de Waldenburg ne sont pas confirmées par les résultats thérapeutiques que l'on obtient au moyen de l'aérothérapie; si ces déductions étaient exactes, la méthode devrait être au moins aussi utile dans les maladies du cœur que dans celles de l'appareil respiratoire; or les résultats de l'observation, jusqu'ici du moins, vont à l'encontre de cette conclusion.

Je n'insiste pas davantage sur ces questions secondaires qui nous éloigneraient de notre sujet; l'accord en revanche est complet sur les effets relatifs à l'activité de la fonction respiratoire, et c'est là le point sur lequel il importe que vous soyez bien fixés.

Vous savez, Messieurs, ce que l'on entend par capacité pulmonaire ou capacité respiratoire; c'est la quantité d'air que l'on peut introduire et chasser successivement par les mouvements alternatifs d'inspiration et d'expiration; lorsque ces mouvements sont volontairement portés au maximum d'énergie, cette capacité égale trois litres et demi; mais dans la respiration normale de l'homme adulte sain, elle n'est en moyenne que d'un demi-litre. Cette capacité peut être rigoureusement mesurée par certains appareils connus sous le nom de spiromètres, celui de Hutchinson, celui de Schnepf par exemple, ou bien encore au moyen de l'anapnographe de Bergen et Kastus. — Or, le premier effet de l'inspiration de l'air comprimé est une augmentation de la capacité pulmonaire; d'après les observations de Liebig, cet accroissement est très faible pour chaque jour considéré isolément, mais après un certain nombre de séances variant entre vingt-cinq et quarante, il peut atteindre jusqu'à un cinquième de la capacité primitive; ce phénomène est révélé sans mensuration spéciale, par l'amplitude plus grande des inspirations dans l'air comprimé, amplitude qui, d'après Mosso, diminue déjà d'une manière sensible pendant la phase de retour à la pression normale.

Au début de ce traitement, l'accroissement de capacité et la dilatation pulmonaire, qui marche nécessairement de pair avec lui, sont temporaires, ils ne persistent pas dans l'atmosphère naturelle; mais lorsque la cure a été suffisamment prolongée, après trente séances en moyenne, ces changements favorables lui survivent, la capacité respiratoire est définitivement accrue, et la dilatation des poumons dans la position de repos, dépasse les limites antérieurement constatées. De là résulte que les inspirations d'air comprimé ne constituent pas seulement un exercice salutaire capable d'accroître pendant sa durée l'expansion pulmonaire, mais qu'elles sont en outre un moyen modificateur à effets persistants; ce fait, affirmé par tous les observateurs, et que j'ai moi-même constaté plusieurs fois, donne à ce mode de traitement une incontestable supériorité, dans tous les cas où il est utile de porter ou de maintenir au maximum la capacité et la dilatation des poumons.

Les recherches de Stembo et Schirmunsky, entreprises sous la direction de Lazarus, ont établi que l'inspiration de l'air comprimé amène un déplissement plus grand du poumon, avec rétraction consécutive proportionnelle à l'appel exagéré fait à l'élasticité du tissu ; cela pouvait être prévu, car c'est presque un postulatum de nécessité en présence de l'augmentation démontrée de la capacité pulmonaire. Par suite, le renouvellement de l'air dans l'appareil respiratoire est plus complet, et l'hématose en devient plus active. D'un autre côté, la pression inspiratoire intra-thoracique, qui, à l'état normal, est une pression négative, c'est-à-dire inférieure à la pression extérieure, est accrue sous l'influence de l'air comprimé, et les observations de Waldenburg montrent que si la compression est prolongée, cet accroissement peut aller jusqu'à rendre la pression positive ; cette condition est de nature, ainsi que nous l'avons vu, à amener une activité plus grande dans la circulation cardio-pulmonaire.

En résumé, augmentation temporaire, puis persistante de la capacité respiratoire, augmentation de la ventilation pulmonaire, augmentation de la dilatation ou du déplissement des poumons, augmentation de la pression intra-thoracique inspiratoire, augmentation d'activité dans la petite circulation, voilà les effets mécaniques de l'inspiration répétée de l'air comprimé. Il est donc bien évident que cette méthode est merveilleusement adaptée au groupe de cas que nous étudions ; elle fait disparaître l'inertie des portions supérieures des poumons, elle en assure la ventilation et la circulation, et prévient ainsi les stases issues de l'inertie, qui sont si favorables aux productions d'ordre inférieur, comme le tubercule ; le meilleur préservatif contre ces formations imparfaites est l'activité circulatoire et fonctionnelle, et cette double activité la méthode l'assure au maximum.

Toutes les fois donc que vous constatez l'insuffisance respiratoire, notamment dans les régions supérieures des poumons, chez un individu qui présente d'ailleurs l'indication du traitement prophylactique de la phthisie, vous devez recourir à l'aérothérapie : au moyen des appareils fixes, si, malgré vos conseils, le malade habite une grande ville où existent des établissements de ce genre ; au moyen des appareils transportables, si, comme il le doit, il habite la campagne. Dans la pratique ordinaire, il n'est pas besoin pour constater cette insuffisance respiratoire qui est l'indication du traitement, d'employer les appareils compliqués de mensuration dont il a été question ; il suffit d'examiner comparativement et avec soin le mode fonctionnel des parties supérieures et des parties moyennes des poumons ; de plus, vous devez, sans crainte d'erreur, utiliser à ce sujet les renseignements généraux fournis par l'expérience, et vous pouvez être certains que l'insuffisance respiratoire générale et supérieure existe chez tous les individus à thorax élancé, grêle et étroit, à clavicules horizontales, à système musculaire peu développé, quels que soient les autres caractères de leur habitus extérieur.

Les avantages de ce traitement ne sont pas bornés à ses effets mécaniques ; pour en apprécier toute la valeur, il faut encore tenir compte de ses effets chimiques qui sont les suivants : accroissement dans l'absorption de l'oxygène, augmentation de la proportion d'acide carbonique dans l'air expiré. Ces modifications amènent à la longue une activité plus grande de la nutrition, démontrée par l'augmentation de poids du corps, et en outre, selon l'expression de Liebig, par l'effacement des particularités propres à l'habitus phthisique. En conséquence, Messieurs, notez bien le fait, la méthode ne répond pas seulement à l'indication locale tirée du mode fonctionnel de l'appareil respiratoire, elle concourt aussi efficacement à remplir l'indication générale et fondamentale fournie par l'hypotrophie constitutionnelle.

Voilà certes de bien grands avantages, et pénétré comme je le suis de leur réalité, je ne puis que déplorer qu'ils ne soient pas plus fréquemment utilisés ; eh bien ! en ce qui concerne les effets purement mécaniques, on peut faire mieux encore, vous en serez bientôt convaincus.

Dans l'aérothérapie par l'air comprimé, l'acte de l'inspiration est seul modifié, l'expiration n'est pas atteinte ; en effet, dans l'appareil transportable elle a lieu à l'air libre, et dans le cabinet pneumatique elle a lieu dans le milieu comprimé, de sorte que si elle subit alors un changement quelconque, ce ne peut être qu'un certain ralentissement, résultant de l'obstacle opposé à la sortie de l'air par l'augmentation de pression du milieu récepteur. L'activité de l'expiration restant la même, les conditions relatives au résidu gazeux pulmonaire, air résidual, air de réserve, restent aussi les mêmes ; ou du moins, ce résidu ne subit d'autre changement qu'une très légère diminution produite par la rétraction accrue du poumon au moment de l'expiration ; cette rétraction, ainsi que je vous l'ai expliqué précédemment, est proportionnelle à l'appel exagéré fait à l'élasticité du tissu par la dilatation inspiratoire. En dehors de cette modification, digne d'intérêt, mais peu marquée, l'expiration et par suite le résidu gazeux intra-pulmonaire ne présentent aucun changement dans la méthode aérothérapique par l'air comprimé.

On conçoit pourtant combien il serait utile de pouvoir donner à l'acte expiratoire comme à l'inspiratoire une force plus grande, et cela sans faire appel au concours voulu des contractions musculaires. Supposez cette possibilité réalisée, quelles seront les conséquences ? Rétraction expiratoire au maximum, d'où une nouvelle cause d'accroissement dans l'activité et la circulation des poumons ; diminution du résidu gazeux au minimum, et par suite renouvellement aussi complet que possible de l'air intra-pulmonaire. Dans ces conditions, la ventilation n'est pas seulement plus active au point de vue de la quantité, elle est meilleure au point de vue de la qualité, puisque le résidu fixe qui constitue un véritable milieu confiné intérieur, subit une réduction notable. Toutes ces hypothèses, Messieurs, sont des faits ; tout cela est réalisé, en principe, par l'expiration dans un milieu raréfié ; en pratique, par les appareils ingénieux qui permettent de faire succéder à l'inspiration de l'air comprimé, l'expiration dans un air raréfié : dilaté au maximum par l'inspiration, le poumon se réduit et se vide au maximum par l'expiration ; la raison, c'est que la raréfaction du milieu qui reçoit l'air expiré agit par une espèce d'attraction sur le milieu pulmonaire, lui enlève tout l'air nécessaire au rétablissement de l'équilibre de pression, et ne lui laisse que le résidu minimum connu en physiologie sous le nom d'air résidual, c'est-à-dire la quantité qui ne peut jamais être chassée même par l'expiration la plus énergique. En variant dans les limites compatibles avec le fonctionnement physiologique le degré de raréfaction du milieu où le sujet expire, on fait varier parallèlement et la puissance d'attraction résultant du défaut d'équilibre, et le degré de la soustraction gazeuse au milieu pulmonaire.

Tel étant le mode d'action de l'expiration dans l'air raréfié, vous pressentez qu'il existe à l'emploi de ce procédé une contre-indication absolue; elle est fournie par la disposition aux hémoptysies; s'il y a déjà eu un crachement de sang, quelque médiocre qu'il ait pu être, cet indice est suffisant, il faut s'abstenir; s'il n'y a pas eu d'hémorrhagie, s'il ne s'agit que de la simple disposition révélée par l'association de l'état constitutionnel suspect avec l'excitabilité cardio-vasculaire dont je vous ai parlé antérieurement, l'abstention n'est pas aussi rigoureusement obligée, mais il faut procéder avec une extrême circonspection, par tâtonnements pour ainsi dire, et n'abaisser que par des gradations très ménagées, centimètre par centimètre, la pression du milieu qui reçoit l'expiration. Vous concevez en effet qu'en cas de raréfaction d'emblée notable, la force d'attraction qui résulte de la rupture d'équilibre, et qui provoque mécaniquement la dilatation des vaisseaux, peut en déterminer la rupture si cette dilatation est excessive, ou même avec une dilatation faible, lorsque les vaisseaux présentent cette fragilité anormale qui marche si souvent de pair avec les conditions constitutionnelles en question, et qui est en somme le substratum organique de la disposition aux hémorrhagies.

J'appellerai à ce sujet votre attention sur une particularité qui n'a pas été signalée, que je sache, et qui est bien digne d'intérêt; il y a une raison toute spéciale pour que l'expiration dans l'air raréfié, telle qu'elle est produite par les appareils pneumatiques, expose à l'hémorrhagie broncho-pulmonaire, cette raison c'est le maintien de la pression atmosphérique normale sur toute la surface du corps; cette pression est d'autant plus forte, relativement parlant, que la raréfaction du milieu expiratoire est plus considérable; sous l'influence de cette pression extérieure, le sang subit un refoulement concentrique qui le fait affluer de tous les points de la périphérie vers la région soumise à une pression moindre; cette région c'est l'appareil respiratoire qui communique seul avec l'air raréfié. En conséquence, en même temps que ce milieu artificiel agit par attraction sur l'air et les vaisseaux pulmonaires, le milieu normal, dans lequel l'individu est plongé, agit par refoulement sur la circulation périphérique, et les deux conditions s'ajoutent pour amener la surcharge et la dilatation des canaux sanguins des bronches et des poumons; de là, la possibilité de ruptures et d'hémorrhagies, chez les sujets qui doivent à une fragilité vasculaire anormale une prédisposition particulière à cet accident. En somme, ce qui crée le danger dans ces circonstances, ce n'est pas tant la diminution de pression du milieu expiratoire par elle-même, que la différence établie entre la pression périphérique qui reste normale et la pression intra-thoracique qui est abaissée.

Or, je vous ferai remarquer par anticipation que cette différence n'existe pas lorsque l'individu vit dans un milieu raréfié, ainsi qu'il arrive dans les climats d'altitude; ici la pression périphérique est abaissée comme la pression intra-thoracique, le rapport entre les deux pressions reste régulier; au lieu d'un refoulement du sang de la périphérie au centre, il y a une expansion générale de la circulation périphérique, dès lors plus de surcharge sanguine pulmonaire, plus de danger d'hémorrhagie. Il y a donc une opposition radicale entre les effets de ces deux conditions physiques qui semblent tout d'abord équivalentes; l'expiration dans le milieu raréfié des appareils a une action hémorrhagipare incontestable, le séjour dans l'atmosphère raréfiée des hauteurs jouit à cet égard d'une complète innocuité, ainsi que je l'ai établi il y a plusieurs années, et cette innocuité persiste, alors même que la raréfaction de l'air issue de l'altitude dépasse de beaucoup celle qu'on met en jeu dans les machines aérothérapiques.

La prédisposition aux hémoptysies, qu'elle soit déjà démontrée ou seulement vraisemblable, est donc une contre-indication absolue à l'emploi de l'aérothérapie à double action, inspiration de l'air comprimé et expiration dans l'air raréfié; mais cette réserve bien et dûment formulée, je n'hésite pas à vous dire que cette méthode est la meilleure qui puisse être choisie, parce qu'elle remplit plus complètement que l'autre l'indication tirée de l'insuffisance respiratoire; par ses effets mécaniques elle est supérieure à l'aérothérapie par l'air comprimé, et elle exerce la même action favorable sur la nutrition générale, mais cette dernière action, il est à peine besoin de le dire, est beaucoup moins marquée avec les appareils transportables qu'avec les cabinets fixes. Il ne peut donc y avoir de doute quant à la valeur relative des deux méthodes dans les conditions définies que nous étudions. — Les appareils à double action, quoique d'un certain volume, sont cependant transportables, de sorte que leur emploi peut parfaitement se concilier avec le séjour à la campagne ; ces appareils sont déjà assez nombreux, je me bornerai à vous signaler spécialement ceux de Waldenburg et de Schnitzler.

Quelle que soit la méthode adoptée, il importe de procéder graduellement dans l'usage des appareils transportables. On débutera par une seule séance quotidienne de dix minutes de durée en moyenne ; au bout de quelques jours, si cet exercice ne cause aucune fatigue, la durée de la séance pourra être portée progressivement jusqu'au double ; plus tard enfin, si cela est jugé nécessaire, on arrivera à deux séances par jour, mais les effets du traitement seront toujours attentivement surveillés, et l'on diminuera le nombre et la longueur des séances, s'il reste dans l'intervalle quelque sensation de fatigue respiratoire ou de distension intrathoracique.

Je vous recommande avec insistance l'emploi des méthodes aérothérapiques ; leur efficacité est bien propre à faire accepter le léger ennui qui résulte de l'assujettissement quotidien qu'elles imposent, car rien ne peut les remplacer comme agents de développement de l'activité fonctionnelle des poumons. Une seule circonstance,

d'après mon expérience, les rend inutiles, et permet de
s'en passer, c'est l'habitation des régions élevées à altitude supérieure à 1200 mètres. En dehors de cette condition, l'indication de l'aérothérapie doit être soigneusement recherchée chez tous les individus passibles du
traitement préventif de la phthisie, et là où cette indication est nettement établie, il faut sans retard se mettre
en mesure d'y obéir; le médecin qui néglige l'emploi
de cette méthode lorsqu'elle est indiquée commet vraiment une faute qui peut avoir des conséquences graves,
car il rejette ainsi une des armes les plus puissantes du
traitement prophylactique.

Je ne vous ai entretenus jusqu'ici que des moyens hygiéniques et des procédés aérothérapiques de la prophylaxie; cette partie du traitement est de beaucoup la plus
intéressante, elle est moins connue, en tout cas moins
appliquée; en outre, et sans vouloir amoindrir en rien
la valeur des agents pharmaceutiques, je n'hésite pas à
déclarer qu'elle est la plus puissante et la plus féconde
en résultats heureux. Je dirai plus : cette hygiène spéciale dont je me suis efforcé de vous exposer tous les détails utiles suffit souvent à elle seule pour une prophylaxie efficace, lorsqu'elle est complètement instituée en
temps voulu; de sorte que durant cette période prémonitoire, les médicaments ne trouvent une opportunité
légitime et formelle que dans les deux circonstances suivantes : le traitement hygiénique est privé de son moyen
fondamental, à savoir, du séjour permanent à la campagne, et alors il est nécessaire de compter avec l'anémie
globulaire, que l'habitation de la ville déterminera ou

aggravera fatalement chez les individus prédisposés d'ailleurs à la tuberculose par leur état constitutionnel ; —
ou bien l'obligation prophylactique issue de l'éventualité
de la phthisie, est associée à une indication contingente
fournie par une maladie actuellement en évolution ; deux
états pathologiques tombent sous le coup de cette remarque et sont unis à la période prophylactique de la tuberculose par un rapport dont l'observation démontre la
fréquence, c'est l'anémie préalable et la scrofule. Il va de
soi que les deux conditions précédentes peuvent être
combinées, en ce sens que l'indication contingente tirée
de l'existence de l'anémie ou de la scrofule se présente
chez des malades qui persistent à résider à la ville ; dans
ce cas les résultats définitifs de la prophylaxie sont gravement compromis, et la médication proprement dite
acquiert une importance de premier ordre.

En résumé, dans la période dont il s'agit, le traitement
hygiénique, pourvu qu'il dispose de la plénitude de ses
moyens, et notamment du séjour à la montagne peut
dans bon nombre de cas suffire seul à l'accomplissement
de l'œuvre prophylactique; lorsqu'il n'en est pas ainsi,
les médicaments qui doivent lui venir en aide ou le suppléer, sont indiqués par l'anémie ou par la scrofule, c'est
le quinquina, le fer, l'arsenic, l'huile de foie de morue.

Vous donnerez le plus ordinairement le quinquina
sous la forme de vin, et vous aurez soin de le faire prendre
dans le cours ou à la fin du repas, et non pas dans l'état
de vacuité de l'estomac, afin d'éviter les gastralgies que
provoque parfois l'usage prolongé de ce remède lorsqu'il
est pris à jeun ; du reste, je vous conseille de ne pas maintenir constamment la même forme médicamenteuse, et

de remplacer à certains intervalles le vin par l'extrait,
soit l'extrait mou administré en pilules, soit l'extrait sec
ou sel de Lagarraye qui peut être pris dans des cachets.
Moyennant ces précautions si faciles, vous pourrez prolonger votre médication aussi longtemps que vous le
jugerez utile, sans risquer d'être subitement entravés par
la satiété et le dégoût du malade. Chez les tout jeunes enfants le sirop de quinquina devra être substitué aux préparations précédentes.

En raison de la débilité constitutionnelle qui est le
point de départ et le substratum de toute phthisie, on
pourrait être porté à croire que l'indication des ferrugineux est constante; eh bien! non, Messieurs, elle ne l'est
pas, pas plus dans la tuberculose confirmée que dans la
période de prophylaxie. La débilité phymatogène résulte
d'un mode vicieux de la nutrition dans son ensemble,
dont la cause intime nous échappe, et cette dystrophie,
ainsi que je l'ai fait remarquer ailleurs, peut être parfaitement indépendante de l'hypoglobulie; or c'est uniquement au cas d'anémie globulaire que la médication par
le fer est rationnellement indiquée, et c'est à ce groupe
de faits, bien nombreux du reste, qu'il convient de limiter son emploi. Dans ces conditions j'emploie généralement l'iodure de fer, en sirop chez les très jeunes enfants, en pilules dans les autres circonstances; ces pilules
sont prises au moment des repas, le nombre varie selon
les individus de quatre à dix par jour. Cette préparation
doit la préférence que je lui accorde à la présence de
l'iode qui ne peut être indifférente; parfois cependant
on est obligé d'y renoncer en raison de la constipation
qu'elle entretient; dans ce cas je n'abandonne pas la

médication ferrugineuse, mais j'ai recours au tartrate ferrico-potassique qui, je puis vous l'affirmer après de nombreuses observations, présente à un beaucoup moindre degré l'inconvénient en question.

Ce sel comporte très bien la forme pilulaire, je fais préparer des pilules contenant chacune 10 centigrammes de tartrate, et je les donne en même nombre que celles d'iodure de fer. Dans les moments où je laisse de côté le vin de quinquina, je fais ajouter au sel de fer une égale quantité d'extrait mou de quinquina, et de cette manière le malade en prend facilement chaque jour de quarante centigrammes à un gramme.

Lorsque l'anémie globulaire est amendée, ou bien lorsque cet élément morbigène spécial n'existe pas, et que néanmoins une nutrition languissante indique l'opportunité d'un agent capable d'en activer les opérations, j'institue la médication arsenicale au moyen des granules d'acide arsénieux d'un milligramme; je les fais prendre au commencement de chacun des deux principaux repas; je commence avec deux par jour, et augmentant la dose quotidienne de deux granules chaque semaine, j'arrive ainsi graduellement à six, huit, dix granules, m'arrêtant dans l'accroissement des doses aux premiers phénomènes d'intolérance. Je maintiens le médicament à la dose maximum tolérée jusqu'à ce que l'amélioration du processus nutritif me soit démontrée par une augmentation notable du poids du corps; deux à trois mois suffisent en général pour obtenir ce résultat. Je diminue alors de semaine en semaine la dose du remède, et je le supprime. Après un intervalle de six semaines à deux mois, on peut revenir à la médication en procédant avec les mêmes ménagements que la première fois. Je vous parlerai plus longuement des effets et des symptômes d'intolérance de l'arsenic lorsque nous étudierons le traitement de la phthisie confirmée, dans lequel il occupe une place encore plus importante; j'ajouterai seulement ici que ce médicament ne répond pas seulement à l'indication fondamentale tirée de l'hypotrophie, et qu'il est en outre très utile pour combattre l'excitabilité névro-vasculaire qui existe bien souvent dès la période de prophylaxie.

L'huile de foie de morue est un agent indispensable du traitement préventif chez tous les individus entachés de scrofule; pour eux le moyen le plus sûr de les mettre à l'abri de la tuberculose, c'est de les guérir de la maladie scrofuleuse; et l'huile de foie de morue administrée à doses suffisantes et avec persévérance est sans contredit le remède le plus efficace; on peut l'associer utilement au quinquina et aux ferrugineux, lorsque l'anémie globulaire révèle l'opportunité de ces derniers. Dans ces circonstances, si le malade n'habite pas une résidence de montagne, il convient d'utiliser la belle saison par un séjour au bord de la mer, durant lequel on pourra employer soit les bains de mer, soit l'hydrothérapie à l'eau de mer, selon les indications de chaque cas particulier.

Ce n'est pas tout; et même en l'absence de toute manifestation scrofuleuse je vous recommande l'usage de l'huile de foie de morue chez tous les individus qui ont été atteints de coqueluche, de rougeole, ou de toute autre maladie capable de laisser à sa suite un engorgement ganglionnaire viscéral ou périphérique; je vous ai dit le danger spécial auquel exposent ces reliquats, il est urgent d'en délivrer l'organisme, et la médication que je vous conseille, aidée de l'ensemble des moyens hygiéniques, est le meilleur moyen d'atteindre le but. Lorsque les foyers sont accessibles aux révulsifs, applications de teinture d'iode, vésicatoires répétés, il faut les employer avec insistance; rien ne doit être négligé de ce qui peut, dans une mesure quelconque, aider au résultat cherché. De même, en cas d'insuccès ou d'intolérance de l'huile de morue, vous ne manquerez pas de recourir aux préparations iodées ou iodurées, qui ont bien souvent une action puissante sur la résolution des tumeurs ganglionnaires, inflammatoires ou scrofuleuses. Les bains sulfureux seront encore un adjuvant utile de ce traitement.

Un autre état pathologique peut, dans quelques cas rares, modifier la médication prophylactique; je vous le signale d'autant plus volontiers qu'il est très communément négligé : cet état, c'est la phosphaturie. Dans les circonstances qui nous occupent, il faut la soupçonner lorsqu'un individu jeune soumis à un traitement préventif bien dirigé, ne prend pas de forces, et continue à maigrir; le soupçon, une fois conçu, est bientôt vérifié par l'examen réitéré de l'urine, et s'il démontre une phosphaturie persistante, il faut sans délai combattre ce phénomène, dont la prolongation est par elle seule une cause efficace de tuberculose; si l'huile de foie de morue et l'arsenic n'ont pas encore été administrés, on pourra y recourir tout d'abord, en raison de la propriété que possèdent ces agents de ralentir la désassimilation; dans le cas où ces moyens sont insuffisants, on aura recours au café, à la noix vomique, qui exercent sur le processus nutritif une action analogue ; lorsque la phosphaturie est accompagnée de polyurie, on restreindra cette dernière par l'usage des préparations de valériane, notamment de l'extrait, qui peut être commodément donné sous forme pilulaire. Tandis qu'on s'efforcera ainsi de diminuer le travail de dénutrition, on aura soin de restituer à l'organisme les matériaux phosphatiques dont il est incessamment spolié, en administrant le phosphate de chaux ; pour simplifier une médication dont la complexité est une véritable difficulté de pratique, on pourra utiliser le procédé dont je vous parlerai bientôt à propos de la phthisie confirmée, et faire prendre chaque jour au malade un litre de lait provenant d'une vache soumise à une ingestion quotidienne de phosphates, soixante à quatre-vingts grammes par exemple. Dans cette forme spéciale de phosphaturie prémonitoire dont il s'agit en ce moment, je considère le traitement par les phosphates comme le plus utile, il est en tout cas la partie fondamentale de la médication.

Vous voyez, Messieurs, que dans ces circonstances définies le médecin peut être amené à faire intervenir comme agent prophylactique un remède qui ne trouve ordinairement son indication que dans les périodes plus avancées de la maladie. De même, il y aura souvent opportunité à compléter le traitement préventif par l'emploi des eaux minérales ; c'est l'anémie, c'est la scrofule qui fournissent le plus ordinairement cette indication ; je ne fais que vous la signaler maintenant, nous la retrouverons lorsque nous étudierons dans son ensemble l'application des eaux minérales au traitement de la phthisie.

Les mesures hygiéniques qui forment la partie essentielle de la prophylaxie sont le meilleur préservatif contre les refroidissements, et partant contre les inflammations laryngo-bronchiques qui en sont la conséquence ; toutefois la préservation n'est pas absolue, et d'un autre côté elle n'existe pas même à l'état de possibilité, dans les cas où l'hygiène spéciale est incomplètement observée ; il convient donc d'envisager comme probable l'éventualité de ces épisodes dans le cours de la période prophylactique. Ces incidents doivent éveiller une sollicitude constante, je dirai presque exagérée, même dans leurs formes les plus légères ; ils n'auraient aucune importance et ne demanderaient peut-être aucun traitement chez un individu en parfaite santé ; mais chez un sujet prédisposé à la tuberculose, ils peuvent s'éterniser, prendre des allures chroniques, et déterminer à la fois le développement et la localisation des premières manifestations de la maladie. En conséquence le médecin ne doit négliger aucune de ces complications intercurrentes, quelque insignifiantes qu'elles paraissent ; il faut qu'il les combatte sans relâche, tant qu'elles n'ont pas disparu jusqu'au moindre vestige, et pour atteindre ce but il n'hésitera pas à insister sur les révulsifs, vésicatoires, frictions d'huile de croton, thapsia, alors même qu'une pareille accumulation de moyens serait tout à fait déplacée dans une laryngo-bronchite d'égale intensité, développée dans d'autres conditions. La vigilance et l'énergie sont plus indispensables encore lorsque la maladie accidentelle revêt l'une quelconque des formes de pneumonie ; c'est alors surtout qu'il faut lutter sans trêve aussi longtemps que la résolution *ad integrum* n'est pas obtenue, car la persistance d'un reliquat pneumonique est ce qui peut arriver de plus fâcheux chez tout individu qui tient de sa constitution une prédisposition à la phthisie.

Avec ces préceptes je termine l'étude du traitement prophylactique; cette période est celle de l'action médicale puissante et féconde; je vous conjure de ne jamais la négliger, je vous conjure de faire d'incessants efforts pour réaliser dans tous les cas la totalité des mesures que je vous ai fait connaître; une expérience déjà longue me permet de vous en affirmer les effets salutaires, et l'importance du résultat vaut bien, je pense, le labeur que vous aurez à accomplir pour en imposer les moyens.

SIXIÈME LEÇON

TRAITEMENT DE LA PHTHISIE COMMUNE.

Des rapports entre la phase initiale apyrétique et la période de prophylaxie.
Sources fondamentales des indications : hypotrophie constitutionnelle ;
— inertie des poumons ; — processus local ; — fièvre.
De l'indication tirée de l'hypotrophie constitutionnelle et de l'inertie des
poumons.
Règles hygiéniques. — Hydrothérapie. — Aérothérapie. — Gymnastique
pulmonaire.
Du régime alimentaire. — Du lait. — Du koumys : Composition ; effets.
Mode d'emploi.
Des médications. — Indications et contre-indications des ferrugineux. —
De l'huile de foie de morue. Nécessité et bons effets des hautes doses.
Procédés d'administration. — De la glycérine et de ses effets. — Alter-
nance des deux médications. — De l'arsenic. Ses effets. Signes de l'in-
tolérance. — Résumé. Schéma du traitement journalier.

MESSIEURS,

C'est du traitement de la phthisie commune que nous
allons nous occuper aujourd'hui ; elle est constituée par
une tuberculisation granuleuse à développement lent
dont la durée embrasse une période de plusieurs années ;
c'est la forme type, et en même temps la forme la plus
fréquente de la phthisie pulmonaire.

L'apparition et la persistance de phénomènes stéthoscopiques anormaux au sommet de l'un ou des deux
poumons caractérisent le début de cette forme ; ces phé-

nomènes dénotent ou un état catarrhal permanent des régions pulmonaires supérieures, ou bien une imperméabilité relative avec induration de ces mêmes parties, souvent aussi ce sont les signes d'une pleurésie sèche limitée qui sont les premiers en date. Jusqu'à l'apparition de ces signes physiques, l'individu, quel que fût d'ailleurs son état de santé, était seulement menacé de tuberculose; à partir de ce moment il est atteint; quelque circonscrite qu'elle soit, cette manifestation dénote la réalisation du mal redouté, la présomption fait place à la certitude. Cette transition est assurément grave, pourtant elle ne doit point engendrer le découragement, moins encore l'inertie thérapeutique; elle implique simplement la nécessité d'une énergie plus grande, d'une persévérance plus soutenue dans le traitement, car à ce moment, comme dans toute l'évolution qui se prépare, la médecine n'est point désarmée, elle possède encore de puissantes ressources.

Au début, cette modification n'amène ordinairement aucun changement dans l'état général du malade; elle ne produit d'autre symptôme nouveau qu'une toux sèche plus ou moins fréquente, et pendant un temps de durée variable, elle reste apyrétique; or, aussi longtemps que la fièvre est absente, la situation au point de vue du traitement est en réalité la même que dans la période de prophylaxie; il y a lieu d'augmenter l'énergie des moyens mis en œuvre, puisqu'il s'agit maintenant de traiter un mal présent et non plus de prévenir un mal éventuel, mais ces moyens, en ce qu'ils ont de fondamental, sont les mêmes, parce que les indications principales sont identiques. Rappelez-vous mes principes

généraux touchant la genèse et les progrès de la tuberculose : La caséification est un processus de débilité. —
La formation du tubercule est un processus de débilité.
— Les irritations accidentelles des organes respiratoires
sont une cause d'aggravation pour les lésions tuberculeuses. — La fièvre est un processus de consomption.
Ces principes vous révèlent clairement les sources des
indications thérapeutiques primordiales et dominantes :
c'est la débilité ou l'hypotrophie constitutionnelle ; ce
sont les lésions locales ; c'est la fièvre. En conséquence,
tant que l'indication tirée de la fièvre fait défaut, le médecin reste en présence des indications fournies par la
débilité organique et par l'état local ; il se trouve donc
sur le même terrain que tantôt, à l'occasion du traitement préventif.

Avec le développement de la fièvre, la situation
change ; non seulement l'état du malade est par là gravement modifié, mais une indication nouvelle surgit, qui
va persister aussi longtemps que le symptôme lui-même.
L'apparition de la fièvre marque une étape nouvelle
dans le traitement, parce qu'elle lui impose de nouvelles obligations ; c'est cet élément, je pense, qui fournit la division la plus utile, la plus fructueuse au point
de vue thérapeutique, c'est cet élément aussi que je
vous recommande de prendre constamment pour guide
dans votre appréciation pronostique.

Dans la période initiale apyrétique, l'indication tirée
de la débilité constitutionnelle, de l'insuffisance nutritive, reste l'indication dominante exactement comme
dans la phase de prophylaxie, et elle prend une importance
plus grande encore, s'il est possible, en raison de l'existence

de lésions pulmonaires effectuées. Quel est en effet le but à atteindre, ou du moins à poursuivre? Ce but, je le formule encore aujourd'hui dans les termes suivants que j'emprunte à mes Leçons cliniques : « Obtenir une restauration de la nutrition et des forces, afin que l'accroissement de la résistance organique arrête le processus local, et substitue à l'évolution nécrobiotique un état stationnaire, ou même une évolution réparatrice. » Vous voyez donc bien que la situation, en ce qui concerne l'état général, reste absolument la même ; en fait, il n'y a d'autre différence que l'indication surajoutée tirée des lésions locales.

C'est assez vous dire, Messieurs, que les moyens de traitement sont identiques, et dans la période de prophylaxie et dans les phases apyrétiques de la maladie confirmée.

Les mesures hygiéniques dont je vous ai si longuement entretenus, j'en affirme à nouveau l'impérieuse nécessité sans aucune réserve; toutes, de la première à la dernière, elles doivent être maintenues ou instituées avec une inébranlable rigueur; ce n'est plus le temps des transactions et des atermoiements; l'utile est devenu le nécessaire; l'opportunité a fait place à l'urgence. Je n'ai donc rien à modifier aux préceptes que j'ai précédemment exposés : séjour permanent à la campagne, et si possible à la montagne, sollicitude constante pour une aération toujours renouvelée, réglementation méthodique de l'emploi de la journée, marche et ascensions mesurées, exercices corporels, tout ce traitement hygiénique subsiste en son entier, tout cela est plus nécessaire qu'auparavant, le succès est à ce prix.

Je ne maintiens pas moins rigoureusement mes prescriptions relatives à l'hydrothérapie : s'il s'agit d'un
individu qui a été soumis au traitement prophylactique,
et qui par suite est déjà depuis un temps plus ou moins
long habitué à la douche froide, le développement des
premières lésions pulmonaires procédant avec la lenteur
et l'apyrexie caractéristiques de la phthisie commune, ne
doit apporter aucune modification dans les pratiques jusqu'alors suivies; elles conservent tous leurs effets salutaires quant à l'endurcissement contre l'action du froid,
quant à l'activité des fonctions cutanées, quant à la gymnastique pulmonaire, quant à la stimulation générale
de l'organisme, et je puis vous affirmer par expérience
qu'elles n'augmentent à aucun degré la fréquence de la
toux, que souvent au contraire elles la diminuent d'une
façon notable; ce résultat est imputable à la dérivation
qu'exerce sur les circulations profondes l'expansion
réactionnelle de la circulation périphérique. — S'il
s'agit au contraire d'un malade qui n'a pas été traité
préventivement, et qui se présente à vous dans les conditions indiquées, c'est-à-dire avec des lésions pulmonaires circonscrites, récentes et apyrétiques, l'utilité de
l'hydrothérapie subsiste, mais vous n'avez plus le bénéfice de l'accoutumance et vous devez procéder graduellement, ainsi que je vous l'ai précédemment expliqué, au moyen des lotions tièdes, puis des douches
tièdes peu à peu refroidies, et si vous suivez exactement
les règles que je vous ai indiquées relativement aux
frictions sèches et à la marche qui doivent suivre la lotion ou la douche, vous pourrez presque toujours, après
un délai variable, arriver à la douche froide; vous ne ren-

contrerez de difficultés insurmontables que chez les personnes particulièrement délicates et excitables, et pour
celles-là vous ferez sagement de vous borner aux lotions froides ou même tièdes avec de l'eau additionnée
de vinaigre aromatique ou d'alcool. C'est là une contre-
indication que je vous ai déjà signalée à propos de la
prophylaxie.

Une fois la douche froide instituée, vous pouvez, sans
crainte d'erreur, décider le maintien ou la suppression
de cette pratique d'après le mode de la réaction ; elle
doit être prompte, forte et persistante ; tant qu'elle présente cette triple qualité, persévérez hardiment, vous
êtes certains que votre traitement est bien toléré, qu'il
ne dépasse pas les forces de l'organisme et que partant
il est utile. Lorsqu'au contraire la réaction faiblit en
intensité et en durée, lorsqu'une observation répétée
durant quelques jours vous a prouvé que cette modification est persistante, et non pas fortuite et passagère,
alors il faut s'abstenir, et remplacer la douche par la
pratique plus douce des lotions à l'éponge. Le développement de la fièvre est également le signal de la suppression de la douche froide ; mais nous verrons plus
tard que ce symptôme n'est point une contre-indication
des autres modes de l'hydrothérapie.

Lorsque le malade ne réside pas dans un climat d'altitude, l'aérothérapie, soit au moyen du cabinet pneumatique, soit au moyen des appareils transportables,
doit être maintenue pendant toute la durée de la phase
initiale apyrétique ; si la contre-indication tirée de la
disposition aux hémoptysies n'existe pas, je donne la
préférence aux appareils transportables à double action

qui permettent l'inspiration de l'air comprimé et l'expiration dans l'air raréfié; je vous ai exposé les raisons qui font la supériorité de ce procédé, je n'ai pas à y revenir. Quant aux résultats effectifs, voici ce que j'ai observé : l'effet n'est jamais nul, mais il est plus ou moins marqué; l'effet minimum consiste en un retard considérable dans l'extension des lésions; elles restent circonscrites à leur étendue première pendant un temps beaucoup plus long que d'ordinaire, durant des mois, parfois durant des années, et la différence est en tout cas assez accentuée pour pouvoir être positivement attribuée à l'influence du traitement, c'est-à-dire qu'elle dépasse de beaucoup les oscillations que présentent, au point de vue de la rapidité de leur marche, les lésions similaires abandonnées à elles-mêmes. Indépendamment de cet effet que je crois pouvoir donner comme constant, on observe dans un certain nombre de cas, au bout d'un temps qui varie de six semaines à trois mois, une diminution réelle dans l'étendue des altérations préexistantes; les parties périphériques de la région atteinte reprennent peu à peu les caractères de l'état normal, et la lésion est réduite à une zone centrale qui parfois égale à peine la moitié de l'étendue primitive. Enfin, dans quelques cas plus heureux encore, mais que je suis obligé de considérer comme exceptionnels, on peut constater la disparition totale des signes stéthoscopiques anormaux, et la restitution *ad integrum* des régions pulmonaires supérieures. Je ne crois pas que cette heureuse terminaison puisse être espérée dans les formes qui sont caractérisées dès le début par des indurations compactes; dans les deux cas que j'ai observés, il s'agissait de cette modalité anatomique qui est justement désignée sous le nom de catarrhe des sommets, et c'est aussi à cette même variété que se rapportent les exemples de guérison signalés par Sommerbrodt, von Cube, Schnitzler et d'autres encore; cependant il ne convient pas de généraliser d'une manière absolue la portée de cette distinction, car Lazarus a obtenu des résultats également favorables au moyen du cabinet pneumatique dans les pneumonies chroniques du sommet, c'est-à-dire dans des formes anatomiquement caractérisées par des indurations plus ou moins compactes.

En résumé, maintien prolongé des lésions à un état stationnaire, diminution plus ou moins notable dans l'étendue des lésions, disparition complète des lésions, voilà les résultats qu'il est permis d'attendre de l'aérothérapie bien conduite; le premier de ces résultats me paraît constant, le second est fréquent, le troisième est pour moi tout à fait exceptionnel. Ces effets sont plus rapides et plus certains dans les catarrhes des sommets que dans les indurations de ces mêmes parties; toutefois cette dernière condition n'est peut-être pas une cause absolue d'insuccès. En toute circonstance, cela va de soi, l'action de l'aérothérapie est d'autant plus puissante que les lésions sont moins étendues, moins disséminées, c'est-à-dire plus rigoureusement circonscrites dans la région des sommets.

Lorsque, pour une raison quelconque, cette méthode ne peut être utilisée, il faut chercher une compensation qui sera toujours bien faible, dans la gymnastique, dans les ascensions méthodiques selon les règles que je vous ai indiquées, et surtout dans l'exercice direct des pou-

mons au moyen d'une série d'inspirations et d'expirations forcées dans l'attitude qui assure la complète
action des puissances musculaires respiratoires; ces
séances de gymnastique pulmonaire seront répétées en
moyenne deux fois par jour. En revanche, la pratique du
chant doit être entièrement abandonnée, de même que
celle des instruments à vent; cette proscription est absolue. On a dit, je le sais, que dans une mesure limitée
et tout à fait au début, ces travaux constituent eux aussi
une gymnastique vocale et respiratoire, dont l'action est
utile au point de vue de l'expansion des poumons et de
l'amplitude des excursions thoraciques. En émettant
cette proposition, on a méconnu la véritable portée de
ces exercices; ils ne sont en somme que la répétition
d'efforts artificiels qui ont pour but de rendre les inspirations aussi éloignées que possible, de prolonger outre
mesure la durée de l'expiration, et de produire des reprises inspiratoires brèves et superficielles, peu favorables assurément à la bonne distribution de l'air dans
les poumons. Je ne puis voir là, quant à moi, qu'un désordre fâcheux du mécanisme de la respiration, une
cause de fatigue et d'irritation, sans compter que l'influence de ces efforts sur la production de l'hémoptysie
est malheureusement trop bien établie.

Dans la période que nous examinons, la dyspepsie
manque en général, ou si elle existe, elle est peu prononcée; les amers, les poudres absorbantes, les eaux al-
calines, ou bien au contraire les acides minéraux à très
faibles doses suffisent pour en triompher; bref, la dyspepsie, supposée présente, n'est pas incompatible avec
l'alimentation ordinaire; aussi le régime doit être établi

selon les mêmes règles que dans la période de prophylaxie, les artifices et les suppléances étant réservés pour
les époques plus tardives où la dyspepsie devient la difficulté dominante du traitement. L'alimentation sera
donc principalement, je ne dis pas exclusivement, animale; les féculents ne seront permis qu'en faible quantité, il sera mieux encore, s'il se peut, de les laisser de
côté; les aliments gras seront interdits autant que possible, non pas seulement à cause de leurs propriétés in-
digestes, mais aussi en raison de la médication qui doit
être alors suivie; vous vous garderez de limiter rigoureusement la forme de l'aliment; loin de là, vous vous préoc-
cuperez au contraire de concilier la simplicité des préparations culinaires avec une variété suffisante pour prévenir le dégoût. Du reste, je vous affirme que si votre
malade habite une région montagneuse, et y est soumis
à l'ensemble des mesures hygiéniques que je vous ai fait
connaître, la question de l'alimentation perdra toutes
ses difficultés, parce que l'appétit sera maintenu dans
une intégrité des plus satisfaisantes, parce que la dyspepsie, si tant est qu'elle survienne, sera infiniment plus
tardive et moins grave que dans les autres conditions;
ce n'est pas là un des moindres avantages de la résidence que je conseille. Un bon vin rouge, dépourvu d'aci-
dité, doit faire partie du régime, même chez les personnes
qui n'étaient pas jusqu'alors habituées à en faire usage;
pour celles-là vous aurez à procéder graduellement, vous
aurez à surmonter avec patience les difficultés multiples,
réelles ou imaginaires, qui vous seront certainement
objectées; vous ferez de votre mieux, mais il faut arriver
au but, parce que le vin a par lui-même une action tonique

salutaire, et parce que, pris en petite quantité, il facilite les opérations digestives. Si pourtant vous rencontrez à l'endroit du vin rouge ordinaire une véritable répugnance ou une intolérance positive, vous tenterez, avant de renoncer, les vins de Madère, de Porto, de Xérès, de Malaga, etc., purs ou dilués, suivant les cas. Échouez-vous encore, adressez-vous aux diverses variétés de bière, en donnant la préférence, si vous avez le choix, à la bière de malt ; avez-vous un nouvel insuccès, essayez du grog à l'eau-de-vie, en un mot, par un procédé quelconque, il faut, dès ce moment, si cela n'a pas été fait jusqu'alors, introduire une certaine quantité d'alcool dans le régime quotidien. Fort heureusement ces difficultés ne sont pas ordinaires, et lorsqu'il s'agit de personnes déjà habituées au vin, je vous conseille d'ajouter d'emblée au vin de table l'usage du vin de quinquina dans le cours ou à la fin des repas, en consultant pour le choix du véhicule (bordeaux, malaga, xérès, etc.) la tolérance et le goût de l'individu.

Les repas doivent être au nombre de deux, de manière que le matin et l'après-midi le malade puisse prendre chaque jour une certaine quantité de lait que l'on portera graduellement à un litre, si l'appétit et l'activité digestive n'en sont pas diminués. Autant que possible le lait sera bu à l'étable au moment de la traite ; c'est seulement en cas de répugnance invincible qu'on le laissera prendre froid. Indépendamment de son action favorable sur les fonctions digestives et sur la sécrétion urinaire, le lait a dans ces conditions le précieux avantage de diminuer la fréquence et l'intensité de la toux, et il exerce à la longue une influence sédative incontestable sur l'excitabilité

nerveuse et vasculaire; une observation bien des fois répétée me permet de vous parler ici avec une entière certitude. Ces derniers effets sont plus rapides et plus marqués lorsque le malade a l'habitude de prendre son lait
dans l'étable même, et d'y séjourner chaque fois quelques
minutes, l'étable étant supposée dans un état d'entretien
irréprochable. Comment agit cette atmosphère spéciale?
En vérité je ne saurais vous le dire, mais ce dont je suis
sûr, c'est qu'elle calme l'irritation laryngo-bronchique,
qu'elle diminue la toux, et qu'au bout de quelques jours
cette sédation persiste dans l'intervalle de ces séances
d'inhalation; cette action s'ajoute donc en somme à celle
du lait, et je m'explique parfaitement par là l'importance
légitime qu'ont attribuée nos pères au séjour prolongé
des phthisiques dans les étables. L'excès en pareille matière doit être condamné; un séjour prolongé dans un
milieu de ce genre, quelque parfait qu'on le suppose, est
nuisible par ce seul fait qu'il est inconciliable avec la
condition fondamentale du traitement, l'air pur et renouvelé; mais un séjour de trois quarts d'heure à une
heure chaque jour par exemple, fragmenté en quatre ou
cinq séances, est parfaitement compatible avec les autres
exigences de la thérapeutique; et comme je suis certain
de l'utilité de cette manière de faire, je la recommande
sans hésiter, quelque étonnement que puisse provoquer
mon assertion. Ma conviction est si bien assise, que
je donne ce même conseil aux malades qui ne veulent
ou ne peuvent pas prendre de lait; ces réfractaires
sont rares, mais on en rencontre, et en les dirigeant
de la sorte, je leur assure au moins, à défaut du bénéfice complexe du lait, l'action calmante de cette atmo-

sphère spéciale sur la toux et l'irritation bronchique.

Chaque pas en avant que nous faisons dans l'étude du traitement de la phthisie doit être pour vous, Messieurs, une nouvelle preuve de la nécessité du séjour à la campagne, puisque indépendamment de l'action salutaire qu'il exerce par lui-même, ce séjour est la condition quasi indispensable de l'accomplissement facile et complet des mesures thérapeutiques les plus importantes.

Le lait peut offrir une ressource utile pour faire prendre de l'alcool aux personnes qui le refusent absolument en ses formes ordinaires ; il suffit alors de mêler à une des tasses de lait du matin et de l'après-midi quelques cuillerées à café d'une liqueur alcoolique de bonne qualité, cognac, rhum, kirsch ; on a ainsi un breuvage très agréable au goût, l'indication de l'alcool est satisfaite dans la mesure du possible, et de plus cet agent peut aider à la digestion du lait, et diminuer le météorisme momentané auquel il donne lieu chez certains malades. Aussi je vous recommande le même procédé dans les cas où vous rencontrerez à propos du lait une intolérance digestive, qui pourrait vous faire renoncer à ce précieux médicament ; avant de l'abandonner, essayez du mélange précédent, vous verrez bien souvent disparaître toutes les difficultés ; s'il n'en est pas ainsi, vous devez encore, avant de céder, recourir à l'addition d'eau de chaux, ou de quelques cuillerées d'une eau minérale alcaline.

Malgré tout, je ne dois pas vous céler que vous pourrez voir des malades auxquels il est impossible de faire accepter ou tolérer le lait ; d'un autre côté, il en est dont la résidence est inconciliable avec la cure de lait à l'étable telle que je vous l'ai indiquée ; d'autres enfin peuvent être, dès cette période initiale, assez débilités pour qu'il soit utile d'associer au lait une médication alcoolique plus accusée que celle dont je vous ai parlé jusqu'ici ; le koumys vous donne le moyen de répondre aux exigences de ces situations diverses.

Originaire de la Tartarie où il paraît avoir été employé dès le xiiiᵉ siècle (d'après Landowski), le koumys est le lait fermenté des juments qui habitent en liberté les steppes des Kirghises, et la Russie compte plusieurs établissements consacrés à la préparation de ce produit, et à la cure spéciale basée sur son emploi. On a cru longtemps que les juments de ces régions devaient à leur patrie même un lait possédant des propriétés particulières, et que l'origine des animaux était ici le point fondamental ; mais les recherches de Biel l'ont conduit à une autre conclusion : ce n'est pas la patrie par elle-même qui est en cause, c'est le mode de vie, c'est-à-dire la liberté et l'absence de travail. Toutes les fois que ces conditions sont réalisées, le lait des juments, quelle qu'en soit l'origine régionale, diffère de tous les autres laits par la constitution chimique de sa caséine qui présente une étonnante similitude avec celle du lait de femme ; cette analogie disparaît si les juments sont à l'état de domesticité et soumises au travail. Il résulte de ces faits intéressants que dans les pays où l'on est obligé de préparer le koumys avec du lait de vache, il est nécessaire, si l'on veut se rapprocher autant que possible du produit type de la Tartarie, de maintenir les animaux en liberté et dans des conditions de vie voisines de l'état de nature. Moyennant cette précaution, le koumys de la vache peut avoir sensiblement les mêmes propriétés que celui de la jument, et l'on peut utiliser cet agent thérapeutique dans les contrées les plus diverses, alors qu'il y a peu d'années encore, on se croyait obligé d'imposer des déplacements souvent irréalisables aux malades que l'on voulait faire bénéficier de cette cure. D'un point de vue théorique, le lait d'ânesse est supérieur au lait de vache pour la préparation du koumys, car par la proportion faible du beurre et de la caséine, et par la proportion forte du sucre de lait, il se rapproche étroitement du lait de jument; mais ce serait apporter une restriction quasi stérilisante à cette méthode que de la limiter au koumys d'ânesse, et cette restriction n'est même pas nécessaire, car il est facile, par quelques artifices de préparation, d'augmenter la proportion du sucre de lait dans le koumys de vache, et de le débarrasser d'une grande partie de la caséine en excès par des filtrations répétées aussi longtemps que cette substance forme des coagula dans la liqueur. C'est d'après ces principes que le koumys est préparé aujourd'hui avec le lait de vache dans toutes les grandes villes de l'Europe, Paris, Londres, Berlin, Vienne, etc., et dans les circonstances multiples que j'ai énumérées il y a un instant, il constitue pour le médecin et pour le malade une ressource véritablement précieuse.

Pour en apprécier les avantages il suffit de connaître les principales modifications déterminées par la fermentation : formation d'alcool, d'acide carbonique libre et dissous, d'acide lactique, élimination d'une notable partie de la caséine, voilà les résultats fondamentaux; la proportion d'alcool varie de 20 à 30 pour 1000; elle était de 22,53 et de 30,31 dans le koumys de vache analysé par Kokosinsky, de 17 à 20 dans le koumys de jument analysé par Stahlberg; la proportion totale de l'acide carbonique a varié de 6 à 13 dans le koumys de vache préparé à Paris, dont il vient d'être question, et de 9 à 11 dans le produit examiné par Stahlberg à Pétersbourg; du reste, ce dernier observateur a montré que ces éléments varient pendant un certain nombre de jours à dater du moment de la préparation : l'alcool augmente quotidiennement du premier jusqu'au seizième jour; quant à l'acide carbonique, la proportion de gaz en solution ne varie pas notablement à partir du deuxième jour, mais la proportion de gaz libre présente son maximum vers le quatrième jour; elle a été trouvée alors de 9,66 pour 1000, tandis qu'au seizième jour elle n'était plus que de 7,99. — L'acide lactique a été compris entre 7,02 et 8,87 dans le koumys de Paris; dans celui de Pétersbourg il s'est élevé du chiffre initial de 4,75 à celui de 8,31 qui a été atteint le seizième jour.

Par suite de cette composition spéciale, le koumys a un goût acidule et alcoolique qui ne rappelle en rien la saveur du lait, il ne laisse point après l'ingestion l'empâtement et l'amertume de la bouche qui rendent ce dernier si désagréable à bon nombre de personnes, et en fait, je n'ai pas encore rencontré un malade dont la répugnance pour ce breuvage ait duré plus de deux à trois jours; le plus ordinairement, il est accepté d'emblée sans aucune difficulté.

D'une digestion facile, le koumys n'a pas les inconvénients du lait au point de vue du météorisme et des flatulences; il maintient et excite l'activité des fonctions digestives lorsqu'il est pris en petite quantité, à raison de deux ou trois verres par jour, pour remplacer le lait dans les périodes initiales de la maladie ; par suite il prévient et il combat les accidents dyspeptiques; par l'alcool et l'acide carbonique il exerce sur l'organisme une stimulation générale, qui ne va pas cependant jusqu'à l'excitation, et lorsqu'il est pris à hautes doses ou même à titre de régime exclusif, ainsi qu'il arrive souvent dans des périodes plus avancées de la phthisie, il démontre son pouvoir nutritif par l'augmentation de poids du corps, et son influence sur les combustions organiques par les modifications de l'urine; les recherches de Biel ont établi en effet que pendant la phase d'alimentation uniforme par ce produit, la proportion quotidienne de l'urée, de l'acide phosphorique et de l'acide sulfurique, est accrue relativement aux phases antérieures et subséquentes, tandis que l'excrétion de l'acide urique subit une diminution à la fois notable et rapide. Avec ce phénomène coïncident un abaissement de la température centrale et une amélioration des symptômes locaux et généraux.

C'est surtout lorsque la tuberculose, parvenue à la période de fièvre et de ramollissement, est compliquée de dyspepsie, qui entrave à la fois l'alimentation et la médication, que le traitement exclusif par le koumys peut rendre d'importants services, à condition pourtant que la fièvre ne soit point continue; il faut compter de cinq à six semaines pour une semblable cure, la quantité consommée variant, selon les cas, de deux à cinq bouteilles par jour. Après cette période, il est de règle que la dyspepsie soit domptée, la fièvre diminuée ou cessée, que le malade ait gagné des forces et du poids, que les lésions locales soient réduites par la disparition des phénomènes contingents de catarrhe ou d'inflammation; le bénéfice est donc double : il y a une amélioration réelle, de plus on a regagné la possibilité de l'alimentation commune et de la médication jugée utile. Dans les conditions que je viens de préciser, je ne pense pas qu'on puisse faire mieux que de recourir pendant quelques semaines à l'administration exclusive du koumys. En revanche, lorsque la phthisie, tout en étant parvenue à la période de fièvre et de ramollissement, n'est pas accompagnée de dyspepsie rebelle, je ne crois pas devoir conseiller ce traitement uniforme ; tant qu'elle est tolérée, l'alimentation ordinaire me paraît préférable ; tant qu'ils sont possibles, certains médicaments me semblent supérieurs, je les conserve donc, mais j'institue volontiers un régime mixte dans lequel le koumys, remplaçant le lait qui est rarement supporté alors par les personnes habitant la ville, entre pour une proportion de trois à quatre ou cinq verres par jour. L'action stimulante et eutrophique de cette substance est ici d'une réelle utilité. A l'inverse du lait, le koumys ne doit pas être pris le matin à jeun, en raison de ses propriétés alcooliques ; il faut le boire dans l'intervalle des repas, et en cesser l'ingestion une heure au moins avant le moment de l'alimentation.

Lorsque la maladie, moins avancée, en est encore à cette phase apyrétique que nous avons particulièrement en vue jusqu'ici, le koumys ne doit entrer dans le traitement que dans la proportion même où je vous ai conseillé le lait, et j'estime que son usage est indiqué : 1° en cas de répugnance ou d'intolérance invincible pour ce dernier ; 2° lorsque les malades présentent déjà un affaiblissement inquiétant ; 3° enfin et surtout, lorsque les malades habitent une grande ville ; alors en effet le lait peut difficilement être pris selon les règles que j'ai formulées; d'un autre côté, il amène assez rapidement des troubles, ou à tout le moins, de la fatigue dans les organes digestifs; et comme la résidence à la ville rend par elle-même les symptômes dyspeptiques plus certains et plus précoces, il y a tout avantage à donner le koumys; car il a des effets qui par bien des points sont semblables à ceux du lait, il a son influence stimulante spéciale qui n'est point à dédaigner pour les patients des villes, et par son action excitante sur les fonctions digestives, il peut retarder de beaucoup le développement de la période dyspeptique grave. Je vous rappelle, en vous demandant pardon d'une insistance qui est basée sur une certitude absolue, qu'à ce point de vue comme à tous les autres, rien ne vaut le séjour à la montagne, et l'observation complète de l'hygiène que je vous ai exposée.

Tel est, Messieurs, le traitement hygiénique de la tuberculose confirmée et apyrétique, j'ai maintenant à vous parler des médicaments qui répondent à notre indication fondamentale, l'insuffisance nutritive ou la débilité constitutionnelle. Ils diffèrent peu, ainsi que vous l'allez voir, de ceux que nous avons déjà étudiés comme agents du traitement prophylactique.

L'apparition des premières lésions pulmonaires n'est point, à mes yeux, une raison de renoncer à l'usage des ferrugineux, si l'anémie globulaire est réellement présente. Je ne vois à cette médication qu'une seule contre-indication, mais elle est absolue: c'est le fait d'hémoptysies antérieures, ou bien encore cette constitution particulière dont je vous ai parlé déjà, et qui doit inspirer la crainte d'hémoptysies prochaines. Ces malades, je l'ai

dit ailleurs, sont impressionnables, ils ont la peau fine
et diaphane, les veines délicates et apparentes ; chez eux
l'appareil cardio-vasculaire est dans un état permanent
d'excitation qu'exagère la moindre influence, et ils sont
sujets à des fluxions sanguines subites et répétées vers
la tête ; dans ce cas le fer peut, en animant l'excitabilité
cardiaque, faciliter la fluxion bronchique et hâter l'hémorrhagie. Je n'ignore pas que d'éminents médecins ont condamné l'usage du fer chez tout individu atteint ou même
suspecté de phthisie, en invoquant précisément le danger des hémoptysies ; mais cette proscription est certainement trop absolue, et le rapport de cause à effet qu'elle
affirme entre la médication ferrugineuse et l'hémoptysie
n'est point suffisamment établi. Pour moi, je vous le dis
encore, je ne m'arrête que devant la contre-indication
que je vous ai signalée ; je donne le fer à tous les malades
à hypoglobulie marquée, et je n'ai pas encore vu un seul
fait qui m'ait mis en défiance contre l'opportunité de
cette pratique. Chez les scrofuleux je donne de préférence
l'iodure de fer ; en dehors de ce cas, je me sers autant
que possible des préparations ferrugineuses liquides, la
teinture éthérée de perchlorure de fer ou teinture de
Bestucheff à la dose de 5 à 20 gouttes dans un verre
d'eau sucrée ; — la teinture de mars tartarisée à la
dose quotidienne de 10 à 20 grammes ; le perchlorure
de fer à la dose de 20 à 30 gouttes par jour en deux
fois dans un demi-verre d'eau, etc. ; ou bien encore je
fais préparer avec un sel de fer soluble un élixir à base
de cognac ou de rhum, dont je fais prendre à la fin
de chaque repas la moitié d'un verre à liqueur ou
un verre entier, combinant ainsi sous une forme médi-

camenteuse unique l'action du fer et celle de l'alcool.

Je ne prolonge pas au delà de deux mois la médication ferrugineuse; après ce temps, les phénomènes imputables à l'anémie globulaire sont ordinairement amendés; mais même s'ils ne le sont pas, je n'insiste guère au delà de ce terme, et j'en viens à la médication arsenicale, que j'institue d'emblée dans les cas où l'indication spéciale du fer fait défaut, c'est-à-dire dans la grande majorité. Je vous parlerai bientôt de l'arsenic dont je vous ai déjà signalé l'utilité à propos de la prophylaxie; mais, suivant l'ordre logique dicté par l'importance relative des choses, je dois avant tout vous entretenir du médicament que je considère comme l'agent le plus puissant du traitement pharmaceutique, à savoir de l'huile de foie de morue.

On pourrait croire, et l'assertion a été plus d'une fois formulée, que ce remède ne convient qu'à la phthisie scrofuleuse; il n'en est rien; qu'il soit alors plus étroitement approprié à la forme étiologique de la maladie; qu'il soit par suite plus rapidement efficace, cela est certain; mais ce fait ne porte aucune atteinte à l'utilité du médicament dans les autres circonstances; la tuberculose une fois confirmée, quelle qu'en soit la cause, implique une déchéance organique, une insuffisance de la nutrition, et comme l'huile de foie de morue est un reconstituant, un eutrophique par excellence, elle répond en réalité à une indication qui est constamment présente dans la totalité des cas. De plus, en raison de sa composition chimique, elle exerce une action altérante, ou pour mieux dire résolutive, sur les lésions locales, et dans les cas les moins heureux

elle les maintient pendant longtemps à un état stationnaire; ce qui est certain, c'est que j'ai souvent observé
la diminution partielle des lésions, marchant de pair
avec l'augmentation de poids du corps, chez les malades
qui avaient pu suivre le traitement dans les conditions
nécessaires à sa complète efficacité; ce qui n'est pas
moins certain, c'est que je n'ai presque jamais constaté
l'extension des lésions durant le temps où la médication
était en pleine activité. Je ne parle toujours, bien entendu, que de la phase initiale apyrétique.

Malheureusement l'emploi de cet agent rencontre
dans la pratique d'incessantes difficultés, les unes réelles
provenant d'une véritable intolérance gastrique, les
autres imaginaires résultant de la répugnance que provoquent l'odeur et le goût du remède; de plus, et j'appelle fortement votre attention sur ce point trop méconnu malgré mes efforts, ce n'est pas en petite quantité
que l'huile agit, et les insuccès nombreux qui ont amené
le discrédit dans lequel ce traitement est tombé, ont eu
le plus souvent pour cause une mauvaise application du
remède, c'est-à-dire l'insuffisance des doses; luttez contre
le dégoût de votre malade, ayez recours à tous les artifices qui peuvent aider à l'accoutumance, et donnez
ensuite une ou deux cuillerées à bouche d'huile par jour,
vous ne ferez rien de bon; vous pourrez pendant des
mois fatiguer votre patient et son estomac, sans obtenir
aucun des effets que donne la médication à doses efficaces. Cette obligation des hautes doses, voilà la véritable
difficulté du traitement; car vous êtes par cela même
contraints de donner le médicament en nature, et de
laisser complètement de côté certaines formes pharma-

ceutiques, la forme capsulaire par exemple, qui ne vous permettraient jamais, sous peine d'indigestion immédiate, d'administrer le remède en quantité suffisante.

Toutefois, Messieurs, difficulté n'est point synonyme d'impossibilité ; c'est le début surtout qui est scabreux, mais quand vous aurez réussi à faire accepter deux cuillerées à bouche par jour, vous n'aurez guère plus de peine à arriver au double, puis à six cuillerées qui est le minimum de la dose que je considère comme vraiment utile. Même dans le milieu défectueux de l'hôpital, j'ai réussi à faire prendre pendant des mois des quantités beaucoup plus considérables ; à plus forte raison ce résultat est-il possible chez des malades vivant à la campagne, dans les conditions les plus favorables à la digestion et à l'assimilation.

Je procède toujours graduellement, débutant avec une cuillerée par jour ; au bout de quelque temps, une semaine en moyenne, j'ajoute une seconde cuillerée ; après un nouvel intervalle j'augmente encore la dose, de manière à arriver plus ou moins rapidement à quatre cuillerées, que je fais prendre deux par deux dans un petit verre, de manière que le malade n'ait pas l'ennui de cette ingestion plus de deux fois par jour. C'est là l'étape vraiment difficile ; l'observation m'a prouvé que la dose de quatre cuillerées une fois acceptée et maintenue, on n'a presque jamais aucune peine pour l'accroître encore et pour arriver à 100 grammes, ce qui représente en moyenne huit cuillerées à bouche. Bien souvent j'ai pu aller au delà ; s'il est en effet des individus particulièrement rebelles, il en est en revanche qui présentent une tolérance exceptionnelle, et qui arrivent à boire l'huile de foie de morue à plein verre, le mot n'est que juste, en consommant ainsi de 2 à 300 grammes par jour.

En 1876, j'ai pu observer pendant plusieurs mois dans mon service trois malades qui étaient arrivés à prendre chaque jour sans difficulté, en outre de l'alimentation ordinaire, des quantités vraiment considérables d'huile ; ils ont pu ingérer jusqu'à vingt-cinq cuillerées, soit 300 gr. par jour, et cela pendant quarante-huit jours consécutifs ; ils ont quitté l'hôpital avec un état général des plus satisfaisants, et chez deux d'entre eux les lésions locales étaient notablement diminuées. Malgré mes recommandations, ils ne se sont pas de nouveau présentés à mon examen. Certes une pareille capacité d'assimilation est exceptionnelle, mais ces faits intéressants peuvent vous montrer la possibilité et l'utilité des hautes doses. Il résulte aussi de là qu'il n'y a ici aucun chiffre constant à formuler ; je donne le médicament en aussi grande quantité que je le puis, considérant la dose de 100 grammes comme le minimum nécessaire. L'amélioration de l'habitus extérieur, la diminution de la toux, l'augmentation de poids du corps qui dans quelques-unes de mes observations de 1876 a été de plus de 100 grammes par jour, sont les signes des bons effets de la médication ; l'intégrité des fonctions digestives est la preuve que la limite utile n'est pas dépassée. Dans cette appréciation, il ne faut pas seulement considérer l'état de l'appétit et de la digestion gastrique, il faut aussi tenir compte de la tolérance intestinale ; l'apparition de la diarrhée contre-indique toute augmentation nouvelle de la dose, et même si néanmoins elle persiste, elle dénonce l'opportunité d'un pas en arrière ; tant qu'il y a de la diarrhée, l'effet eutrophique du médicament est nul, et l'on voit en quelques jours une diminution de poids remplacer l'augmentation progressive qui avait été jusqu'alors constatée. J'ai observé ce fait un grand nombre de fois, et cela chez des malades qui continuaient à prendre l'huile avec la même facilité qu'auparavant, et dont les fonctions gastriques restaient parfaitement intactes.

On s'est souvent demandé s'il était préférable d'administrer l'huile de foie de morue dans l'état de vacuité de l'estomac, ou bien au moment de l'alimentation ; moi-même, dans un enseignement antérieur, j'ai conseillé le premier mode de faire ; eh bien! Messieurs, c'était un tort, il n'y a pas de règle absolue : certains malades tolèrent mieux le médicament en dehors des repas, d'autres ne le digèrent qu'à la condition de l'ingérer au début même de l'alimentation, d'autres encore aiment mieux le prendre dans le courant du repas ; ces variétés individuelles doivent être respectées ; l'essentiel est d'assurer la médication, tout le reste est accessoire ; vous vous dégagerez donc de toute prescription uniforme, et vous obéirez pour chaque individu aux exigences de son idiosyncrasie.

Quelques artifices d'administration peuvent faciliter la tolérance de l'huile de foie de morue ; je vous ferai part de ceux que j'ai trouvés le plus utiles. Si le malade est tourmenté par des nausées, même alors qu'il prend la précaution de manger aussitôt après avoir ingéré le médicament, conseillez-lui de mordre à pleine bouche dans une tranche de citron ou d'orange. Ce moyen fort simple reste-t-il inefficace, je vous recommande cet autre procédé qui a l'avantage d'aider à la digestion de l'huile et d'en combiner l'action avec celle de la médication alcoolique : au moment de l'usage, je fais ajouter à l'huile de l'eau-de-vie, du rhum, du kirsch ou du whisky dans la proportion d'un tiers ou d'un quart, suivant les cas, et ce mélange, qui ne laisse dans la bouche que le goût de la liqueur alcoolique, est moins fatigant pour l'estomac que l'huile pure. — Lorsque, ce qui est bien rare, ce mode d'administration ne réussit pas, j'ai recours au procédé de Williams qui consiste à ajouter à chaque dose d'huile un milligramme de strychnine. Cette association est sans effet quant à la répugnance, mais elle aide singulièrement à la tolérance gastrique. — On peut enfin dans le même but, et à l'imitation de Foster qui a proposé ce moyen en 1868, ajouter à l'huile une petite proportion d'éther ; excitant la sécrétion pancréatique, l'éther favorise incontestablement la digestion du remède. — Au surplus, si vous avez soin de convaincre votre malade de l'importance que vous attachez à ce moyen de traitement, si vous procédez avec la gradation qui est indispensable, si vous respectez les idiosyncrasies relatives au moment de l'ingestion, vous aurez rarement besoin de recourir à ces procédés auxiliaires, car vous ne rencontrerez pas souvent une répugnance insurmontable ; la difficulté vraie est bien plutôt dans le dérangement des fonctions gastriques, et celle-là vous pouvez la combattre efficacement au moyen de l'alcool, de la strychnine ou de l'éther. Si pourtant il m'est impossible, pour une raison quelconque, de faire accepter ou tolérer l'huile de foie de morue à une dose vraiment utile, je me garde bien de renoncer pour cela à la médication hydrocarbonée, et j'emploie la glycérine, dont l'administration longtemps prolongée ne m'a jamais présenté la moindre difficulté. Je reviendrai bientôt sur ce sujet.

Lorsque j'ai réussi à instituer la médication par l'huile, je la maintiens imperturbablement, sauf incident gastro-intestinal, jusqu'à l'apparition de la fièvre ; ce symptôme est pour moi une contre-indication formelle, en raison de l'altération qu'il cause dans les sécrétions gastriques ; l'intolérance de l'huile est par suite à peu près certaine, et je la remplace par la glycérine qui, en revanche, doit à son caractère d'alcool d'être bien digérée dans l'état de fièvre ; c'est là un fait important que j'ai maintes fois constaté, même à l'hôpital, et qu'une expérience étendue me donne le droit de vous affirmer. On signale souvent, un peu par routine, je pense, une autre contre-indication à l'emploi de l'huile, c'est la saison chaude ; je ne puis accepter cette distinction dans sa formule absolue ; si après le début de cette saison vous continuez à constater au moyen de la balance l'utilité du médicament, si la digestion est restée bonne, peu importe vraiment la chaleur, il est urgent de continuer ; ce qui est vrai, c'est que la tolérance de l'estomac pour les aliments gras est moins grande en été qu'en hiver ; mais attendez au moins que l'impatience de l'organe se manifeste par des signes positifs, avant de vous priver d'un de vos plus puissants moyens d'action. Encore ici les prétendues lois générales, qui, dans l'espèce, ne sont que des présomptions théoriques, doivent céder le pas aux observations individuelles. Lorsque pourtant cette influence de la saison chaude est positive, je la respecte, mais le temps n'est pas perdu pour le malade, car je trouve à nouveau dans la glycérine un succédané utile et toujours bien toléré.

En résumé, je donne l'huile de foie de morue aussi longtemps que je le puis ; lorsque pour une cause quelconque l'intolérance se manifeste, je donne la glycérine, mais je fais prendre invariablement l'un ou l'autre de ces médicaments.

Je considère cette alternance comme un véritable progrès thérapeutique ; jusqu'au jour où l'observation m'a démontré l'utilité de cette méthode et les bons effets de la glycérine, j'étais contraint de priver mes malades des bénéfices de la médication hydrocarbonée du moment que l'huile n'était plus supportée ; j'en étais encore là à l'époque de la publication de mes Leçons cliniques ; aujourd'hui une étude prolongée pendant près de dix années me permet de vous affirmer que la glycérine peut suppléer l'huile dans une mesure vraiment utile, et que l'usage permanent de l'un ou de l'autre de ces deux agents assure aux patients, d'une manière continue, les avantages de cette médication eutrophique par excellence. Il est bien entendu que tant qu'on a le choix, il faut donner la préférence à l'huile de foie de morue, parce que, indépendamment de ses propriétés d'aliment gras, elle doit à l'iode, au brome, au soufre et au phosphore qu'elle renferme, une action spéciale qui ne peut être remplacée.

La glycérine, alcool triatomique dont la formule est $C^5H^8O^6$, est, comme tous les alcools, un agent d'épargne, mais en outre elle exerce une influence directe et positive sur le processus nutritif dans son ensemble ; est-ce simplement en excitant l'appétit et en stimulant les fonctions gastriques? est-ce aussi par un accroissement d'activité dans les combustions organiques, ainsi que tendent à l'établir les intéressantes recherches de Catillon, qui a constaté sous l'influence de ce médicament une augmentation relative et absolue de l'acide carbonique dans l'air expiré? Je ne sais; ou plutôt je pense que tous ces éléments concourent à la production de l'effet final, qui est un effet d'eutrophie, bien indiscutable celui-là, puisqu'il est incessamment démontré par l'augmentation de poids du corps. Bien des fois j'ai répété l'expérience suivante : le régime alimentaire et les conditions de vie du malade restant les mêmes, je donne la glycérine selon le procédé que j'indiquerai bientôt et cela pendant quinze jours; au bout de ce temps la balance dénote un accroissement pondéral, faible ou fort peu importe, mais positif; je supprime la glycérine pendant la quinzaine suivante, après quoi une nouvelle pesée montre que l'augmentation de poids n'a pas progressé; il est même rare qu'on retrouve un chiffre égal à celui de la mensuration précédente; je reviens à la glycérine aux mêmes doses que la première fois, et au bout de deux semaines, je constate une reprise dans le gain de l'organisme. Toutes les autres circonstances capables d'agir sur le mouvement nutritif étant demeurées identiques dans ces diverses phases de l'observation, il est bien clair que le bénéfice acquis est imputable à la glycérine, et que cette substance possède, comme l'huile de poisson, la propriété d'activer la nutrition au profit de l'organisme, et d'augmenter le poids du corps. L'action fondamentale, l'action que j'appelle eutrophique, est donc vraiment commune aux deux médicaments, et c'est ce fait qui justifie ma proposition de tantôt : la glycérine peut suppléer l'huile dans une mesure vraiment utile.

La glycérine destinée à l'usage interne doit être parfaitement pure, il faut notamment qu'elle soit tout à fait neutre aux réactifs, complètement incolore et inodore, d'une saveur douce et sucrée, sans arrière-goût quelconque. La dose quotidienne ne doit pas être à beaucoup près aussi élevée que celle de l'huile, en raison des effets alcooliques qui peuvent aller jusqu'à l'ivresse ; j'ai observé cet accident chez deux malades qui se trouvant bien du remède en avaient pris une quantité supérieure à ma prescription ; je donne de 40 à 60 grammes par jour, réservant la dose maximum pour les personnes qui ne présentent aucun signe d'excitabilité névro-cardiaque. De l'agitation, une loquacité insolite, une insomnie persistante, voilà les phénomènes qui vous révèleront que la dose utile a été dépassée ; je puis vous signaler du reste un autre criterium dont la précision est plus grande encore : c'est l'augmentation de la température. Elle est de règle chez tous les individus qui font usage pendant quelques jours de la glycérine aux doses précédemment indiquées, mais elle ne dépasse pas un ou deux dixièmes de degré par rapport à la température moyenne de la période antérieure à la cure ; dans ces limites, et même jusqu'à trois dixièmes, l'hyperthermie est simplement l'indice de l'action physiologique du remède, vous devez la négliger.

Lorsque, au contraire, en l'absence de tout incident pyrétogène, vous constatez une élévation persistante supérieure à cinq dixièmes, lorsque surtout vous observez que cette ascension se prononce encore davantage après une nouvelle phase de médication, alors il faut rétrograder, car vous avez là une preuve certaine de l'excès de la dose. Chez l'adulte je n'ai jamais rencontré cette contre-indication avec une quantité quotidienne de 40 grammes prolongée même durant plusieurs mois sans interruption ; mais je l'ai parfois observée à 50 grammes, et presque toujours à 60, sinon dans le premier mois, du moins au bout d'un temps un peu plus long.

On peut donner la glycérine pure ; mais je préfère ajouter à la dose quotidienne une goutte d'essence de menthe, et 10 grammes de cognac ou de rhum ; je puis vous assurer, pour l'avoir goûté bien des fois, que ce mélange est agréable au goût, qu'il est facilement digéré, et que même après plusieurs mois d'usage non interrompu il n'amène ni satiété ni dégoût ; le malade le prend en deux ou trois fois, soit au moment des repas, soit dans l'intervalle. J'ai à peine besoin de vous dire que l'addition de cette très faible quantité de cognac ou de rhum a simplement pour but de modifier la fadeur insipide de la glycérine et d'en aider la digestion ; elle n'a point pour objet la médication alcoolique ; la dose à ce point de vue serait tout à fait insuffisante, et de plus l'addition serait parfaitement illogique, puisque la glycérine est un alcool qui joint l'action eutrophique à l'action ordinaire des préparations alcooliques. Cette combinaison d'effets dans un remède unique est le grand avantage de cette médication, et je vous recommande avec instance d'y avoir recours toutes les fois que vous serez obligés de renoncer à l'huile de foie de morue. C'est ce que je fais moi-même, et mes malades prennent constamment l'un ou l'autre de ces médicaments.

Abstraction faite des cas qui présentent l'indication des ferrugineux, je donne l'arsenic avec la même persistance dans les périodes apyrétiques de la phthisie commune; c'est une erreur, selon moi, que de réserver ce remède pour les formes qui sont liées à l'arthritisme et à l'herpétisme; sans doute il y a alors une indication étiologique spéciale qui réclame par elle-même l'emploi des arsenicaux, et leur assure une plus grande efficacité; mais là où cette donnée causale fait défaut, ils sont encore indiqués par l'hypotrophie constitutionnelle, condition constante et commune de toutes les phthisies quelle qu'en soit l'origine; la constance de cet élément pathogénique m'a conduit logiquement à la constance de la médication capable de le combattre; l'uniformité de ma pratique a les mêmes bases, et, par suite, à mes yeux la même opportunité, qu'en ce qui concerne l'huile de foie de morue et la glycérine. Toute la question se réduit à déterminer si l'arsenic répond réellement à l'indication fondamentale tirée de l'insuffisance nutritive; or la réponse ne peut être douteuse. L'action eutrophique de ce médicament est démontrée par l'accroissement de l'appétit, par l'amélioration des digestions, par l'activité plus grande du processus nutritif, effets qui, à l'état sain comme à l'état pathologique, se traduisent, au bout de quelque temps, par l'augmentation de poids du corps. Il serait difficile, vous le voyez, de trouver un agent mieux approprié pour combattre la tendance consomptive qui est le propre de toutes les formes de la maladie. Ce n'est pas tout, l'arsenic remplit en outre deux indications symptomatiques importantes, car il calme l'excitation nerveuse et l'hyperkinésie cardio-vasculaire; ce dernier fait, établi depuis longtemps par l'observation clinique, a été expérimentalement démontré par Unterberger, qui a toujours constaté chez les animaux soumis à l'ingestion de l'acide arsénieux, l'abaissement de la pression du sang et la diminution de la fréquence du pouls. Pour ces motifs, je persiste à considérer comme constante l'indication de cet agent dans la phthisie commune, je l'ai déjà présentée ainsi dans mes travaux antérieurs, et une expérience encore plus variée et plus étendue n'a fait que me confirmer dans cette conclusion qui est la règle de ma pratique.

L'association de l'arsenic à l'huile de foie de morue ou à la glycérine, aidée du régime de vie que je vous ai exposé, est sans contredit le plus sûr moyen d'obtenir cette restauration organique qui doit être le but des efforts du médecin. Au début et dans les phases initiales de la tuberculose, ce traitement n'est pas seulement sûr, il est infaillible en ce sens qu'après un délai variant de quatre à six semaines, on peut constater dans tous les cas une amélioration positive de l'état général, de l'habitus extérieur, un accroissement de la force et une augmentation pondérale. Lorsque cette médication complexe est prolongée plusieurs mois, on observe assez fréquemment, surtout lorsqu'on a employé concurremment les moyens locaux dont il sera bientôt question, une diminution dans l'étendue des lésions pulmonaires, une véritable rétrocession ; mais alors même que ce résultat désirable entre tous n'est pas obtenu, ce qui est malheureusement trop fréquent dans les villes, la restauration constitutionnelle n'en est pas moins un inestimable avantage, car elle prévient le développement de lésions nouvelles, et permettant aux malades de vivre avec les lésions déjà effectuées, elle leur confère le bénéfice d'une guérison relative. Ce bénéfice est temporaire ou définitif, cela dépend des conditions de vie de l'individu.

Ce traitement réussit même à l'hôpital, je ne puis vous donner une meilleure preuve de son efficacité. Bien des fois j'ai eu la satisfaction de voir des malades quitter mes salles après un séjour de trois à quatre mois, en possession d'une régénération constitutionnelle qui leur permettait de reprendre sans fatigue leurs occupations et leur vie ordinaires; les lésions étaient bien souvent les mêmes qu'au moment de l'entrée, mais l'organisme avait été mis en état de résister à leur tendance extensive et à leur influence consomptive, et il s'écoulait un an, dix-huit mois, deux ans avant que ces individus fussent obligés de quitter à nouveau leur travail pour venir réclamer des soins; dans deux cas, ce délai, qui mesure la durée de la guérison relative, a même été de trois années, et encore est-ce à une maladie accidentellement provoquée par un refroidissement, que ces deux individus ont dû la perte de leur état d'immunité. Tels étant les résultats possibles, même à l'hôpital, vous concevez facilement que cette guérison relative puisse être définitive lorsque le traitement, opérant dans un autre milieu, s'adresse à des malades qui vivent dans des conditions hygiéniques capables d'en augmenter et d'en prolonger les effets. C'est alors aussi que l'amélioration de l'état général peut être accompagnée de la diminution ou même de la disparition des lésions locales, ce dont témoignent la circonscription de plus en plus étroite et l'intensité toujours moindre des phénomènes stéthoscopiques anormaux. J'ai déjà vu plusieurs exemples de cette heureuse évolution après un traitement hygiénique, pharmaceutique et climatérique prolongé pendant deux à trois années ; le dernier en date concerne un jeune homme de la Russie méridionale, M. C…, chez lequel j'ai constaté au mois de mai dernier, et cela de la façon la plus certaine, la disparition presque complète des signes physiques, que j'avais encore retrouvés six mois auparavant.

Depuis longtemps déjà j'ai renoncé aux préparations arsenicales liquides, elle sont d'un maniement peu commode, et de plus je crois être certain qu'elles exposent plus que les autres aux accidents de gastralgie et d'intolérance intestinale. J'emploie donc à peu près exclusivement les granules d'acide arsénieux à un milligramme ; il est essentiel que ces granules proviennent d'une pharmacie à produits irréprochables, car la manipulation en est délicate, et si elle n'est pas faite avec tous les soins et tout le temps nécessaires, on risque d'avoir un dosage irrégulier, de sorte qu'à côté de granules inertes, il y en aura d'autres qui contiendront le double, si ce n'est plus, de la quantité voulue. Je fais toujours prendre les granules au commencement de chacun des deux principaux repas, je commence avec deux par jour, et toutes les semaines j'augmente de deux, jusqu'à ce que je sois arrivé à six, huit ou même dix, selon les cas. Quand cette dose maximum est atteinte, je la maintiens indéfiniment, sauf incident pathologique nouveau, à moins qu'il ne survienne quelque phénomène d'intolérance : crampes d'estomac, inflammations oculo-conjonctivales, éruptions cutanées, vomissements, diarrhée. A côté de ces signes bien connus, je vous en indiquerai un autre que vous devez toujours rechercher avec attention, c'est un sentiment de lassitude exagérée après la marche, lequel est bientôt suivi, si la médication continue, d'une faiblesse véritable dans les membres inférieurs ; bien des fois déjà j'ai vu ce symptôme être le premier en date parmi ceux qui révèlent la saturation arsenicale. Lorsque l'un ou l'autre de ces phénomènes apparaît, je ne supprime point le médicament, mais j'en diminue notablement la dose, et plus tard je reviens, par une gradation ménagée, au maximum toléré.

Je crois devoir vous faire remarquer, en terminant, que ce traitement compliqué d'apparence est en somme d'une réalisation pratique aussi simple que commode ; tenez compte du lait qui en fait partie et vous aurez le schéma quotidien que voici : dans les heures du matin et l'après-midi, une heure et demie au moins avant le repas du soir, le lait ; au commencement ou dans le cours des repas, l'huile ou la glycérine et les granules arsenicaux, et c'est là tout. Si quelque indication accessoire se présente, vous avez donc toute la latitude nécessaire pour la remplir, et le traitement ainsi réglé n'apporte aucune entrave dans les promenades et dans les exercices aérothérapiques du malade.

Tel est, messieurs, l'ensemble des moyens hygiéniques, mécaniques et pharmaceutiques par lesquels je remplis dans les phases initiales de la phthisie commune, l'indication primordiale tirée de l'état général et de l'inertie des poumons. Nous étudierons au début de notre prochaine leçon l'indication tirée des lésions locales.

SEPTIÈME LEÇON

TRAITEMENT DE LA PHTHISIE COMMUNE

(SUITE.)

Indication fondamentale tirée du processus local. — De la zone péri-tuberculeuse. — Le catarrhe du sommet et ses rapports avec le tubercule. — Importance du traitement local. — Des divers procédés de révulsion.
Des phénomènes de catarrhe et des modifications qu'ils apportent dans la médication. — La créosote et ses effets. Procédés d'administration. — L'alcool et ses effets. De l'évolution scléreuse opposée à l'évolution caséeuse. — De quelques indications accessoires. Laits médicamenteux.
Indication fondamentale tirée de la **fièvre**.— Des diverses origines de la fièvre dans la phthisie pulmonaire. Rapports entre le type et l'origine.
Traitement de la fièvre. — Indication de la quinine; ses effets. Procédé d'administration. — Des injections sous-cutanées de bromhydrate de quinine. — Indication de l'acide salicylique; ses effets. Mode d'administration. —Nouveau procédé de la médication salicylique.

MESSIEURS,

L'amélioration de l'état général chez les tuberculeux exerce incontestablement une action favorable sur les lésions pulmonaires; mais ce serait, selon moi, une faute grave que de s'en tenir à cette influence indirecte et d'attendre d'elle seule l'atténuation du processus local; le médecin peut faire mieux, et le pouvant, il le doit. Tout dépôt tuberculeux est entouré d'une zone hyperhémique ou inflammatoire qui augmente l'étendue apparente des lésions spécifiques ; cette zone n'est point encore tuberculeuse, mais elle le deviendra presque fatalement de par la diathèse de l'individu, si elle est abandonnée à son évolution naturelle ; c'est vraiment une zone phymatogène, elle est le précurseur et l'agent de l'extension des formations tuberculeuses. Il y a donc un intérêt, une utilité de premier ordre, à combattre, à restreindre cette congestion catarrhale ou inflammatoire, puisqu'elle est la condition primordiale de la tuberculisation ultérieure dans la région qu'elle occupe ; or, tant qu'elle garde ce caractère prémonitoire, c'est-à-dire tant qu'elle reste purement congestive, cette zone est justiciable de l'intervention thérapeutique qui a réellement prise sur elle, et c'est là pour le traitement local une première et importante indication.

Mais, ce que je dis du progrès des lésions déjà réalisées, est également vrai de la production des altérations premières ; le mécanisme pathogénique est de tous points le même, qu'il s'agisse de genèse initiale ou d'extension secondaire. La formation du tubercule n'est point un acte isolé et indépendant de tout autre élément pathologique ; c'est le résultat d'un travail préalable d'irritation, qui a pour expression et pour agent la congestion, le catarrhe ou l'inflammation ; seulement, au lieu de produits inflammatoires communs ou indifférents, ce travail irritatif, en raison du terrain qu'il occupe et de la diathèse qui le domine, engendre le produit spécial qui a nom tubercule. Il résulte de là, veuillez, je vous prie, noter avec soin cette conclusion, que la formation des premiers tubercules est un acte de seconde étape, qui a été néces-

sairement précédé d'une phase, courte ou longue, d'irritation congestive ; c'est cette hyperhémie qui est l'acte
initial, l'acte générateur. Croyez-vous que le catarrhe
du sommet soit toujours lié d'emblée, dès son apparition,
à la présence de tubercules ? Pas le moins du monde ; il
est l'indice d'une tuberculisation imminente, et nous
devons pour ce motif lui attribuer une signification des
plus redoutables ; mais rien ne prouve qu'il soit constamment en rapport, dès son début, avec des productions
tuberculeuses déjà réalisées. Certains faits au contraire
démontrent nettement la justesse de mon opinion, et
que ce catarrhe, à sa période initiale, n'a que la valeur
d'un phénomène précurseur. Je vous ai parlé antérieurement de catarrhes de ce genre guéris en quelques
semaines par les pratiques aérothérapiques ; une guérison aussi rapide dans ces circonstances n'est-elle pas
la preuve que les tubercules étaient encore absents?
J'ai observé moi-même un cas qui me paraît avoir à ce
point de vue toute la netteté d'une démonstration anatomique.

Il concerne un jeune homme de vingt-trois ans, d'une
constitution robuste, dont j'avais à plusieurs reprises
constaté la santé irréprochable. Vers la fin de 1877, sur-
vinrent de la fatigue, un peu d'amaigrissement, quelques
accès de toux, et en février et mars 1878 il y eut à trois
reprises de très légères hémoptysies, sans aucun signe
stéthoscopique appréciable. Le malade se refusant, **malgré** mes conseils, à rentrer immédiatement dans son
pays, je le soumis à une médication prophylactique, et
il fut convenu qu'il viendrait se faire examiner toutes les
semaines. Les choses allèrent ainsi jusqu'au commence-

ment de juin, mes investigations réitérées donnant tou-
jour des résultats négatifs ; un jour la situation change,
et je trouve des signes certains de catarrhe au sommet
droit sous forme de craquements secs dans toute la
région sus-épineuse ; notez que mon examen de la
semaine précédente avait donné comme tous les autres
des résultats nuls ; le catarrhe dont je constatais la présence était donc rigoureusement à son début. Sans autre
délai, j'impose au malade une résidence de montagne.
Trois mois après, je le revois en Suisse ; je l'examine à
deux reprises différentes avec le plus grand soin, et je
ne retrouve pas vestige de ce catarrhe, d'autant plus
redoutable qu'il avait été précédé d'hémoptysies. J'ai
revu ce jeune homme un an plus tard, l'intégrité de
l'appareil respiratoire subsistait entière.

La signification de ce fait ne peut être douteuse. Grâce
à un concours de circonstances malheureusement trop
rares, j'ai saisi le catarrhe du sommet au moment même
de son éclosion, j'ai opposé à son développement, entre
autres moyens de traitement, l'influence de l'altitude, et
en moins de trois mois la guérison a été obtenue ; le
catarrhe n'était certainement pas lié à des productions
tuberculeuses déjà effectuées, il en annonçait l'imminence ; c'était, comme cela est le plus souvent au début,
un catarrhe phymatogène. Ayant pu intervenir dès les
premiers jours, j'ai réussi rapidement et complètement,
et les succès de ce genre seraient plus fréquents, si le
médecin avait plus souvent l'occasion d'agir aussitôt
que j'ai pu le faire, si surtout il n'était pas découragé
en pareille occurrence par la théorie erronée, qui considère le catarrhe du sommet comme l'indice d'une

tuberculisation réalisée. Qu'il en soit ainsi dans certains cas, c'est possible ; mais ce rapport n'est pas constant. C'est là du moins ce que l'observation m'a enseigné, et j'espère que les faits précédents vous feront partager ma conviction.

De même que la zone périphérique des lésions tuberculeuses, déjà effectuées, est une zone purement congestive qui annonce et qui réalise le développement de tubercules nouveaux, de même le catarrhe du sommet qui, dans l'immense majorité des cas, est le phénomène initial de la phthisie commune, peut être un simple catarrhe phymatogène, il n'est point constamment d'emblée un catarrhe tuberculeux. Pendant combien de temps conserve-t-il ce caractère de simplicité initiale ? Il m'est impossible de vous le dire ; mais cette phase de bénignité relative est pour moi chose certaine, et j'estime que le médecin qui est en présence d'un catarrhe limité de l'un ou des deux sommets doit toujours le considérer, ou tout au moins le traiter, comme un accident simplement prémonitoire, comme un accident curable. Si l'altération est de date toute récente, ce jugement a toute chance d'être exact ; dans le cas contraire, le traitement qu'il impose a néanmoins une efficacité positive pour ralentir et enrayer les formations tuberculeuses ; donc, à tous les points de vue, mieux vaut ici l'excès de confiance que la précipitation dans le découragement.

Telles étant les données qui me servent d'indications, vous pouvez pressentir l'importance que j'attache au traitement local ; il doit être appliqué sans hésitation dès le début, dès l'apparition des premiers signes stéthoscopiques ; Graves, qu'il faut toujours citer sur ce sujet

comme sur bien d'autres, voulait même qu'on soumît
à une révulsion permanente tous les individus chez lesquels on pouvait craindre le développement de la tuberculose, c'est-à-dire qu'il faisait de cette révulsion l'un
des moyens du traitement prophylactique. Je n'oserais
aller aussi loin, mais, en revanche, je veux qu'on inter-
vienne sans délai au premier signal d'une lésion confirmée, quelque légère qu'elle soit ; sans méconnaître en
effet les importants services que peut rendre le traitement local dans les périodes plus avancées de la maladie, je vous déclare que c'est au début qu'il présente
incontestablement son maximum de puissance.

Pour être utile, ce traitement doit être poursuivi avec
une infatigable persévérance ; quel que soit le procédé
de révulsion que vous mettiez en œuvre, dites-vous bien
qu'une seule application est certainement stérile , la
répétition, je dirai presque la continuité de l'action
révulsive, voilà la condition d'une utilité réelle. Du
moment que ce précepte fondamental est observé, tous
les procédés révulsifs sont à peu près également bons,
et vous pouvez choisir, selon les circonstances, entre les
vésicatoires volants, les pointes de feu et les cautères ;
cependant il ne faut pas perdre de vue l'action des vésicatoires sur la muqueuse urinaire ; cette action peut être
négligée lorsqu'il ne s'agit que d'une ou deux applications séparées par un intervalle de plusieurs jours ; mais
il n'en est plus de même dans la méthode qui nous occupe,
et pour ma part je n'ai recours aux vésicatoires que
lorsque les malades, par une pusillanimité non justifiée
d'ailleurs, se refusent aux autres moyens de révulsion.
Les pointes de feu sont d'une application facile et rapide ;

elles sont vraiment peu douloureuses, et je les ai employées en mainte circonstance; toutefois, leur action me paraît plus superficielle, moins durable que celle des cautères, et c'est à ces derniers en somme que je donne encore aujourd'hui la préférence.

Ce sont des cautères à la pâte de Vienne que je fais placer au nombre de trois à la fois sous la clavicule, d'un seul ou des deux côtés, selon le siège des lésions; ils sont petits, de la grandeur d'une pièce de vingt centimes au maximum, et bien espacés; je ne les entretiens pas, je n'y applique ni pois, ni pommade épispastique, il me suffit de la suppuration nécessaire pour l'élimination de l'eschare. Mais dès que la dessiccation commence, j'en fais placer d'autres, de la même manière, et je continue de la sorte aussi longtemps que je constate quelque modification favorable. Une observation plus prolongée a pleinement confirmé les avantages que j'ai antérieurement assignés à cette méthode : le processus local est enrayé soit définitivement, soit pour un temps notable; non seulement les lésions ne s'étendent pas, mais elles rétrogradent; ou tout au moins leur évolution est arrêtée, en ce sens qu'elles ne dépassent pas la période d'induration et de catarrhe, et que le ramollissement ulcéreux qui en est la suite la plus redoutable est pour longtemps retardé. De plus, ces applications répétées de cautères ponctiformes sont constamment utiles pour diminuer la toux, et pour calmer les douleurs thoraciques propres à cette période de la maladie.

Dans le cas où vous rencontrerez une résistance invincible à l'endroit de ces divers modes de traitement, vous aurez la ressource des emplâtres de thapsia, des applications d'huile de croton, enfin, au dernier échelon de la série, des badigeonnages de teinture d'iode ; ces moyens sont sans comparaison moins efficaces que les autres, mais faute de mieux ils sont préférables à l'inaction ; en toute circonstance faites ce que vous pourrez, mais faites quelque chose, et ne vous résignez jamais à abandonner la méthode révulsive, qui est une des armes les plus puissantes de votre thérapeutique.

Je vous recommande de combattre avec la même sollicitude les premiers symptômes d'irritation laryngée ; le plus souvent tardif, cet accident peut être contemporain des premières lésions pulmonaires, il peut même, comme vous le savez, en devancer l'apparition d'un temps plus ou moins long. Or, chez un individu menacé de tuberculose, cette laryngite, quelque légère qu'elle paraisse, ne doit jamais être négligée ; d'une part elle peut être l'indice d'une localisation imminente du tubercule sur le larynx; d'autre part, elle peut être le point de départ d'une irritation trachéo-bronchique descendante, qui hâte le développement des altérations pulmonaires. En toute condition, cette laryngite est donc un phénomène notable qui peut avoir de fâcheuses conséquences pour l'évolution ultérieure de la maladie, et le principe fondamental que je vous ai tant de fois rappelé touchant l'influence nocive des irritations respiratoires, exige une intervention immédiate et soutenue. Tout en traitant le malade, vous devez donc traiter sa laryngite, et vous emploierez dans ce but soit les inhalations médicamenteuses, soit les applications topiques au moyen du laryngoscope, mais surtout et avant tout les révulsifs, entre lesquels je vous signale particulièrement les applications d'huile de croton et les badigeonnages iodés sur la région laryngo-trachéale. Répétés avec une insistance suffisante, ces moyens bien simples suffisent le plus souvent pour triompher de la laryngite précoce, dont il s'agit en ce moment. Il ne faut jamais omettre d'aider l'action du traitement par le repos de l'organe ; ce repos doit être aussi complet que possible, j'ai parlé ailleurs d'un médecin des plus distingués qui, pris de ce catarrhe laryngé suspect, s'imposa héroïquement un mutisme absolu pendant plus d'une année, sacrifice qui fut du reste couronné d'un plein succès. Sans prétendre exiger de vos malades une privation aussi pénible, vous devez leur faire comprendre les motifs d'une prudente réserve, et cette précaution est surtout indispensable lorsqu'il s'agit de personnes dont la profession exige un usage immodéré de la parole. Malheureusement, c'est précisément alors que vos conseils ont le moins de chances d'être suivis, mais vous ne devez pas moins les faire entendre avec une infatigable ténacité. — L'indication si importante fournie par le principe des irritations, oblige le médecin à défendre aux malades les métiers à poussières, ainsi que ceux qui exposent à l'inhalation de vapeurs irritantes ou caustiques ; la nécessité de cette interdiction est tellement évidente qu'il est presque inutile de la signaler.

Dans notre précédente leçon, Messieurs, je vous ai fait connaître les moyens par lesquels je remplis l'indication tirée de l'insuffisance nutritive et de l'inertie des poumons, je viens de vous entretenir des moyens par lesquels j'obéis à l'indication fournie par les irritations et les lésions locales, cette association forme l'ensemble de ma pratique; c'est là le traitement complexe que je mets invariablement en œuvre dans les périodes initiales et apyrétiques de la tuberculose confirmée. Je n'y change rien, rien d'essentiel s'entend, aussi longtemps que la toux reste rare et sèche; mais du moment que les phénomènes de catarrhe broncho-pulmonaire s'accusent par une expectoration habituelle, même peu abondante, alors je me préoccupe de restreindre autant que possible cet état catarrhal, parce qu'il ajoute à la fatigue et aux spoliations du malade, et surtout parce qu'il favorise l'extension des lésions tuberculeuses.

Il y a donc là une indication nouvelle, dont l'importance à mes yeux est considérable.

Pendant bien des années j'ai rempli cette indication au moyen des balsamiques, goudron, térébenthine, administrés à l'intérieur et en inhalations; mais depuis les travaux de Bouchard et Gimbert sur la créosote pure du hêtre, j'ai totalement renoncé à ces agents parce que mon observation personnelle, confirmant les résultats annoncés par ces éminents confrères, m'a bientôt convaincu de la supériorité de la créosote. Plus rapidement et plus sûrement que tout autre, ce remède diminue l'expectoration; il restreint, en desséchant les bronches, l'étendue des lésions catarrhales; par là, il réduit déjà dans une notable proportion le champ des altérations pulmonaires; mais ce n'est pas tout et je suis porté à croire que la créosote peut agir sur les lésions fondamentales elles-mêmes, sur les lésions tuberculeuses, et en favoriser l'évolution scléreuse qui, dans l'espèce, vous le savez, est le mode de la guérison.

Plusieurs fois déjà, chez des malades que j'ai maintenus
à ce traitement après qu'il avait amené la disparition
des phénomènes de catarrhe pérituberculeux, et réduit
ainsi au minimum l'étendue des signes sléthoscopiques,
j'ai pu constater, après deux ou trois mois, une nouvelle
diminution de la région altérée, diminution qui, dans
deux cas, a coïncidé avec l'apparition d'une zone de souffle
et de bronchophonie à la périphérie de la partie malade.
Ces signes marchant de pair avec une amélioration complète de l'état général, je les ai attribués à une sclérose
limitante développée autour du foyer de ramollissement
notablement restreint dans son étendue. L'un de ces cas
a été observé à l'hôpital ; il concerne une fille de vingt-
deux ans, affectée de tuberculose du sommet gauche à la
phase de ramollissement ; pendant les trois mois qu'elle
a passés dans nos salles, elle a été soumise à mon traitement ordinaire, plus à la médication créosotée, et lorsqu'elle est sortie, elle présentait, avec une augmentation
de poids de quinze livres, les modifications locales que
je viens de vous indiquer. Cette remarquable amélioration a duré tout près de deux ans ; mais dans les grands
froids de décembre 1879, cette malade a contracté une
broncho-pneumonie pour laquelle elle est revenue dans
mon service dans un état des plus graves. Une difficulté
administrative l'a obligée d'en sortir dès qu'elle a été
convalescente, mais je doute qu'elle puisse après cet
assaut revenir à l'état d'immunité relative, dont elle a
joui pendant près de deux années.

Le second de ces cas concerne un Russe d'une tren-
taine d'années qui, lui aussi, a dû au traitement, une
diminution de plus de moitié du foyer de ramollisse-

ment qu'il portait à l'un des sommets. Voilà deux ans que cette modification s'est produite ; mon dernier examen date de six mois, et à ce moment, l'état local se maintenait le même, et l'état général était des plus satisfaisants. Ce monsieur continue son traitement, peut-être lui devra-t-il une nouvelle amélioration, mais en tout cas, en raison des conditions hygiéniques dans lesquelles il vit, il est certain que le bénéfice acquis sera définitif, toute réserve faite naturellement des maladies accidentelles qui peuvent frapper l'appareil respiratoire.

En raison de ces faits et d'autres analogues, je pense donc, ainsi que je vous l'ai dit, que la créosote, aidée des autres moyens, peut agir non seulement sur les lésions catarrhales, mais sur les altérations tuberculeuses, en faisant prédominer l'évolution scléreuse sur l'évolution nécrobiotique ou caséeuse ; vous remarquerez, du reste, que tout l'ensemble de mon traitement est combiné en vue de ce résultat, auquel concourent efficacement les agents de régénération constitutionnelle, et l'intervention constante de l'alcool sous une forme quelconque ; l'aptitude de ce dernier à provoquer les formations scléreuses est chose parfaitement établie.

Indépendamment de ces effets, on doit encore reconnaître à la créosote une action antiseptique ou antiputride, grâce à laquelle la fièvre de résorption, dont nous apprendrons bientôt à connaître l'importance, est considérablement retardée.

A tous ces points de vue, la créosote est donc un médicament précieux, et, depuis que mes observations ont confirmé les conclusions de mon savant collègue et ami

Bouchard, je n'ai jamais omis de le mettre en usage; du moment que l'indication spéciale précédemment formulée se présente à moi, je donne la créosote; or cette indication tirée de l'état catarrhal est constante pour peu que la tuberculose soit avancée, elle ne manque que tout à fait au début; par conséquent ce remède est aujourd'hui l'un des agents fondamentaux de mon traitement; il en est en outre un agent permanent; une fois cette médication établie, je la maintiens, pour la raison que les indications auxquelles elle répond sont elles-mêmes persistantes. Au surplus, ce n'est pas en quelques jours que ce remède produit ses effets, il n'est utile qu'avec l'aide du temps; la fièvre n'est point une contre-indication à son emploi, le seul obstacle pratique, c'est la gastralgie qui suit parfois une administration longtemps prolongée.

Il importe donc de choisir une méthode qui mette autant que possible à l'abri de ces inconvénients; dans ce but il faut avant tout ne pas forcer les doses; vous pourrez sans difficulté aucune faire tolérer pendant des mois, ou plutôt, aussi longtemps que vous le voudrez, une dose faible, mais pourtant efficace grâce à la continuité d'action, tandis que vous pourrez au bout de peu de jours être contraints de suspendre la médication, si vous usez d'une dose forte; or le remède une fois supprimé par suite d'intolérance, vous aurez beaucoup de peine à le faire accepter à nouveau. Donc, dose initiale faible, augmentation très graduelle, voilà la première règle à observer. Je ne donne jamais pour débuter plus de vingt centigrammes par jour; j'arrive par un accroissement progressif de cinq centigrammes toutes les semaines ou tous les dix jours, à trente, quelquefois à quarante centigrammes, mais je n'ai jamais dépassé cette dose ; je l'atteins même rarement, ayant constaté, je vous le répète, que l'usage non interrompu d'une dose faible est véritablement efficace, et n'expose point aux accidents de gastralgie, dont l'apparition, à toute époque de la maladie, est une véritable complication. Vingt à trente centigrammes par jour, voilà ma dose ordinaire, et je débute toujours par vingt, parfois même par dix.

J'ai complètement renoncé à donner la créosote pure, c'est-à-dire sous forme capsulaire, en raison de l'irritation inévitable alors de la muqueuse gastrique ; j'ai également abandonné l'usage des vins créosotés, le goût en est détestable, et ils provoquent bientôt une invincible répugnance. Après avoir constaté les inconvénients de ces préparations, je me suis arrêté à un procédé qui n'apporte aucune complexité nouvelle dans le traitement, et qui a l'avantage d'assurer une tolérance quasi indéfinie du remède ; je le fais prendre dans l'huile de foie de morue ou dans la glycérine, suivant que le malade emploie l'un ou l'autre de ces médicaments. En ce qui concerne l'huile, je puis vous affirmer, après une épreuve bien des fois répétée, que l'addition de la créosote est un correctif du goût nauséabond de cette substance ; je m'en suis assuré moi-même, et en outre, j'ai vu nombre de malades qui, après avoir refusé l'huile pure, l'acceptaient facilement ainsi modifiée ; je fais donc ajouter 20 centigrammes de créosote à la dose quotidienne d'huile, et j'y joins une goutte d'essence de menthe, ce qui a l'avantage de ne laisser dans la bouche après l'ingestion, que la saveur fraîche et le goût pénétrant de cet arome. Supposant donc que le malade prenne 50 grammes d'huile, la formule de la mixture pour l'usage quotidien est la suivante : huile de foie de morue, 50 grammes ; — créosote de hêtre, 20 centigrammes ; — essence de menthe, une goutte. Il est facile de faire préparer sur ces bases un ou plusieurs litres du médicament ; mais il faut avoir soin, lorsqu'on réussit à augmenter la dose d'huile, de modifier les proportions de créosote, de manière que la quantité quotidienne de cette dernière ne dépasse pas trente à quarante centigrammes, ce qui est, je vous l'ai dit, mon maximum ordinaire. Aussi me paraît-il préférable, toutes les fois que la chose est possible, de répéter journellement la préparation du mélange.

Lorsqu'il s'agit de glycérine, cette précaution est moins nécessaire, parce que je maintiens à peu près uniformément la dose du véhicule ; après plusieurs essais, j'ai adopté pour dose quotidienne la formule que voici : glycérine, 40 grammes ; — cognac ou rhum, 10 grammes ; — créosote, 20 à 40 centigrammes ; — essence de menthe, une goutte ; cela représente de deux et demie à trois cuillerées à bouche. Cette mixture est très agréable au goût, elle ne cause aucune fatigue gastrique, et je n'ai jamais rencontré la moindre difficulté quant à la tolérance, même après un usage très prolongé ; cette forme est certainement mieux et plus longtemps acceptée que la mixture à l'huile de foie de morue, et elle assure en toute circonstance la possibilité de cette médication fondamentale, c'est là son plus précieux avantage ; mais, je vous le répète encore, il faut toujours, et avant tout, essayer, par tous les moyens en notre pouvoir, d'instituer et de maintenir le traitement par l'huile.

Je vous ai dit itérativement que l'alcool sous une forme quelconque est un élément constant de ma thérapeutique; aussi, aux malades qui, tolérant l'huile, ne prennent pas de glycérine alcoolisée, je donne journellement de 30 à 60 grammes de rhum ou de cognac sous forme de grog qu'ils prennent à leur goût soit dans le cours, soit dans l'intervalle des repas; je vous ai signalé il y a quelques instants les raisons de l'importance que j'attache à cette partie de la médication.

En traitant de la prophylaxie, j'ai appelé votre attention sur une indication accessoire qui est parfois fournie par la phosphaturie; cette indication, vous le concevez, peut se présenter ou persister lorsque la maladie est confirmée, il faut la remplir, et cela peut se faire sans aucune complication dans le traitement institué; ce détail, croyez-moi, est d'un grand intérêt pratique : si vous voulez que votre médication soit rigoureusement et longtemps suivie, il faut à tout prix éviter au malade l'ennui, bientôt intolérable, d'avoir à prendre quelque remède à chaque heure de la journée; du reste, si le patient s'y résignait, son estomac ne s'en accommoderait pas longtemps. Aussi dans le cas supposé, l'administration des phosphates doit avoir lieu par l'intermédiaire du lait; avec ce procédé vous avez l'avantage de ne pas ajouter aux obligations thérapeutiques du malade, et de plus vous pouvez donner le médicament à doses plus élevées que si vous le faisiez prendre en nature; or il en est du phosphate de chaux comme de l'huile de foie de morue, il n'agit efficacement qu'à la dose de plusieurs grammes par jour. L'expérience a prouvé que si l'on mêle à la nourriture quotidienne d'une vache 80 grammes de poudre d'os calcinés, chaque litre de lait renferme de 2 à 3 grammes de phosphate de chaux tribasique ; peut-être même ce chiffre est-il au-dessous de la vérité, car Daremberg, dans une communication orale qu'il a bien voulu me faire, m'a déclaré qu'en opérant sur des chè-vres, et en leur faisant absorber chaque jour 80 grammes de poudre d'os et 10 grammes de sel marin, on arrivait à avoir 10 grammes de phosphate dans un litre et demi de lait, ce qui représente un peu plus de 6 grammes et demi par litre. Il est possible que cet écart tienne surtout à la diversité de l'espèce animale, mais il résulte de ces données que, sans compliquer aucunement le régime thérapeutique du malade, on peut, au moyen des laits phosphatés de vache ou de chèvre, le soumettre, en cas de besoin, à une médication phosphatique à dose efficace.

La même méthode vous permettra de remplir au moyen du lait iodé l'indication qui se présente dans la phthisie scrofuleuse, lorsque vous ne pouvez réussir à faire tolérer l'huile de foie de morue en quantité suffi-sante. La glycérine répond bien, alors comme toujours, à l'indication de l'hypotrophie qui est commune à toutes les phthisies; mais, si l'on s'en tient là, l'indication cau-sale particulière issue de l'origine scrofuleuse de la ma-ladie sera négligée au grand détriment du malade ; le lait iodé vous offre le moyen de remplir cette obligation importante, sans troubler, sans compliquer l'ensemble du traitement.

J'en ai fini, Messieurs, avec les indications constantes et variables des périodes apyrétiques de la phthisie

lente ou commune, et nous devons maintenant envisager les **phases fébriles** de la maladie.

De même que l'apparition de la fièvre marque une
nouvelle étape dans l'évolution de la tuberculose, de
même elle introduit dans la situation thérapeutique une
modification constante ; car cette fièvre doit être traitée,
et cela constamment, imperturbablement. La fièvre est
par elle-même un processus de consomption ; c'est là,
vous le savez, un de mes principes fondamentaux ; conséquemment, quoique la fièvre ne soit ici qu'un élément
symptomatique, il n'en est pas moins nécessaire, urgent, de la combattre. En délivrant le malade de la fièvre,
vous le soustrayez à un travail de dénutrition rapide qui,
abandonné à lui-même, va précipiter la consomption ;
de plus, vous diminuez la durée de l'interruption dans
le traitement fondamental ; enfin, vous sauvegardez les
fonctions gastriques, et vous prévenez, au moins dans
la mesure du possible, le développement d'un état dyspeptique qui est trop souvent définitif. Donc la fièvre doit
être traitée ; cette obligation est à mes yeux l'une des
plus impérieuses de la thérapeutique dans la phthisie
pulmonaire.

Mais pour diriger au mieux ce traitement, pour apprécier avec exactitude et ses effets et la situation du
malade, il est essentiel de bien connaître les DIVERSES
ORIGINES DE LA FIÈVRE chez les tuberculeux. C'est en
effet une bien grande erreur que de lui attribuer toujours la même signification, et de se borner dans la pratique à cette notion presque aussi stérile que vague : il
y a de la fièvre. Ici plus que jamais, il faut recourir aux
lumières de l'analyse pathogénique. Permettez donc que je

vous rappelle sommairement les conclusions nouvelles auxquelles l'observation m'a conduit ; ces conclusions ont été développées dans la partie pathologique de cet enseignement, je ne m'attache plus ici qu'aux types fondamentaux.

A un moment quelconque de la maladie, la fièvre peut être liée aux formations granuleuses primitives ou secondaires dont les poumons sont le siège ; cette fièvre est souvent la plus précoce de toutes ; dans l'immense majorité des cas, elle est intermittente, quotidienne, à accès vespéral dont les trois stades sont plus ou moins nettement accusés ; le déclin a lieu dans la nuit, bien avant le matin. Par exception rare, l'accès a lieu le matin de bonne heure, et c'est à l'exploration du soir qu'on trouve le minimum thermique de la période de vingt-quatre heures ; c'est une variété du type inverse, qui est assez fréquent dans la granulose miliaire aiguë. Cette forme peut être rémittente, c'est-à-dire subcontinue avec une forte rémission matinale, mais cela ne se voit guère que dans les formations granuleuses secondaires, c'est-à-dire à une époque avancée de la maladie. En raison de son origine, j'appelle cette fièvre, *fièvre de granulation* ou *de tuberculisation*.

A un moment quelconque de la maladie, la fièvre peut être liée au développement de foyers pneumoniques ou bronchopneumoniques, tuberculeux ou simples ; cette fièvre est subcontinue, à maximum vespéral ; elle dure autant que l'inflammation intercurrente ; elle ne s'éloigne guère par ses caractères de la fièvre symptomatique d'une bronchopneumonie primitive. C'est la *fièvre d'inflammation.*

A partir de la période du ramollissement tuberculeux, deux autres éventualités pyrétogènes viennent s'ajouter aux précédentes : la fièvre peut être liée au travail ulcératif plus ou moins rapide qui aboutit à la formation des cavernes ; elle est subcontinue à ascension vespérale comme la précédente ; il m'a paru que les rémissions matinales y sont moins accusées, mais en somme je n'ai pas pu saisir de caractère différentiel notable et constant entre ces deux formes ; il est facile, en revanche, de les distinguer par l'examen stéthoscopique, dont les résultats sont fort dissemblables dans les deux cas. J'appelle cette fièvre *fièvre d'ulcération* ou *d'excavation*.

Enfin, du début de la phase de ramollissement jusqu'à la fin de la maladie, en passant par la période cavitaire, la fièvre peut être liée à la résorption des produits dont la nécrobiose, les sécrétions bronchiques et caverneuses encombrent le poumon ; ces éléments sont pyrétogènes, la fièvre à laquelle ils donnent lieu est à la fois la plus fréquente et la plus redoutable de toutes par sa durée, car elle est indéfinie si elle n'est pas combattue ; elle peut être intermittente à accès vespéral, ou intermittente à type double quotidien, le premier accès ayant lieu vers onze heures ou midi. Mais elle est le plus communément rémittente avec une chute matinale qui ne ramène pas le chiffre thermométrique normal, mais qui est souvent assez marquée pour qu'il y ait un écart d'un degré et demi à deux degrés entre la température du matin et celle du soir. Dans l'une et l'autre variété, intermittente et rémittente, il peut y avoir un frisson ou quelques frissonnements au début de l'ascension vespérale, et la fin du paroxysme est ordinairement accompagnée de sueurs abondantes.

Ainsi entendue et définie dans son mode pathogénique, cette fièvre correspond à celle qui a été vaguement désignée jusqu'ici sous le nom de fièvre hectique des tuberculeux. C'est pour moi la *fièvre de résorption*.

Telles étant les origines fort différentes de la fièvre dans la phthisie, les résultats de la thérapeutique doivent évidemment être dissemblables. Dans les trois premiers groupes, la fièvre est le symptôme d'un travail local, et elle dure aussi longtemps que ce travail lui-même, je ne connais d'exception à cette règle que pour la fièvre précoce liée aux premières poussées granuleuses ; celle-là peut être supprimée pour un temps plus ou moins long, encore bien que le développement des productions tuberculeuses continue à progresser, comme le montre trop clairement l'examen stéthoscopique. Quant à la fièvre de résorption, que je substitue sans réserve, avec les caractères ci-dessus précisés, à la fièvre dite hectique des auteurs, elle est l'expression d'un véritable empoisonnement septique ; elle est indépendante, lorsqu'elle est pure, de tout processus anatomique, et elle peut être suspendue par un traitement approprié, maintenu ou répété avec une suffisante persévérance.

On pourrait inférer de là que cette dernière forme de fièvre est la seule qui doive être combattue, et que les autres peuvent être sans dommage abandonnées à l'influence dominante de l'altération locale qui les engendre ; ce serait une erreur grave. Oui, cela est vrai, sauf l'exception que j'ai signalée, ces fièvres symptomatiques d'une lésion matérielle persistent, quoi qu'on fasse, durant l'ascension et l'état du travail anatomique ; mais si nous n'avons pas de prise sur leur existence,

nous en avons une constante, ou à peu près constante, sur
leur intensité, et ce n'est pas un médiocre bénéfice que
de restreindre, ne fût-ce que d'un faible degré, la consomption aiguë que représente tout mouvement fébrile.
C'est pour ce motif que, malgré la fortune bien différente
des agressions thérapeutiques, je traite toujours et
quand même la fièvre de mes trois premiers groupes,
comme je traite toujours et quand même la fièvre de résorption.

C'est en général par les préparations de quinine que
je combats ces fièvres symptomatiques ; toutefois, lorsque
la fièvre d'inflammation ou d'ulcération se développe
chez un malade qui a déjà présenté la fièvre de résorption, j'ai recours de préférence à l'agent antipyrétique
que j'emploie dans cette dernière circonstance, c'est-à-
dire à l'acide salicylique, ainsi que je vous l'expliquerai
bientôt. Ce cas réservé, je n'ai pas observé jusqu'ici une
indication suffisante d'abandonner la médication quinique. Constamment préoccupé de sauvegarder autant
que possible l'intégrité des fonctions de l'estomac, je
n'emploie pas le sulfate, je me sers du bromhydrate de
quinine, dont l'action irritante sur la muqueuse gastrique
est beaucoup moins prononcée. D'un autre côté, il est essentiel de concilier ces deux conditions : usage peu prolongé et effet réellement utile de la médication ; pour atteindre ce but, il faut administrer le remède selon le
procédé qui assure le maximum d'effet de la dose
donnée. Cette précaution est trop souvent négligée, et
par une mauvaise répartition on arrive à l'intolérance, à
la dyspepsie, sans réussir à modifier notablement le
mouvement fébrile. Un gramme de sulfate, ou bien un

gramme et demi de bromhydrate, voilà une dose d'une incontestable puissance; mais fractionnez cette dose en cinq ou six prises dans les vingt-quatre heures, et dans les conditions dont il s'agit, vöus n'obtiendrez rien ou fort peu de chose; la raison, c'est que l'organisme ne subira à aucun moment l'action de la dose totale, vu la rapidité de l'élimination de la substance; par suite, quand vient l'heure de l'accès ou de l'augment vespéral, la reprise a lieu comme auparavant, parce que vous n'y avez opposé en réalité qu'une dose insuffisante de quarante à soixante centigrammes, selon le fractionnement que vous avez adopté.

Mon principe est le suivant : faire coïncider l'action complète de la dose, aussi totale que l'élimination le permet, avec l'heure qui précède l'exacerbation ou le développement de la fièvre; c'est en moyenne après un intervalle de six heures que la quinine produit la plénitude de ses effets antithermiques, donc je donne le médicament sept heures avant le moment de l'accès, et j'ai soin que la dose entière soit prise dans l'espace de quinze à vingt minutes au plus. Ma pratique, toute personnelle, est celle-ci : le premier jour, j'administre à dix minutes de distance quatre cachets contenant chacun cinquante centigrammes de bromhydrate; le malade prend ainsi deux grammes en trente minutes. — Si la chute vespérale, relativement à la température de la veille, n'atteint pas un degré, je donne encore un gramme et demi le second jour de la même manière. — Quel que soit le chiffre thermique le soir, même s'il ne dépasse pas celui du matin, je fais prendre un gramme en deux fois à dix minutes de distance, le troisième jour.

— Je laisse alors reposer le malade au moins pendant deux jours, le plus ordinairement pendant trois, après quoi, si besoin est, je recommence la médication suivant les mêmes règles. J'ai traité ainsi un bien grand nombre de phthisiques, et quelque constance que j'aie mise dans ma thérapeutique, je ne pense pas avoir observé un seul cas de dyspepsie qui lui fût imputable; de même je n'ai jamais vu la fièvre conserver son intensité primitive. Non seulement elle est considérablement abaissée, au point d'être souvent nulle au second ou au troisième jour, pendant la période active de la médication; mais dans les jours de repos, la reprise, qui est constante, à moins que le travail local pyrétogène ne soit achevé, la reprise, dis-je, ne ramène presque jamais les maxima observés avant le début du traitement.

La FIÈVRE DE TUBERCULISATION, anormale par sa précocité, qui, chez certains sujets particulièrement excitables ou débiles, accompagne les premières manifestations pulmonaires, est toujours considérablement amoindrie, et, dans bon nombre de cas, je l'ai vue prendre fin après deux, trois séries de la médication ci-dessus décrite, parfois même après une seule intervention de ce genre. Les résultats sont moins satisfaisants lorsque cette fièvre est liée aux formations granuleuses secondaires, qui se développent plus ou moins tardivement autour de foyers tuberculeux ou pneumoniques préexistants ; je n'ai jamais observé la terminaison de la fièvre avant la fin du travail local; j'ai pu constater plusieurs fois la transformation d'une rémittente en intermittente, mais c'est là tout ; en revanche, je n'ai jamais manqué d'obtenir une diminution notable des chiffres thermiques vespéraux, diminution qui a souvent dépassé un degré, de sorte que la consomption fébrile, au grand avantage du malade, est, en fin de compte, réduite au minimum.

Les résultats sont sensiblement les mêmes dans la FIÈVRE D'INFLAMMATION liée aux poussées congestives, aux bronchites, bronchopneumonies ou pneumonies intercurrentes. D'après mes observations, je puis évaluer à un degré au moins l'abaissement vespéral qui suit la première administration du bromhydrate de quinine; le second jour, il y a encore une diminution de plusieurs dixièmes de degré; elle est au moins maintenue, si ce n'est encore accentuée après la dose moindre du troisième jour; et il est extrêmement rare que dans les deux ou trois jours de repos qui suivent, la température du soir ne reste pas inférieure à ce qu'elle était avant le début du traitement, malgré l'ascension qui suit presque inévitablement la suppression du remède. La seconde série de la médication intervenant alors, la fièvre est de nouveau abaissée au-dessous du degré qu'elle a présenté pendant la première phase quinique, et j'ai vu bien des fois ce mouvement fébrile prendre fin, alors que le travail local dont il était le symptôme était manifestement encore à sa période d'état; l'action thérapeutique est donc dans ce cas tout aussi puissante que dans la pneumonie franche, soumise au traitement antipyrétique.

Il en est tout autrement dans la troisième forme du groupe que nous étudions; la FIÈVRE D'ULCÉRATION oppose à la médication antifébrile une résistance presque absolue; quelques dixièmes d'abaissement vespéral, voilà tout ce qu'on obtient, et encore faut-il ajouter que, durant les phases de repos, la température reprend à peu près constamment son degré primitif. J'ai varié les procédés d'administration, j'ai varié les agents antithermiques, et je n'ai pas réussi à produire un effet plus notable ; cette fièvre est donc assurément la plus tenace de toutes. Je dois vous mettre en garde à ce sujet contre l'erreur qui consisterait à attribuer à l'influence thérapeutique un phénomène tout spontané, qui est parfois observé en pareille circonstance : lorsque le tissu, tuberculeux ou non, qui entoure la zone où se passe le travail d'ulcération, n'est pas enflammé simultanément, il peut arriver que la fièvre cesse complètement lorsque l'élimination est achevée ; c'est là, pour le dire en passant, un incident des plus favorables et qui est malheureusement trop rare. On peut voir alors tomber définitivement dans un espace de quarante-huit à soixante heures une fièvre haute, contre laquelle on a vainement lutté pendant plusieurs septénaires ; que si cette chute coïncide par hasard avec une nouvelle agression thérapeutique, on pourra, si l'on n'est prévenu, faire honneur à cette dernière d'une apyrexie qui est tout simplement due à ce que le processus local pyrétogène est arrivé à son terme, fait qui est clairement démontré par la modification des signes stéthoscopiques et des crachats.

Je vous le répète pour vous mettre à l'abri de déceptions toujours pénibles, la fièvre d'excavation est celle qui offre le moins de prise à la thérapeutique ; du reste, dans ces circonstances, les causes génératrices de la fièvre sont le plus souvent multiples : avec l'ulcération éliminatrice, il y a un travail d'inflammation ou de granulation plus ou moins étendu à la périphérie, et il y a aussi très ordinairement des phénomènes de résorption putride. Malgré la complexité de cette situation, on peut présumer l'existence de ce dernier élément, lorsque l'exacerbation thermique est précédée et accompagnée de frissons revenant chaque jour à peu près à la même heure; lorsqu'il en est ainsi, j'abandonne la quinine et j'ai recours à l'acide salicylique, qui est l'agent constant de ma médication, lorsque la fièvre de résorption est en cause. Mais avant d'aborder ce sujet, j'ai encore quelques remarques à vous présenter touchant le traitement quinique.

Quoique le bromhydrate de quinine possède une innocuité relative incontestable quant à la muqueuse gastrique, je ne vous conseille pas de l'administrer par la bouche à des malades qui ont déjà souffert antérieurement de phénomènes dyspeptiques, ou chez lesquels le mauvais état de l'appétit et des fonctions digestives peut en faire redouter l'imminence. S'il ne s'agissait que d'un ou deux jours de traitement, on pourrait sans inconvénient passer outre; mais il ne convient pas de le faire au début d'une médication dont la prolongation est à peu près certaine. L'injection sous-cutanée vous permettra de remplir avec toute l'insistance nécessaire l'indication tirée de la fièvre, sans porter aucune atteinte aux organes digestifs. Dans ce cas, je procède de la manière suivante : Si le bromhydrate est parfaitement pur, un gramme peut être dissous, sans addition et sans précipitation partielle ultérieure, dans 5 grammes d'eau distillée. Un gramme de cette solution, c'est-à-dire une seringue de Pravaz, contient donc sensiblement 20 centigrammes de sel; or cette quantité correspond à 50 centigrammes pris par la bouche, conséquemment avec deux injections vous avez l'effet d'un gramme, avec trois injections l'effet d'un gramme et demi de bromhydrate. Procédant d'après les principes que je vous ai exposés, je fais donc trois injections au même moment le premier jour, deux le second, une le troisième, puis vient le repos, et ainsi de suite; mais comme l'action du remède est plus rapide par la voie sous-cutanée, j'opère seulement cinq heures avant le moment de l'exacerbation.

Ces injections ne sont pas plus douloureuses que celles de morphine; elles ne donnent lieu à aucun accident sérieux, à la condition, bien entendu, qu'elles soient réellement poussées dans le tissu cellulaire sous-cutané et non pas dans les couches profondes du derme; jamais d'eschares, jamais d'abcès, jamais d'érysipèle ni d'engorgement ganglionnaire, je puis vous l'affirmer après des épreuves bien des fois répétées; autour de la piqûre se développe une rougeur érythémateuse qui dépasse rarement l'étendue d'une pièce de cinq francs, et qui disparaît en deux ou trois jours; mais il faut être prévenu qu'il reste dans le tissu conjonctif une nodosité dure, indolente, adhérente à la face profonde de la peau, et que cette induration, qui n'entraîne d'ailleurs aucun inconvénient, persiste en moyenne de six semaines à deux mois; il m'est arrivé d'en retrouver des traces après six mois, mais même après ce délai ces reliquats ont fini par disparaître totalement. En raison de cette particularité, je fais autant que possible les injections aux membres supérieurs ou sur le tronc, parce que sur les membres inférieurs ces nodosités, lorsqu'elles sont multiples, peuvent être une source d'ennui pour le malade à l'occasion des mouvements; la gêne, au surplus, est fort médiocre, et il est permis d'en négliger l'éventualité.

Je vous recommande vivement cette méthode; aussi longtemps qu'on a dû faire ces injections avec des solutions additionnées d'acide, qui exposaient à des accidents inflammatoires sérieux, je comprends qu'on ait hésité à y recourir, mais la solution aqueuse de bromhydrate met à l'abri de toute crainte de ce genre, et elle vous offre une ressource précieuse que vous auriez grandement tort de négliger.

J'arrive à ma dernière forme de fièvre, à la FIÈVRE DE RÉSORPTION. Elle peut se manifester dès le début du ramollissement, mais c'est à la phase de ramollissement ulcératif et à la période cavitaire qu'elle présente sa plus grande fréquence; elle est alors de règle, elle est constante, c'est-à-dire qu'elle se montre, avec une ténacité et une continuité variables, chez tous les malades. Je vous ai dit les caractères propres de cette fièvre, et déjà, par là, vous pouvez la reconnaître; vous la distinguerez en outre de la fièvre de tuberculisation initiale par sa date plus tardive, et de la fièvre d'inflammation par la stabilité des signes stéthoscopiques; je m'explique : un phthisique, à la deuxième ou à la troisième période, est pris de fièvre; au début de cette fièvre, et dans les jours qui suivent, vous ne constatez aucune modification appréciable dans l'état des lésions, l'origine de résorption est par là même clairement établie. Les faits pathologiques, je m'empresse de vous le dire, ne se présenteront pas toujours avec cette simplicité satisfaisante; mais pourtant, si vous usez avec sagacité du critérium que je vous indique, cette méthode d'évaluation proportionnelle entre la fièvre et l'état local, aidée de la notion du caractère intrinsèque, vous permettra dans tous les cas la solution de cet intéressant problème pathogénique.

Cette fièvre de résorption est la plus redoutable de toutes, c'est la fièvre type de l'état de phthisie auquel elle est inhérente. La fièvre de tuberculisation initiale a une durée limitée par les poussées granuleuses ; la fièvre des inflammations intercurrentes et de l'excavation est bornée par l'achèvement du processus local ; mais la fièvre de résorption dure indéfiniment, aussi longtemps qu'il y a des matériaux nuisibles à résorber, c'est-à-dire aussi longtemps que le malade. Ce n'est pas tout : cette fièvre est de mauvaise nature. Les autres, comme toutes les fièvres, activent la consomption ; celle-là amène avec elle la colliquation organique, celle-là est souvent le signal d'accidents intestinaux irrémédiables, en tout cas elle modifie complètement la situation du malade, qu'elle ne tarde pas à marquer de l'empreinte d'une destruction prochaine.

C'est assez vous dire, Messieurs, que cette fièvre doit être combattue avec une infatigable persévérance ; on réussit ou l'on échoue, peu importe, il faut agir, agir énergiquement, agir toujours, on peut obtenir de l'insistance ce que l'on n'a pu obtenir de l'intervention initiale. Suivez ces préceptes, conformez-vous à ces principes, et vous aurez, comme je l'ai eue souvent, la satisfaction de voir céder enfin une fièvre opiniâtre, dont la terminaison assurera au malade une nouvelle période d'amélioration et de bien-être relatifs.

Sans doute cette fièvre peut être utilement traitée par

la quinine, et je vous recommande expressément de l'employer lorsque, par un motif quelconque, vous ne pourrez maintenir la médication dont je vais vous parler ; mais cette exception réservée, j'estime que l'*acide salicylique* est de beaucoup préférable. En effet, en raison de l'origine que j'assigne à cette fièvre dite hectique, il est indiqué de la combattre par un agent qui joigne à des effets antithermiques une action antiputride ou antiseptique puissante ; telle est précisément la double propriété de l'acide salicylique. Aussi dès mes premières études sur ce médicament, en 1876, je l'ai appliqué au traitement de la fièvre de résorption des phthisiques, et depuis lors mes observations ont pleinement justifié ma détermination. Vers le même temps, et dans les années suivantes, un grand nombre de médecins ont insisté sur les effets antipyrétiques du salicylate de soude dans la fièvre de la phthisie : 4 grammes de ce sel ont une action antithermique plus puissante que 1 gramme de sulfate de quinine, et je puis vous affirmer la même équivalence pour 2 grammes d'acide ; *mais pour moi*, c'est surtout l'*action antiseptique* qui fait la supériorité de ce médicament lorsqu'il s'agit de fièvre de résorption, et la preuve de cette action spéciale je la trouve dans le fait suivant : je traite une fièvre de ce genre avec la quinine, je peux réussir à l'abattre, mais dès que je cesse la médication, la fièvre reparaît le jour même, et presque toujours avec son intensité première ; je traite cette même fièvre avec l'acide salicylique, et lorsque j'ai réussi à la supprimer, l'apyrexie, absolue ou relative, peut survivre plusieurs jours, parfois plus d'un septénaire à la cessation du remède. Qu'est-ce que cela veut dire? Cela prouve que, dans le premier cas, la cause pyrétogène n'a pas été modifiée, les effets thermiques de cette cause ont seuls été atteints, et dès qu'on supprime l'agent hypothermisant, ces effets reparaissent avec toute leur intensité, parce que la condition génératrice, la septicité des éléments qui encombrent les poumons, persiste dans toute sa puissance; dans le second cas, au contraire, c'est la cause même de la fièvre, c'est la fermentation des produits pathologiques qui est enrayée, et cette modification causale une fois effectuée, elle persiste en l'absence même de l'agent modificateur, jusqu'à ce que de nouveaux éléments fermentescibles se soient formés en assez grande abondance, pour reproduire en toute liberté l'effet visible de leur résorption, c'est-à-dire la fièvre; voilà la raison de l'apyrexie de durée variable qui survit à la suppression du remède. En d'autres termes, dans la fièvre de résorption la quinine agit sur les effets de la cause pyrétogène; l'acide salicylique agit sur ces effets et sur la cause elle-même; distinction que je puis encore vous exprimer ainsi : dans la fièvre de résorption la quinine est un modificateur symptomatique, l'acide salicylique est un agent curateur.

Mes observations sur ce sujet sont déjà fort nombreuses, elles dépassent la centaine, et je n'ai pas encore vu un seul fait qui soit contraire aux conclusions théoriques et pratiques que je viens de vous exposer. Les effets de l'acide salicylique sont constants; employez des doses convenables avec une persévérance suffisante, et toujours, après un délai plus ou moins long, vous verrez tomber la fièvre de résorption par une chute graduelle chaque jour plus accusée; ce premier résultat obtenu, cessez le traitement, et toujours vous verrez s'écouler un certain temps, trois jours au moins, d'après mes observations, avant que la fièvre soit rétablie dans son intensité primitive. Je suis tellement certain de la constance de ces phénomènes que je puis vous les donner comme un moyen de diagnostic du caractère de la fièvre; le traitement étant bien conduit selon les règles que je vous indiquerai bientôt, si ces effets de défervescence complète et d'apyrexie temporaire font défaut, c'est que la fièvre n'est pas une pure fièvre de résorption, et qu'elle est entretenue par un travail local de granulation, d'inflammation ou d'ulcération. La médication par l'acide salicylique n'est point stérile dans ces circonstances, mais elle ne produit que les effets partiels et passagers dont je vous ai entretenus à propos des fièvres symptomatiques de mes trois premiers groupes.

Dans tout cet exposé je vous ai parlé d'acide salicylique et non pas de salicylate de soude; c'est qu'en effet je me suis arrêté au premier de ces agents après de nombreuses observations comparatives; il n'a pas une action antithermique plus puissante que le salicylate, mais il a une action antiseptique plus marquée; je n'irai pas jusqu'à dire que cette action manque totalement au salicylate, mais je ne puis pas non plus accepter l'opinion qui assimile complètement les deux substances; il y a entre elles une différence qui est en faveur de l'acide, et qui est démontrée pour moi, non pas par une rapidité plus grande dans la chute de la fièvre, mais par une durée plus longue de l'apyrexie obtenue. Je me sers donc de l'acide salicylique, réservant le salicylate pour les cas où l'intolérance gastrique vient entraver ma médication; pour ces cas-là je considère ce sel comme préférable à la quinine, de sorte que pour le traitement de la fièvre de résorption, la puissance respective de ces trois agents forme une série décroissante ainsi constituée : acide salicylique; — salicylate de soude; — bromhydrate de quinine.

Lorsqu'il s'agit de faire tolérer pendant un certain temps l'ingestion quotidienne de l'acide salicylique, deux préoccupations principales doivent diriger le traitement : donner une dose vraiment active, mais pas assez forte pour que les troubles cérébraux deviennent dès le premier ou le second jour une impérieuse contre-indication; éviter autant que possible l'irritation de la muqueuse gastrique. Par suite, j'ai adopté une méthode et des procédés nouveaux qui me sont entièrement personnels.

Chez les malades qui sont pris de fièvre de résorption à une période relativement peu avancée, dont la constitution primitivement forte n'est pas encore ruinée par la maladie, et dont les fonctions digestives sont en parfait état, je donne, le premier jour, deux grammes d'acide salicylique, le second et le troisième jour un gramme et demi ou un gramme, selon les cas; si, après ces trois jours, la fièvre n'a pas cédé, je reviens à deux grammes, recommençant ainsi la série, soit sans interruption, soit après un intervalle de repos. Chez les malades qui ne sont pas dans des

conditions aussi satisfaisantes, j'administre seulement
un gramme et demi le premier jour, la même dose ou
seulement un gramme le second, et un gramme les jours
suivants, restant à cette dose ou l'augmentant après
un intervalle de trois jours, selon l'effet produit. En tout
cas je maintiens le médicament à la dose tolérée jusqu'à la chute de la fièvre, ou du moins jusqu'à ce que je
n'observe plus d'abaissement thermique d'un jour à
l'autre; la résistance de la fièvre tient alors à la complexité de son origine, et la persistance aveugle du traitement n'aboutirait qu'à la révolte de l'estomac, ou à
des accidents cérébro-cardiaques d'une réelle gravité.
Dès que cette première phase de la médication a produit
la plénitude de ses effets, je m'arrête, pour intervenir
à nouveau de la même manière au premier indice du
retour de la fièvre; toutefois je laisse toujours au
malade un repos de trois jours pleins, même lorsque la
reprise est plus précoce; moyennant cette précaution, je
puis agir dans la seconde série aussi énergiquement
que dans la première, sans rencontrer les accidents de
l'intolérance. Je continue de la sorte avec les mêmes
ménagements, la même vigilance, aussi longtemps que
dure la phase de résorption fébrile, et j'assure ainsi au
patient deux résultats de grande importance : d'une part
la réduction de la fièvre lorsqu'elle existe, d'autre part
la production répétée de phases d'apyrexie, durant lesquelles les phénomènes d'empoisonnement septique sont
suspendus, en même temps que la combustion fébrile est
arrêtée. Étant donnée la situation faite aux malades par
cette fièvre de résorption, il serait difficile, ce me semble,
de trouver une médication plus utilement appropriée.

L'action de l'acide salicylique sur la température m'a toujours paru d'autant plus forte que l'individu est plus affaibli ou parvenu à une période plus avancée de la maladie ; il faut tenir grand compte de ce fait dans la détermination des doses initiales et de la durée du traitement ; sinon l'on sera exposé à provoquer non pas un abaissement du chiffre de la fièvre, mais une véritable hypothermie, une température de collapsus ; une chute de quatre degrés, quatre degrés et demi en vingt-quatre heures, peut être observée en pareille circonstance ; j'ai vu deux fois ce phénomène qui, du reste, n'a pas eu de suite fâcheuse.

Il faut également être prévenu de l'impuissance de l'acide salicylique chez les malades affectés d'alcoolisme, maintes fois j'ai constaté le fait, et, récemment encore, j'en ai vu un exemple très net chez un homme de lettres qui ne faisait point mystère de ses habitudes antérieures : en trois séries distinctes, ce médicament, à la dose de deux grammes, a produit comme effet maximum un abaissement de quatre dixièmes de degré, plusieurs fois l'action a été littéralement nulle. Bien certain du fait, je donne deux jours de suite un gramme et demi de bromhydrate de quinine, la fièvre tombe en vingt-quatre heures de 39° à 37° 2, remontant du reste à son chiffre primitif, selon la règle en pareil cas, aussitôt après la suppression du médicament. Il est donc inutile de fatiguer par un traitement stérile les phthisiques entachés d'alcoolisme ; mais l'impuissance de la médication salicylique est une véritable circonstance aggravante pour le pronostic.

Je donne l'acide salicylique en nature, par cachets de

cinquante centigrammes, espacés de manière que la dose totale soit prise dans un intervalle d'une heure s'il s'agit de deux ou de trois grammes, d'une demi-heure si la dose est moindre; l'administration doit être achevée quatre heures avant le moment de l'exacerbation; on sait en effet que l'action antithermique, qui commence à se manifester trente à quarante minutes après l'ingestion, n'est complète qu'au bout de trois à quatre heures. Avec chaque cachet je fais prendre un grand verre d'eau aiguisée de deux ou trois cuillerées à café de cognac, et cela dans un double but: pour atténuer l'action topique de l'acide sur la muqueuse de l'estomac, et pour maintenir la diurèse, que cet agent restreint dans une proportion très notable. Cette précaution est, à mon sens, absolument nécessaire, et je ne l'omets jamais; aussi rend-elle parfois impossible le rapprochement des doses dans le court espace de temps que je vous ai indiqué, le malade ne voulant ou ne pouvant boire presque coup sur coup une aussi grande quantité de liquide. Quand cette difficulté se présente, je fais répartir le médicament sur un plus grand nombre d'heures, en ayant toujours soin que l'administration soit terminée quatre heures avant le début de l'accès. En raison de la rapidité de l'élimination, les effets antithermiques sont moins accusés, mais cela a moins d'inconvénients que lorsqu'il s'agit d'une fièvre à quinine, car l'action antiseptique reste la même pour une quantité donnée, qu'elle soit prise en deux, en quatre ou en six heures; elle est indépendante de la condition de cumulation qui est indispensable lorsqu'on recherche uniquement le maximum de l'action thermique. On peut donc, sans compromettre le résultat final, répartir les doses d'acide salicylique sur un nombre d'heures bien plus considérable que celui qui convient à la médication quinique.

Lorsqu'on réussit à faire prendre le médicament coup sur coup, la dose moyenne de deux grammes par exemple dans l'espace d'une heure, il est impossible de le donner autrement qu'en nature; une solution pour cette quantité doit contenir au minimum cinquante grammes de cognac ou de rhum, et l'absorption d'une pareille dose d'alcool dans un aussi court espace de temps ne serait pas toujours sans inconvénient. Mais lorsqu'on est obligé d'en venir à l'administration étendue en plusieurs heures, cette difficulté disparaît, et, si le malade le préfère, on peut user de la forme liquide. Après plusieurs tâtonnements, j'ai adopté la formule que voici : acide salicylique, 2 grammes; — rhum ou cognac, 50 grammes; — vin cordial, 120 grammes. — La saveur est agréable, l'âcreté de l'acide est dissimulée autant que possible par le goût du rhum et du vin, et si l'on a la précaution, toujours indispensable, de faire prendre un grand verre d'eau pure après chaque dose de la potion, ce procédé peut être suivi sans provoquer l'intolérance. Il a l'avantage d'associer en une forme unique la médication salicylique et la médication alcoolique, mais la nécessité de l'ingestion de l'eau subsiste et, en somme, je n'ai recours à cette manière de faire que pour les malades qui ne réussissent pas à avaler les cachets. La formule que je viens de donner est une formule de nécessité, on ne peut rien y changer, si l'on veut que le liquide conserve sa limpidité; la quantité de cognac est le minimum nécessaire pour le maintien de la solution de l'acide, et le vin (cordial ou non) est un véhicule obligatoire ; car si, tous les autres éléments restant les mêmes, on le remplace par de l'eau ou par du julep gommeux, la liqueur est instantanément et définitivement troublée et impropre à l'usage.

Pour ne vous laisser ignorer aucune des réalités de la pratique, je dois vous dire que certains individus ont une telle impressionnabilité de la muqueuse gastrique qu'ils ne peuvent absolument pas tolérer l'acide salicylique ; dès le premier ou le second jour surviennent des gastralgies ou des vomissements ; il est impossible de continuer. Vous ne renoncerez pas alors à poursuivre l'indication thérapeutique, mais vous vous adresserez au *salicylate de soude* qui n'a pas, à beaucoup près, la même action irritante sur l'estomac ; vous procéderez comme avec l'acide par séries alternantes d'activité et de repos, et vous débuterez avec une dose de quatre à six grammes le premier jour, selon les cas, trois à quatre le second, deux à trois le troisième, et ainsi de suite.

Même sous cette forme le maintien de la médication peut avoir ses difficultés, et la constatation de ce fait m'a conduit à étudier un procédé nouveau qui présente un véritable intérêt et dont je dois vous faire part, c'est l'*injection sous-cutanée de salicylate de soude.*

Mes études ont été faites dans l'année 1880 ; les observations portent sur quarante-six injections réparties entre onze phthisiques de mon service, neuf hommes et deux femmes affectés de la fièvre de résorption. Pour les six premières injections portant sur trois malades, j'ai employé par prudence une dose très faible, savoir 75 centigrammes de sel en deux injections pratiquées successi-

vement aux deux bras. J'ai obtenu de la sorte une chute
de la température au moins égale à celle que donnent
dans les mêmes circonstances 4 grammes de salicylate
pris par la bouche, c'est-à-dire un degré à un degré et
demi, et la durée de l'effet a été de deux jours dans deux
cas, de trois jours dans le troisième. Mais, chose remarquable, dans cette première série de faits, l'action antithermique ne s'est pas manifestée le jour même de l'injection ; elle n'a commencé à se montrer que le lendemain
matin, et a atteint son maximum le soir de ce second
jour, soit environ trente-six heures après l'opération.

Quelle est la cause de cette lenteur dans les effets,
lenteur qui contraste d'une manière si frappante avec la
rapidité d'action des injections de quinine ? Cette cause,
je pense pouvoir la trouver dans la viscosité du liquide :
pour avoir une préparation d'une certaine activité dans
une seule seringue de Pravaz, j'ai dû faire une solution
très concentrée, de sorte qu'elle a une consistance siru-
peuse, tout en conservant une fluidité suffisante pour que
l'injection se fasse sans difficulté. Or, lorsqu'on pousse
le liquide dans le tissu cellulaire, *après avoir pris la pré-*
caution de soulever la peau par un pli et de faire la
piqûre à la base de ce pli, afin que la solution pénètre
immédiatement et réellement dans les couches conjonctives, on constate que, malgré tous ces soins, le liquide
ne se répand pas à distance, il s'accumule au point
même qui correspond à l'extrémité de la canule, et il y
forme une petite boule immobile facilement appréciable à
simple vue. Dans les six premières injections ci-dessus, il
m'a été facile de constater, et par le volume de cette petite
grosseur, et par l'absence de toute tuméfaction à la pé-

riphérie, que la totalité du liquide injecté s'était ainsi collectée en une masse fixe. Chez un autre malade, où les deux injections ont été faites comme d'ordinaire aux membres supérieurs, un peu en dedans et au-dessus de l'insertion du deltoïde, sur le bras gauche l'accumulation du liquide a été complète, mais sur le bras droit elle a porté tout au plus sur la moitié de la quantité injectée, le reste a fusé à très petite distance dans le tissu cellulaire ; la quantité ayant été la même de chaque côté, il m'a été facile d'apprécier cette différence par l'écart du volume respectif des boules sous-dermiques. Il y a donc à cet égard quelques variétés qui dépendent vraisemblablement du rapport de l'extrémité de la canule avec des faisceaux plus ou moins épais du tissu sous-cutané ; le fait dont je viens de parler justifie cette explication, car tout a été semblable dans les deux injections, sauf la direction de l'instrument : au bras gauche, où l'accumulation a été totale, la canule a pénétré de haut en bas, l'injection a été descendante ; au bras droit, elle a pénétré de bas en haut, l'injection a été ascendante. Ce qui est bien certain, c'est qu'en raison de sa viscosité le liquide adhère sur place, en grande partie ou en totalité, aux mailles conjonctives qui le reçoivent, que, pour la même raison, les molécules du liquide adhérent entre elles, conditions physiques qui aboutissent, en fin de compte, à la formation de la nodosité fixe, qui distingue cette injection de toutes celles que j'ai observées jusqu'ici.

Cela étant, je pense que l'absorption s'exerce très lentement sur cette petite masse, d'autant plus lentement qu'elle représente plus exactement la totalité du liquide,

et c'est à ce fait que j'attribue le retard insolite des effets de l'action médicamenteuse. Vingt-quatre heures
après l'injection, la petite tumeur a beaucoup diminué,
mais souvent elle a encore la moitié de son volume primitif; ce n'est que trente-six à quarante-huit heures
après l'opération qu'elle est assez réduite pour qu'on
puisse considérer le travail d'absorption comme achevé;
il n'y a plus alors qu'une nodosité insignifiante, qui adhère à la face profonde du derme, comme celles que
détermine l'injection de bromhydrate de quinine, mais
qui est beaucoup moins grosse que ces dernières. Un ou
deux jours plus tard, ce dernier vestige de l'injection
disparaît, je n'en ai pas encore retrouvé la moindre
trace au dixième jour. J'ai constaté, par quelques
épreuves sur le cadavre, la réalité de cette agglomé-
ration fixe du liquide au lieu de l'injection.

Ma solution est à parties égales, par exemple 5 grammes
de salicylate de soude pour 5 grammes d'eau distillée ; je
me suis assuré que la quantité de solution contenue dans
la seringue de Pravaz pèse $1^{gr},50$; par conséquent, chaque injection d'une seringue entière représente 75 centigrammes de sel ; au début, j'ai par prudence divisé le
liquide par moitié entre les deux bras; mais une fois
certain de l'innocuité de cette pratique, j'ai adopté une
dose double, et j'ai injecté le contenu d'une seringue à
chaque bras, ce qui fait que je présente à l'absorption
une dose totale d'un gramme et demi de salicylate. Les
effets sont plus marqués, plus rapides et aussi plus durables. La solution doit être préparée par petites quantités à la fois, et il convient de la conserver dans un flacon bleu, sinon elle prend au bout de quelques jours

une coloration plus foncée, sans subir du reste aucune autre altération.

J'ajouterai enfin, pour ne rien négliger, que chez tous les malades ainsi traités, à l'exception des deux premiers pour lesquels cette observation a été omise, j'ai constaté par le perchlorure de fer la réaction caractéristique de l'urine, le lendemain de l'injection, alors que la petite tumeur avait déjà notablement diminué de volume. La réaction s'est maintenue entre deux et quatre jours.

A partir de ma première série de faits, c'est-à-dire du moment que j'ai injecté à la fois un gramme et demi de salicylate, je n'ai plus observé le retard de l'abaissement thermique ; il s'est toujours montré dès le soir qui a suivi l'injection. Pourtant j'ai constaté, comme au début, la formation de la nodosité due à l'accumulation totale ou particlle du liquide, mais en raison de l'accroissement de la dose, l'absorption a pu s'exercer, dans les heures comprises entre la matinée et l'observation thermométrique du soir, sur une quantité suffisante pour produire l'abaissement de la température. Je ne vois pas d'autre explication pour cette différence intéressante.

Vu l'extrême solubilité du sel, on pourrait être tenté d'employer une solution plus concentrée que la mienne ; cela ne convient à aucun égard ; le liquide devient tellement visqueux, qu'il peut à peine s'écouler par la canule ; la douleur causée par l'injection est très vive ; il y a des signes de réaction inflammatoire ; enfin la solution ne conserve pas sa limpidité, une partie du sel se précipitant très rapidement. Pour tous ces motifs je considère la solution à parties égales que j'ai adoptée, comme le *maximum que l'on soit autorisé à employer.*

Quelques mots maintenant sur les effets locaux de ces injections : elles sont, au point de vue des phénomènes phlegmasiques consécutifs, d'une innocuité complète, à la condition expresse qu'elles soient pratiquées selon les règles que j'ai indiquées tout à l'heure, et *qu'à aucun moment la pointe de l'aiguille ne vienne toucher la face profonde du derme.* Lorsque cette obligation est bien remplie, la réaction locale est vraiment insignifiante ; il y a un peu de rougeur diffuse autour de la piqûre, mais cette rougeur se dissipe au bout de deux à trois jours ; la douleur causée par l'introduction du liquide dans le tissu cellulaire est plus vive que celle des injections de morphine ou d'eau distillée ; et durant les deux ou trois jours qui suivent, la pression et lesmouvements provoquent une sensation désagréable plutôt que pénible au niveau des petites nodosités ; en somme cela est peu de chose, et je ne le signale que pour la rigoureuse fidélité de mon exposé.

Les choses se sont passées avec cette simplicité satisfaisante dans les quarante et une premières injections que j'ai pratiquées, de sorte que si j'avais arrêté là mes observations, je n'aurais rien à ajouter aux détails qui précèdent ; mais dans les trois injections suivantes, j'ai vu se produire trois eschares intéressant toute l'épaisseur du derme, et accompagnées d'un décollement périphérique de plusieurs millimètres, qui a rendu la cicatrisation assez lente. Je ne puis attribuer à cet accident d'autre cause que la pénétration de l'aiguille dans l'épaisseur du derme, pénétration qui a été le résultat d'un mouvement brusque du malade ; en effet, ces trois individus, deux hommes et une femme, avaient déjà subi des injections de salicylate, sans présenter aucun accident consécutif; la solution et l'instrument étaient les mêmes que par le passé; j'ai pratiqué ces injections moi-même, ainsi que je l'ai fait pour toutes les autres, et je suis certain par conséquent d'avoir pris, relativement au soulèvement de la peau, toutes mes précautions ordinaires; enfin, et ceci me semble péremptoire, dans la même séance où la femme recevait dans le bras droit l'injection qui devait produire l'eschare, elle recevait au bras gauche une injection qui présentait l'innocuité ordinaire. — Deux jours plus tard, j'ai pratiqué chez un homme deux injections avec le même liquide et la même seringue, ce sont les deux dernières de ma série, et tout s'est passé avec la simplicité habituelle.

Les phénomènes d'eschare observés trois fois sur quarante-six injections sont donc des accidents de l'opération, ils ne sont point inhérents à la nature même du liquide; mais ces faits démontrent la nécessité des plus minutieuses précautions dans la pratique de ces injections, et en raison même du caractère contingent et fortuit de *cet accident qui ne peut être prévu*, ils imposent l'obligation de *réserver exclusivement* ce procédé thérapeutique pour les cas où l'ingestion du salicylate de soude par la voie buccale étant impossible, il y a pourtant un intérêt majeur à administrer ce médicament.

Ces réserves bien et dûment exprimées, je puis vous affirmer l'action antithermique de ces injections sous-cutanées qui sont une ressource de plus pour la médication antifébrile. Il va de soi que l'utilité de ce nouveau procédé n'est point bornée à la fièvre de la phthisie, et que, sous la condition de respecter les limites que je viens de tracer, on pourrait y recourir avec le même avantage dans toutes les maladies où le salicylate de soude trouve son emploi.

Les détails minutieux dans lesquels je suis entré au sujet des diverses médications antifébriles, le soin avec lequel je les ai étudiées, doivent vous convaincre, Messieurs, de l'importance que j'attache au traitement de la fièvre dans la maladie qui nous occupe; il y a là pour le médecin une obligation fondamentale, une obligation de chaque instant; il faut traiter cette fièvre, la traiter quand même, la traiter toujours; tant qu'elle dure, pas d'amélioration possible pour le malade, dont la situation, par ce seul fait, s'aggrave de jour en jour. La fin de la fièvre peut être le signal d'une phase plus heureuse qui est souvent de longue durée; ne réussissez-vous qu'à la restreindre, vous rendez encore un incontestable service; donc énergie et persévérance, telle est ma loi, telle doit être la vôtre. Mais pour vous diriger avec sécurité dans la mesure de ce traitement et dans le choix des moyens, vous ne devez jamais perdre de vue les distinctions que j'ai formulées touchant les diverses origines de la fièvre, dans le cours de la phthisie pulmonaire.

HUITIÈME LEÇON

TRAITEMENT DE LA PHTHISIE COMMUNE

(SUITE.)

Modifications du traitement dans les phases fébriles. — Hygiène. — Régime. — Médications.

Indication des antimoniaux. — Effets et mode d'emploi. — D'une indication de la quinine après l'usage des antimoniaux. — Traitement des épisodes pneumoniques et bronchopneumoniqnes aigus.

Traitement dans la période d'excavation — Distinctions cliniques. — De la dessiccation des cavernes et des moyens de la favoriser. — Médication interne — Inhalations d'acide phénique. — Indications, effets et mode d'emploi. — Atmosphères antiseptiques.

Traitement des désordres gastro-intestinaux. — Catarrhe de l'estomac, de l'intestin. — Dyspepsie. — Vomissements. — Diarrhée.

Traitement de l'hémoptysie. — Hémoptysie apyrétique. — Hémoptysie fébrile. — Hémoptysie tardive.

MESSIEURS,

L'intervention de la médication antipyrétique n'est pas le seul changement qu'impose au traitement préalable le développement des phases fébriles de la maladie, et vous allez apprécier encore à ce point de vue l'importance pratique de mes distinctions relatives à l'origine et à la signification de la fièvre, car les modifications qu'elle apporte à la direction générale du malade, sont loin d'être les mêmes dans les divers groupes de faits.

Je vais donc les reprendre successivement, et vous dire à propos de chacun d'eux, ce que je maintiens et ce que je modifie dans mon traitement fondamental, sans revenir sur la médication de la fièvre elle-même, dont je vous ai indiqué l'obligation et les règles.

La *fièvre de la tuberculisation initiale* est rarement accompagnée de troubles dyspeptiques assez notables pour entraver l'alimentation ; lorsqu'il en est ainsi pourtant, il faut restreindre le régime et l'adapter à la capacité digestive de l'individu, en ayant soin, toutes les fois que cela est possible, d'y maintenir le lait, la viande sous ses formes les plus simples, et le vin. Quant aux conditions de la vie extérieure rien ne doit y être changé ; dans la grande majorité des cas, on peut dire presque dans tous, les accès de cette fièvre sont vespéraux, ils se terminent de bonne heure dans la nuit, je vous l'ai dit déjà, et ils ne doivent nullement modifier les habitudes prises, quant à l'emploi de la matinée et des heures de l'après-midi. C'est à mon sens une faute grave que de considérer ces accès comme une indication suffisante du séjour à la chambre et surtout du séjour au lit ; en agissant ainsi on risque fort de hâter l'apparition de la dyspepsie, et de prolonger la durée de la fièvre. Lorsque par exception cette fièvre du début affecte le type rémittent, il peut être convenable, si la température du matin dépasse 38°, de maintenir le malade à la chambre, je ne dis pas au lit, pendant deux ou trois jours, jusqu'à ce que la médication ait amené le type intermittent ; mais en dehors de ce cas fort rare, toutes les prescriptions relatives à la vie en plein air, aux promenades, aux exercices, doivent être observées comme par le passé. Je

vous en dirai autant de l'hydrothérapie; si le malade
y a été soumis déjà depuis un certain temps, il n'y a
aucune raison pour le priver du bénéfice de ces pratiques, car elles offrent à ce moment une utilité de
plus, celle d'aider aux effets de la médication antifébrile. Parfois cependant on est obligé de céder aux
préjugés et aux appréhensions, mais alors je remplace
la douche par une lotion froide faite le matin avec de
grosses éponges, et suivie d'une forte friction sèche,
ainsi que je vous l'ai expliqué précédemment.

Il est clair qu'on ne choisira pas les heures de l'accès
pour les exercices d'aérothérapie, mais cette réserve
exprimée, il importe de les continuer ou de les instituer
sans délai, puisque l'observation a prouvé que les
lésions peu avancées qui existent à ce moment-là, notamment le catarrhe du sommet, peuvent rétrograder
et disparaître sous l'influence de cette méthode de
traitement; or, comme elle n'exerce aucune action sur
le symptôme fièvre, je ne vois pas quel artifice de raisonnement pourrait en justifier l'exclusion dans les
circonstances que nous examinons. Les expériences
faites par Forlanini au moyen des appareils transportables ont établi que, même pendant la durée de la
fièvre, ces exercices n'élèvent la température que d'une
fraction de dixième de degré, et que cette modification
ne dure pas plus de quatre minutes après la fin de
l'inhalation; on peut donc négliger totalement cette
influence quasi nulle, qui ne se manifeste point d'ailleurs dans les moments d'apyrexie.

Pour ce qui est enfin de la médication, je la maintiens
ou je l'institue entière dans toutes ses parties, ayant

soin seulement de substituer la glycérine à l'huile de
foie de morue, pour peu que j'aie quelque doute touchant
l'intégrité des fonctions de l'estomac. Dans cette adaptation du traitement à la situation nouvelle créée par la
fièvre, il y a, vous le concevez, d'infinies nuances individuelles qui ne peuvent être prévues, et je dois nécessairement me borner à vous faire connaître les principes
généraux qui dirigent ma pratique.

Dans les *phases fébriles liées aux poussées congestives
et inflammatoires*, les obligations sont tout autres :
quelle que soit la lésion anatomique en cause, ces incidents constituent un état aigu qui transforme le valétu-
dinaire en un véritable malade au sens complet du mot,
et le séjour à la chambre, souvent même le séjour permanent au lit, est une absolue nécessité; par suite, tous les
moyens hygiéniques et mécaniques du traitement fondamental sont temporairement laissés de côté. Le régime
alimentaire doit naturellement être réduit proportionnellement à la tolérance individuelle et à l'intensité de
l'état aigu; mais quelque violent que soit ce dernier,
il ne faut jamais imposer au patient une diète absolue ;
en tout cas, il doit être alimenté au moyen de bouillons,
de consommés, de potages, de jus ou de gelée de viande,
et surtout au moyen du lait, qui sera maintenu aussi longtemps qu'il ne provoquera ni dégoût, ni fatigue gastrique, ni diarrhée; en revanche, si le malade faisait auparavant usage du koumys il faut le supprimer, car c'est
un fait d'observation qu'il ne convient pas du tout aux
périodes de fièvre subcontinue ou rémittente. Au total,
vous le voyez, les règles quant au régime sont les mêmes
que dans les maladies aiguës en général; il faut alimen-

ter les malades, mais dans le cas présent, cette obligation est plus impérieuse que jamais; elle doit être remplie avec insistance au maximum de ce que permet la situation, en raison de la tendance consomptive de l'affection. Alors même qu'ils aboutissent à une résolution parfaite, et disparaissent sans ajouter rien aux lésions préexistantes, ces épisodes aigus amènent toujours une aggravation plus ou moins durable dans l'état du malade, et cela non seulement à cause de la dépense fébrile qu'ils lui font subir, mais encore, et surtout peut-être, à cause de l'interruption qu'ils nécessitent dans les pratiques de l'hygiène, dans l'alimentation, et souvent aussi dans la médication.

Relativement à ce dernier point, la conduite à tenir varie avec l'intensité et la nature du processus aigu ; si la fièvre est modérée, s'il s'agit simplement d'une poussée congestive ou d'une manifestation bronchitique légère, il n'y a pas lieu de supprimer ni même de modifier la médication préalablement instituée ; je me borne alors à remplacer l'huile par la glycérine ; je maintiens la créosote si déjà le malade en faisait usage ; bref, l'adjonction du traitement antifébrile est le seul changement que j'apporte dans ma thérapeutique.

Mais lorsque les phénomènes, tout en étant de même nature, sont plus accentués, lorsque la fièvre est haute le soir avec une rémission matinale faible, lorsque la poussée congestive aboutit à des crachats teintés de sang, lorsque la bronchite, bien que gardant la signification d'un épisode intercurrent, gagne les bronches de moyen et de petit calibre et donne lieu à une dyspnée continue plus ou moins forte, alors je supprime tous les

médicaments, arsenic, huile, glycérine, créosote, non
pas parce qu'ils sont nuisibles dans ces conditions, mais
parce qu'il faut faire la place à une médication plus
urgente dirigée contre le mouvement fluxionnaire, qui
est l'origine de la fièvre et des autres accidents; les antimoniaux répondent à cette indication temporaire. Je
donne la préférence au kermès que j'administre dans
un julep à la dose de 15 à 30 centigrammes par jour
selon les cas; l'oxyde blanc d'antimoine, qui doit être
donné, comme vous le savez, à dose bien plus élevée,
1 gramme et demi à 2 grammes en vingt-quatre heures
chez l'adulte, m'a toujours paru moins efficace, soit quant
aux effets contro-stimulants, soit quant à l'action expec-
torante; il peut cependant prendre utilement la place
du kermès lorsque ce dernier commence à produire
des nausées ou des vomissements, même à petite dose,
et que cependant l'opportunité de la médication n'est pas
épuisée. C'est dans ce même groupe de cas, dont je précise une fois encore les conditions anatomiques, fluxion
pulmonaire pérituberculeuse, catarrhe bronchique
aigu, que l'émétique à doses fractionnées rend aussi de
véritables services; la dose quotidienne est de 5 à 10
centigrammes par jour dans un julep de 120 à 130 grammes, qui est donné par cuillerées à bouche dans l'espace
de vingt-quatre heures. L'effet nauséeux doit être évité;
aussi sera-t-il bon pour les deux ou trois premiers jours
d'ajouter à la potion 20 à 30 grammes de sirop diacode; après ce délai, on pourra généralement s'en dispenser, car il s'établit à l'endroit du tartre stibié administré de la sorte une accoutumance qui en amène la
tolérance. Quelle que soit la préparation antimoniale, il

faut surveiller attentivement les fonctions de l'intestin ;
si de la diarrhée survient, on peut, pendant un jour ou
deux, la combattre par les opiacés ; mais si elle persiste
après cette tentative, il faut immédiatement et sans hésitation renoncer au traitement.

Lorsqu'elle est bien tolérée, cette médication épiso-
dique doit être continuée jusqu'au déclin de l'incident
qui l'a provoquée ; tant qu'elle est maintenue, il n'y a
pas lieu de recourir à la quinine : d'une part, parce que
les antimoniaux, même à petites doses, lorsque l'usage
en est prolongé, ont une action positive sur l'élément fièvre ; d'autre part, parce que cette association créerait une
véritable confusion thérapeutique, et que cette faute grave
doit être constamment évitée. En revanche, lorsque ces
agents ont terminé leur œuvre, l'indication de la quinine se présente et doit être remplie, au cas où la fièvre
survit au processus aigu qui l'avait allumée ; or ce
cas n'est point rare ; les tuberculeux sont de par leur
maladie toujours en imminence de fièvre, ils sont tous
des fébricitants virtuels, et la moindre excitation suffit
pour transformer l'imminence en réalité ; une fois l'impulsion donnée, le mouvement fébrile persiste, il s'éter-
nise tant qu'il n'est pas directement et énergiquement
enrayé. Aussi voit-on souvent des malades conserver
après la résolution de l'état local une fièvre intermittente
vespérale, qui n'est plus la fièvre symptomatique de la
fluxion ou du catarrhe, mais qui est la fièvre de tuberculisation à laquelle ils avaient jusqu'alors échappé ;
l'organisme a fébricité à l'occasion d'un état aigu accidentel, et en raison de sa prédisposition pyrétogène, il
continue à fébriciter pour son compte et selon le type

de la maladie fondamentale, encore bien que la condition provocatrice intercurrente ait totalement épuisé son action. Dans ces circonstances qui, je le répète, sont loin d'être insolites, ce n'est pas sur les antimoniaux qu'il faut insister, ils ont fait leur temps, c'est sur les agents antithermiques proprement dits, et cette fièvre doit être régulièrement combattue par les moyens et les procédés que nous avons précédemment étudiés.

La fièvre, que j'ai appelée pour la commodité du langage fièvre d'inflammation, peut être liée à un travail local plus grave, à des formations pneumoniques, bronchopneumoniques ou granuleuses; dans ce cas la conduite à tenir est encore autre, ou du moins j'en tiens une autre. Je n'ai point recours alors aux préparations stibiées qui m'ont toujours paru plus nuisibles qu'utiles, je supprime la médication ordinaire, j'institue le traitement par le bromhydrate de quinine et par l'alcool, dont je fais prendre de 40 à 60 grammes par jour selon les individus, soit dans un julep simple, soit de préférence dans une potion cordiale additionnée d'extrait de quinquina; en même temps, si la gêne respiratoire est notable, si les lésions en évolution amènent de la stase dans les portions saines des poumons, je fais appliquer matin et soir des ventouses sèches, au nombre de quarante à soixante, sur les membres inférieurs et à la base de la poitrine; j'alimente le malade au moyen du lait, du bouillon, de la viande crue, s'il est possible; en un mot, je mets en œuvre la même médication que dans les périodes initiales de la pneumonie tuberculeuse, car ces incidents de pneumonie, de bronchopneumonie ou de granulose aiguë introduisent tempo-

rairement, dans le cours de la phthisie commune, la
même situation qui est constante au début de la phthisie
pneumonique.

Dans toutes les variétés de ces phases fébriles congestives et inflammatoires, il faut insister plus que
jamais sur les révulsifs; de même que nous combattons
sans relâche la fièvre et le mouvement fluxionnaire par
les moyens internes, de même nous devons attaquer
sans trêve les altérations locales, afin de restreindre et
d'éliminer au plus tôt celles des lésions qui sont susceptibles de résolution; il faut faire tout le possible
pour que le processus aigu n'apporte pas une addition
définitive aux désordres préalables. Entre les divers
procédés de révulsion que nous avons examinés, ce sont
les vésicatoires coup sur coup qui me paraissent ici
mériter la préférence; dans bien des cas, il pourra même
être utile de provoquer et d'entretenir la suppuration
de la surface; cette pratique est pénible sans contredit,
mais lorsque les lésions locales récentes, extensives ou
stationnaires, menacent d'éterniser l'état aigu, elle rend
de véritables services que l'on attendrait vainement
d'une révulsion moins énergique et moins prolongée.
Encore ici c'est par expérience que je vous parle, et je
ne puis approuver la désuétude et le discrédit qui ont
frappé cette méthode de traitement; elle ne trouve de
contre-indication absolue que dans une débilité constitutionnelle très accusée.

Dès que cet orage, malheureusement sujet à retour,
est apaisé, je reviens par une transition ménagée au traitement antérieur que je rétablis dans son intégrité; je
reviens même aussi aux pratiques hydrothérapiques, sous

forme de pluie fine très courte, si les installations nécessaires existent dans la maison même qu'habite le
malade, ou dans une dépendance accessible par un passage couvert; sous forme de lotions faites à la chambre,
dans le cas où les conditions matérielles sont moins favorables. Douche et lotion sont suivies d'une friction
sèche, et tant que l'organisme le permet, c'est à la
marche que je demande la réaction; lorsque cet exercice
est impuissant, ou impossible sans fatigue dans la mesure nécessaire au rétablissement de la calorification,
je prescris le séjour au lit pendant trois quarts d'heure
ou une heure, et il est bien rare qu'au bout de ce temps
la réaction ne soit pas établie complète et durable. Du
reste, sur ce point, comme sur bien d'autres, il y a une
foule de variétés individuelles qui échappent à toute
description synthétique. Ce qui est constant et invariable,
dans ma pratique du moins, c'est la proscription absolue,
définitive, de tous les exercices aérothérapiques, lorsque
le malade a traversé, ne fût-ce qu'une fois, l'une des
phases aiguës que nous venons d'étudier; le travail congestif ou inflammatoire qui est le point de départ de ces
périodes d'acuité, modifie les conditions physiques des
vaisseaux et du tissu pulmonaires, et ces exercices seraient alors singulièrement redoutables au point de vue
de l'hémoptysie.

La *fièvre de résorption*, quelle que soit l'époque à
laquelle elle se montre, n'impose aucun changement
notable dans le traitement préalable, tant que les fonctions gastro-intestinales sont intactes. Il convient, comme
dans toutes les périodes fébriles, de remplacer l'huile de
foie de morue par la glycérine, mais il faut maintenir

avec persévérance l'usage de la créosote, que ses propriétés antiseptiques rendent alors doublement utile; elle est un véritable auxiliaire de la médication antipyrétique spéciale par l'acide salicylique, qui doit être instituée dans ces circonstances.

Elle n'est pas moins indiquée dans la FIÈVRE DE LA PÉRIODE D'EXCAVATION ; car si cette fièvre, d'origine complexe, est pour une part l'expression du travail d'ulcération et d'inflammation éliminatrice, elle n'est pas moins certainement le résultat de l'auto-infection, la résorption des produits altérés trouvant alors des conditions particulièrement favorables. Il est d'autant plus urgent d'agir énergiquement sur cette fièvre et sur l'état de septicité, que cette période d'excavation ne doit pas être considérée comme étant, dans tous les cas, le stade ultime et terminal de la maladie ; je vous l'ai dit déjà, et j'ai consacré à ces notions trop méconnues tous les développements qu'elles méritent, il est nécessaire de formuler à ce sujet d'importantes distinctions. Sans doute, lorsque les dépôts tuberculeux diffus dans les poumons subissent au même moment la fonte destructive ; lorsque, sous l'influence du double travail de nécrobiose et d'élimination qui les envahit, les blocs d'infiltration craquent, se fendent et s'ouvrent de toute part, entraînant dans leur destruction le tissu pulmonaire interposé, alors la phase d'excavation devient fatalement le stade terminal de la maladie et du malade, car, en raison de la simultanéité et de l'étendue de ces formations cavitaires, grandes ou petites, le désordre n'est pas seulement au-dessus de tout amendement, il est incompatible avec une durée notable, parce que l'hématose devient définitivement insuffisante, faute de surface, et que le patient succombe à l'asphyxie lente, s'il n'est tué par la résorption putride, qui s'exerce en toute liberté sur les surfaces anfractueuses des cavernes. L'éventualité la plus favorable qui puisse être espérée en ces conditions, c'est la chute de la fièvre et le remplacement de cette période de destruction aiguë par un état de torpidité relative ; les combustions sont alors moins vives, les besoins de l'hématose partant moins étendus, et une accoutumance peut s'établir qui permet au malade de végéter tant bien que mal avec une respiration insuffisante ; si en même temps les accidents de putridité sont conjurés, ce qui est certain dans l'espèce, vu la terminaison de la fièvre, alors, malgré les délabrements pulmonaires, la survie, plus longue, peut dépasser quelques semaines, atteindre plusieurs mois, car le patient, échappant aux causes de mort rapide qui ont été indiquées, succombe lentement au marasme qu'amènent les spoliations organiques persistantes.

Ce retard de la terminaison funeste, lequel, dans les conditions examinées, représente le maximum de l'espérance légitime, ne doit pas être attendu des seuls efforts de la nature ; cette inertie, je la repousse ; même alors la thérapeutique active a son rôle, c'est elle qui doit favoriser la chute de la fièvre, c'est elle qui doit combattre la putridité ; c'est elle enfin qui doit soutenir les forces de l'organisme, pour lui permettre d'atteindre le terme de cette agression destructive, et l'établissement de cette phase torpide, qui est vraiment comme le calme après la tempête. L'alcool, une alimentation aussi réparatrice que la situation le permet, l'acide salicylique, à défaut le salicylate de soude voilà les moyens de répondre à ces indications vitales.

Je viens de vous montrer l'aspect le plus redoutable de la phase d'excavation, et de vous convaincre, du moins je l'espère, que même dans ces conditions désastreuses, vous pouvez intervenir utilement; mais il s'en faut de beaucoup, fort heureusement, que cette période présente constamment des allures aussi précipitées et aussi meurtrières; le travail peut être lentement progressif, en ce sens qu'il n'atteint que successivement, et souvent à d'assez longs intervalles, les infiltrations ou les dépôts tuberculeux; dans ce cas, le danger de l'anhématosie, par suppression brusque d'une portion de la surface respiratoire, n'existe pas, les phénomènes de résorption sont moins accusés, bref, les accidents dans leur ensemble sont moins graves, ils offrent plus de prise à la thérapeutique, qui est, du reste, la même que tantôt, et il peut fort bien arriver que dans les intervalles de repos qui séparent les diverses étapes de l'ulcération, la situation apparente du malade ne soit pas plus mauvaise qu'auparavant, et qu'il puisse encore bénéficier dans une certaine mesure du traitement fondamental; l'alcool, en raison de ses propriétés stimulantes et sclérogènes, dont je vous ai déjà parlé, pourra y occuper une place plus importante que dans les époques antérieures, et je ne manque jamais d'y maintenir la créosote, qui agit comme l'alcool sur les surfaces sécrétantes des cavités qu'elle dessèche, et qui, de plus, est utile par son action antiseptique. N'oubliez jamais, Messieurs, que les cavernes peuvent se cicatriser et guérir; ce n'est point là une présomption clinique, c'est un fait démontré par l'anatomie pathologique, et vous vous rappelez sans doute que je vous en ai cité de remarquables exemples. Or, je crois fermement que le traitement, tel que je le mets en œuvre, peut aider à cet heureux résultat.

Je dois vous signaler enfin une dernière modalité de la phase d'excavation qui est particulièrement favorable, mais plus rarement observée : le travail de ramollissement destructif est précoce; il débute à un moment où la déchéance de l'organisme n'est pas encore profonde, où les lésions sont unilatérales et limitées à un dépôt unique, et il a pour effet, quand il est achevé, de délivrer le poumon, au prix d'une perte de substance, des éléments nuisibles qui l'avaient envahi; le travail d'excavation a toute la signification d'un travail d'élimination pure, et il laisse une caverne qui, même étendue, peut se rétrécir et guérir ; cette guérison de l'ulcère du poumon peut être le signal de la guérison de la maladie, si la diathèse phymatogène, épuisée par cette manifestation, n'engendre pas ultérieurement d'autres productions tuberculeuses. Même lorsque cette éventualité exceptionnellement heureuse n'est pas réalisée, la formation de ces cavernes précoces ne doit point inspirer le découragement, moins encore l'inaction; dans cette forme limitée et hâtive, vous devez considérer l'excavation comme un incident qui peut devenir favorable, et vous devez plus que jamais faire tous vos efforts pour donner à votre malade le bénéfice de cette possibilité ; vous lui viendrez donc en aide pendant l'orage passager de l'ulcération; vous vous rappellerez, pour échapper à une autre cause de désespérance, que la fièvre, en ces conditions dure, quoi que vous fassiez, jusqu'à la fin de l'élimination, et que vous ne pouvez prétendre qu'à en amoindrir le degré ; puis, ce terme arrivé et la caverne faite, vous reviendrez au traitement que je vous ai indiqué pour en favoriser la dessiccation et la cicatrisation. Encore ici les révulsifs répétés sont un élément important de la médication, et je n'en néglige jamais l'emploi.

En toute circonstance, du moment que les formations caverneuses ne sont pas assez étendues et assez multiples pour créer une situation irrémédiable, il faut toujours se préoccuper avec une vive sollicitude de la désinfection des liquides qui y sont contenus; et cela non seulement à cause des accidents de résorption, mais, en outre, parce que ces éléments exercent sur les tissus voisins une action irritative qui produit l'agrandissement de la perte de substance, et transforme trop souvent les cavités stationnaires en ulcérations extensives. Dans bien des cas, l'usage combiné de la créosote et des préparations salicyliques suffira pour atteindre le but; mais fréquemment aussi, le traitement, aux doses où il est permis de le maintenir, reste impuissant, la quantité de l'expectoration qui donne la mesure des sécrétions cavitaires n'est pas modifiée, les qualités des liquides sont les mêmes, et l'examen de la poitrine suffit d'ailleurs à démontrer que malgré l'expectoration, la réplétion des cavités est toujours à peu près au même degré ; les cavernes restent des cavernes sécrétantes.

Dans ces circonstances, le médecin ne doit pas se borner à déplorer l'inefficacité de sa thérapeutique, il doit en accroître l'énergie par l'adjonction de modificateurs plus directs, c'est-à-dire par l'inhalation de liquides médicamenteux pulvérisés. Diverses substances peuvent être employées, notamment, l'iode, le goudron, la térébenthine, mais je donne la préférence à l'acide phénique, et je procède de la manière suivante :

Je fais faire une solution à 1 pour 100, et j'en fais inhaler 100 grammes pour commencer, en trois ou quatre séances dans le courant de la journée ; j'augmente ensuite la quantité sans augmenter la force de la solution, si le traitement est bien toléré. Ce procédé s'applique aux pulvérisateurs ordinaires qui ne fonctionnent pas avec l'aide de la vapeur. Mais, depuis plus d'un an, j'ai adopté le pulvérisateur à vapeur modifié par Lucas-Championnière, et, par suite, j'ai dû changer le degré de la solution puisque, dans cet appareil, au moment de la pulvérisation, il se mêle à la solution médicamenteuse une quantité de vapeur d'eau sensiblement égale ; je me sers alors d'une solution à 2 pour 100, et j'en verse 50 grammes dans le flacon ; la pulvérisation y ajoute environ 50 grammes d'eau, de sorte qu'une fois l'inhalation finie, le malade a inhalé, comme par le passé, un gramme d'acide dans 100 grammes d'eau ; on peut augmenter la dose quotidienne aussi facilement qu'avec les pulvérisateurs ordinaires, car si j'emploie pour la journée 100 grammes de cette solution à 2 pour 100, j'aurai 2 grammes d'acide pour 200 grammes d'eau (vu l'addition de la vapeur), ce qui sera toujours la proportion initiale ; j'aurai donc accru l'énergie du traitement, sans augmenter le degré de la solution employée ; je tiens à ce dernier point, parce que j'estime, après expérience, que le titre de 2 pour 100 est celui qui convient le mieux à la généralité des malades pour ces inhalations bronchiques

qui doivent être répétées plusieurs fois par jour, et bien
des jours de suite. Souvent, on sera obligé de commencer
avec une solution à un, ou même à un demi pour 100. Veut-
on au contraire diminuer l'action sur les bronches, tout
en faisant porter l'absorption quotidienne sur la même
quantité de médicament ? rien de plus simple : il n'y a
qu'à employer dans le pulvérisateur à vapeur 100 grammes
d'une solution à 1 pour 100 ; lorsqu'au bout de la journée
les inhalations seront terminées, le malade aura inhalé
1 gramme d'acide, mais ce gramme aura été réparti sur
200 grammes d'eau, à cause de l'adjonction de la vapeur.
Dans quelques cas j'ai pu employer durant plusieurs mois
une solution à 4 pour 100, ce qui représente, en raison
de la vapeur, un titre effectif de 2 pour 100. Ces malades
ont inhalé chaque jour jusqu'à 250 grammes de la solution, en deux séances, dont la durée respective était d'une
demi-heure à trois quarts d'heure. Je me suis assuré sur
moi-même à plusieurs reprises que, malgré l'addition
de vapeur, la colonne projetée ne détermine aucune sensation de chaleur sur la muqueuse pharyngo-buccale.

En trois ou quatre séances, je fais inhaler la quantité
déterminée de solution dans l'espace de la journée. Le
malade est placé, commodément assis, de manière que la
colonne liquide réponde au centre de la cavité buccale largement ouverte ; il doit être assez près de l'appareil pour
recevoir le jet avant qu'il ait subi la diffusion bilatérale
qui le transforme en un cône à base périphérique ; si
l'on ne prend pas cette précaution la moitié au moins du
liquide est perdue, parce que la base du cône dépasse en
largeur l'ouverture de la bouche ; en cette situation le
malade respire largement, et bientôt des quintes de toux

démontrent la pénétration dans l'arbre aérien ; on peut, pour la rendre plus facile, recommander au patient de maintenir sa langue fixée hors de la bouche au moyen d'une compresse, mais cette précaution fort pénible, qui n'ajoute pas peu à l'ennui du traitement, me paraît inutile, au moins dans la généralité des cas. Le début de l'inhalation bien faite est toujours marqué, ainsi que je l'ai dit, par des quintes de toux accompagnées d'une expectoration plus ou moins abondante ; mais après quelques instants ces quintes s'espacent de plus en plus, et la fin de la séance, supposée de quinze à vingt minutes, se passe dans une tranquillité à peu près complète.

Les deux ou trois premiers jours, ces inhalations produisent une certaine fatigue, parfois aussi quelques vertiges ; si ces effets sont très marqués, il faut procéder plus graduellement, ne faire absorber, par exemple, dans la journée qu'une quantité moitié moindre ; mais l'accoutumance s'établit rapidement, et bientôt le malade, subissant l'influence morale heureuse d'une médication qui lui paraît agir directement sur son mal, se soumet volontiers à ces pratiques malgré l'incontestable ennui qu'elles imposent. Néanmoins, je tiens à bien préciser ce point, je ne les mets jamais en usage pendant la phase d'excavation ; je n'y ai recours qu'après l'achèvement de ce travail toujours plus ou moins aigu, et lorsque le traitement interne n'amène aucune modification appréciable, quant à la dessiccation des surfaces ulcérées.

Moyennant ces précautions, ces inhalations sont généralement bien supportées, pourvu qu'on ait soin de proportionner le degré de la solution à l'irritabilité de la muqueuse aérienne ; mais pour ne rien vous celer des enseignements de mon expérience sur ce sujet, je dois vous dire qu'il est quelques malades, en petit nombre, qui ne peuvent arriver à tolérer ce traitement; ce sont des individus profondément débilités, et qui, sans être fébricitants, sont sous le coup d'une excitabilité névro-vasculaire constante; chez eux, l'inhalation augmente cet état d'éréthisme, elle épuise les forces, et les vertiges peuvent être assez forts pour amener l'imminence d'une lipothymie; lorsqu'il en est ainsi, il faut s'abstenir, les inconvénients immédiats de la médication l'emportant de beaucoup sur les avantages éloignés qu'il est permis d'en attendre. La même réserve est nécessaire lorsque les pulvérisations provoquent des vomissements, ce qui n'est pas très rare chez les malades, qui éprouvent le même inconvénient à l'occasion des quintes de toux. Dans toutes ces circonstances l'obstination serait un danger, et cette méthode doit toujours être pour vous, du moins au début, une simple épreuve thérapeutique, dont l'observation de quelques jours peut seule établir l'opportunité.

Je vous ai parlé de la diffusion conique de la colonne liquide, et du moyen de restreindre la perte qui en résulte par la position du malade; mais quoi qu'on fasse, une certaine portion est perdue, de sorte que le médicament dissous n'est jamais totalement absorbé. Dans le but de diminuer cette perte, et de modérer la force du jet qui frappe le pharynx, j'ai fait adapter par M. Colin des tubes plus fins au pulvérisateur à vapeur; j'ai réussi, mais pas complètement; la percussion du jet est devenue insignifiante, mais la perte quoique amoindrie subsiste, aussi la figure et les vêtements sont-ils mouillés

par le liquide. Si cet ennui devient un obstacle au traitement, on peut le supprimer au moyen d'un tube conique
dont l'extrémité large est adaptée à la bouche du malade,
tandis que l'autre reçoit la colonne pulvérisée à sa sortie
de l'appareil et avant toute diffusion. La perte n'est pas
diminuée, vu qu'une portion du liquide se dépose sur les
parois du tube, mais l'inconvénient signalé disparaît.

Lorsque tout marche bien, en général après huit à
dix jours, on constate déjà une diminution notable de
l'expectoration, et si elle était fétide, ce caractère disparaît; par suite, les phénomènes les plus palpables de
la résorption putride, l'anorexie, la dyspepsie et la
fièvre, qui avaient résisté à la médication ordinaire, sont
amendées, et l'état général du malade est ainsi notablement amélioré. Ce premier groupe d'effets est très ordinaire, je dirai presque constant; mais souvent on
n'obtient rien de plus, alors même que les inhalations
peuvent être continuées pendant des mois, sans incident
nouveau qui oblige à les interrompre ; en revanche, dans
un certain nombre de cas, la diminution des sécrétions
continue à s'accentuer, le gargouillement cavitaire s'atténue, et au bout de quelques semaines, de six à huit en
moyenne, la caverne sécrétante, par cela même toujours en imminence d'extension, est transformée en
caverne sèche et stationnaire. Dès lors, le malade est en
situation de profiter de toutes les éventualités favorables
que présente l'évolution du processus local, savoir le *statu
quo* qui, dans l'espèce, est déjà un bénéfice, et dans les
cas exceptionnellement heureux, le rétrécissement de la
perte de substance et la cicatrisation. Vous pouvez
apprécier par là la mesure exacte de l'utilité que j'assigne

à l'ensemble de mon traitement; il n'a aucune action saisissable sur l'affection tuberculeuse, mais il modifie les ulcérations et les sécrétions broncho-pulmonaires, de telle sorte qu'il les met dans les conditions les meilleures pour la réparation, si l'organisme du malade et la forme de la maladie comportent cette heureuse terminaison; il concourt en outre à ce même résultat, en améliorant indirectement l'état général.

Quelle est la part qui revient aux inhalations dans les effets obtenus? Je ne puis vraiment pas le préciser; car je suis tellement convaincu de l'action similaire de l'alcool et de la créosote, que je n'ai jamais employé les pulvérisations seules; je puis seulement dire que dans quelques cas où la médication interne n'avait amené, au bout de plusieurs semaines, aucune modification dans les sécrétions cavitaires, l'adjonction des inhalations a déterminé, à un degré variable mais certain, l'amélioration désirée.

Enfin j'ai vu des cas, à lésions comparables, dans lesquels ce traitement local a été impuissant à produire un changement quelconque dans la quantité et dans la qualité des sécrétions; c'est pour ce motif que je vous ai dit il y a un instant que ce premier groupe d'effets, qui est pourtant le minimum du résultat cherché, n'est pas constant. Si après vingt ou trente jours, ce traitement bien conduit laisse positivement les choses en l'état, j'estime qu'il est jugé, et qu'il est inutile d'en fatiguer plus longtemps le malade.

Lorsque les cavernes sont stationnaires et sèches, je ne fais pas faire d'inhalations, j'insiste autant que possible sur l'alcool dont les propriétés sclérogènes sont

alors au maximum d'opportunité, et c'est alors aussi que
je donne le phosphate de chaux à hautes doses, de préférence sous forme de lait phosphaté, ainsi que je vous
l'ai précédemment expliqué; mais je ne maintiens ce
dernier médicament que s'il ne compromet en rien ni
les fonctions digestives, ni la médication fondamentale,
dont l'alcool, la glycérine et la créosote restent alors
comme auparavant les agents principaux.

Le travail d'excavation procède souvent avec une telle
acuité et une fièvre si voisine de la subcontinue, que
le malade doit nécessairement rester alité; mais dès que
les phénomènes aigus s'amendent, il faut s'empresser
de revenir, dans la mesure du possible, aux habitudes
antérieures, et profiter des moments d'apyrexie pour
donner au patient le bénéfice du séjour au grand air
dans une exposition convenable, et pour lui faire faire un
exercice proportionnel à l'état de ses forces, aussi longtemps qu'il en est capable. C'est là du reste un précepte
général dont l'application s'étend à toutes les périodes
de la phthisie; il faut reculer autant qu'on le peut le
moment où le malade est définitivement confiné à la
maison, et lorsque ce moment arrive, il ne doit pas
passer la journée dans la chambre où il couche; cette
dernière doit être soumise pendant ce temps à une
aération prolongée.

Ce n'est pas tout, et à partir du début de la période d'ulcération je prends une autre mesure, également utile au
malade et aux personnes qui l'entourent; je crée chaque
soir dans la chambre à coucher une atmosphère antiseptique au moyen de la pulvérisation d'une solution d'acide
phénique à 10 pour 100, dans la quantité d'eau nécessaire

pour remplir une ou deux fois, selon les dimensions de la pièce, le flacon de l'appareil à vapeur. Cette pratique est inutile pour les malades soumis aux inhalations, mais pour les autres elle constitue, sous une forme atténuée, une véritable médication locale, puisque durant toute la nuit la respiration se fait dans un milieu chargé de molécules médicamenteuses. Il est bien rare, d'après ce que j'ai vu, que l'odeur de cette atmosphère impressionne désagréablement le malade; si pourtant vous rencontrez cette difficulté, ne renoncez pas à la méthode, mais changez le procédé en employant les pulvérisations de benzoate de soude; ce sel est inodore et ses propriétés antiseptiques ont été bien mises en évidence par Klebs; pourtant il est inférieur pour cet usage particulier à l'acide phénique, parce qu'en raison de leur poids, les molécules salines se précipitent presque aussitôt, au lieu de rester diffuses dans l'air ambiant.

Vous le voyez, Messieurs, la phase d'excavation n'est point pour moi le signal de l'inaction thérapeutique; cette période, comme toutes les autres, a ses indications qui doivent être remplies, c'est là, pour nous médecins, une obligation étroite, quel que doive être d'ailleurs le résultat final de ces efforts.

Telles sont les règles générales qui me dirigent dans les diverses phases de la phthisie pulmonaire, elles représentent dans leur ensemble ce que j'appellerais volontiers, n'était l'apparence prétentieuse du mot, l'idéal de ma thérapeutique; mais trop souvent, aussi bien dans l'apyrexie que dans la fièvre, la poursuite de cet idéal doit être momentanément abandonnée, en raison de

divers incidents pathologiques plus ou moins fréquemment liés à l'évolution de la tuberculose. De ces incidents
qui sont pour le traitement de la maladie aussi bien que
pour le malade de véritables complications, les plus
importants sont les désordres gastro-intestinaux et
l'hémoptysie. Je vais vous exposer brièvement ma pratique ordinaire en présence de ces épisodes accidentels.

Et d'abord en ce qui concerne les **troubles digestifs**
je puis vous affirmer qu'ils sont relativement très rares
chez les malades qui vivent à la campagne dans l'obser-
vance rigoureuse des préceptes hygiéniques que j'ai formulés ; ces désordres sont au contraire très fréquents
chez les tuberculeux des villes, et bien souvent, au
grand préjudice des malades, ils enrayent à chaque instant le traitement fondamental. L'anorexie et la DYSPEP-
SIE GASTRIQUE dans l'une quelconque de ses formes,
voilà les phénomènes les plus communs, ils imposent la
suppression momentanée des médicaments, et souvent
aussi celle du lait ; ce premier point réglé, gardez-vous
de considérer toujours cet état comme une pure dyspepsie fonctionnelle ; si vous êtes sous l'empire de cette
idée erronée, vous accumulerez avec une confusion née
de l'insuccès, tous les moyens dits eupeptiques, vous fati-
guerez le malade, vous lui ferez perdre un temps précieux, et, dans la majorité des cas, vous n'arriverez à
rien, pourquoi ? parce que dans la majorité des cas aussi
cette dyspepsie, prétendue fonctionnelle, n'est que le
symptôme d'un catarrhe de l'estomac. Traitez ce catarrhe, traitez cet embarras gastrique et vous réussirez
rapidement. Lorsque cet état présente une certaine
acuité, et que l'affection tuberculeuse, encore à son dé-

but, n'a pas compromis les forces du malade, j'interviens au moyen d'un vomitif tout comme dans le catarrhe gastrique vulgaire, seulement je donne l'ipéca seul, sans addition de tartre stibié, afin d'éviter l'irritation de l'intestin. Si le catarrhe est subaigu, ou si l'état du patient me paraît contre-indiquer le vomitif, j'ai recours aux purgatifs, répétés selon le besoin, et toujours à petites doses ; quand les signes du catarrhe, notamment l'enduit blanchâtre de la langue et l'amertume de la bouch e sont très prononcés, l'existence d'une diarrhée médiocre n'est point un obstacle, tout au contraire, dans ces conditions la diarrhée est l'effet d'un état catarrhal concomitant de l'intestin, et les purgatifs sont encore le meilleur moyen de l'arrêter. Je proscris complètement l'huile de ricin et les drastiques, j'emploie les sels effervescents ou bien les eaux minérales naturelles, dont je fais prendre un demi-verre ou trois quarts de verre chaque matin ou tous les deux jours, selon l'effet produit. Lorsque l'indication est exacte, il s'écoulera généralement moins d'une semaine avant que le retour de l'appétit et de l'aptitude digestive vous permette de reprendre graduellement le traitement de la maladie. Ce catarrhe gastrique revendique le plus grand nombre des cas de dyspepsie dans la phthisie ; il survient à toutes les époques, et toutes les fois qu'il se montre, je vous engage à le combattre selon ces principes, à moins que la maladie ne soit déjà à une période avancée, ou que vous ne constatiez des signes positifs d'ulcérations intestinales.

Il est des cas pourtant où l'on ne peut rattacher le dérangement des fonctions gastriques à un état catarrhal de l'estomac, il s'agit bien alors de la dyspepsie prise dans le sens usuel de ce mot, car les altérations des glandes et des sécrétions, les changements dans l'excitabilité de la fibre musculaire, qui sont la cause véritable de ce désordre dit essentiel, échappent complètement à notre appréciation directe, et ne peuvent être soupçonnés que par une induction toujours un peu vague, basée sur l'analyse physiologique des symptômes. Aucune règle thérapeutique fixe ne peut être assignée aux cas de ce genre ; on retrouve ici toutes les incertitudes, toutes les variabilités, tous les tâtonnements qui caractérisent le traitement de la dyspepsie vulgaire. Je ne pourrais, sans sortir de mon sujet, vous entretenir de ces indications multiples, de ces médications contradictoires ; étant admis que vous vous êtes mis en règle avec les phénomènes fébriles et les accidents de résorption putride qui ont une si puissante influence sur les fonctions de l'estomac, la tuberculose ne change point votre situation ; vous êtes en présence d'une dyspepsie, il faut la traiter selon sa forme et par les moyens ordinaires. Vous aurez donc à employer suivant les cas les absorbants, les alcalins, les acides (chlorhydrique et lactique), les excitants (gouttes amères, noix vomique), les sédatifs (opiacés, bromure de potassium à petites doses), ou bien encore les sels purgatifs, non plus à dose évacuante mais à dose modificatrice, deux à quatre grammes par jour par exemple ; ou bien enfin les préparations de pepsine.

Il va de soi que vous ne donnerez jamais d'huile de foie de morue à un tuberculeux dyspeptique, mais lorsqu'il n'y a pas de gastralgie, vous pouvez tenter le maintien de la créosote ; elle n'est absolument contre-indiquée que par les phénomènes douloureux, et en leur absence, elle peut continuer à être bien tolérée, il convient donc au moins d'en faire l'épreuve. Si le malade était préalablement soumis aux pratiques hydro-thérapiques, il faut se garder de les suspendre, car elles peuvent aider au rétablissement des fonctions de l'estomac. Quant au régime alimentaire, il échappe comme la thérapeutique à toute règle constante. En ce qui me concerne, j'essaye toujours au début du traitement de conserver le régime ordinaire du malade; mais lorsque après quelque, temps et malgré une médication appropriée, je n'obtiens aucune amélioration notable, alors j'en viens au régime uniforme; nous rencontrons à son sujet la même variabilité d'indication, car c'est tantôt le régime exclusif du lait, tantôt l'alimentation par la viande crue qu'il convient d'instituer; bien souvent même on n'est fixé dans ce choix que par une observation de quelques jours. Il en est ici comme dans toutes les dyspepsies sérieuses, le meilleur régime est celui qui est toléré, et toute détermination préalable est fréquemment impossible. Dans ces cas rebelles, les révulsifs sur la région de l'estomac peuvent être d'une grande utilité, je ne manque jamais d'y avoir recours, soit sous forme de pointes de feu, soit sous forme de vésicatoires.

Du reste, je tiens à vous le dire encore, ces dyspepsies tenaces qui aggravent si rapidement la situation des malades, parce qu'elles compromettent la nutrition et entravent le traitement, ne sont guère observées que chez les tuberculeux confinés dans les villes, et il suffit bien souvent du séjour à la campagne pour faire justice de ces troubles gastriques, alors qu'ils ont résisté aux médications les plus rationnelles. On voit aussi ces dyspepsies rebelles chez les malades qui ont été malheureusement dirigés sur une résidence dont les conditions climatériques sont de nature à provoquer et à entretenir les désordres digestifs; en pareil cas c'est une faute que de s'entêter à un traitement dont l'impuissance est certaine, et le changement immédiat du séjour est la seule mesure vraiment efficace.

Dans les périodes avancées de la maladie, l'alimentation peut, pour des raisons diverses, devenir impossible dans sa forme ordinaire; rarement alors le lait est toléré, il ne l'est jamais d'ailleurs en quantité suffisante pour les besoins de la nutrition, et la viande crue, aiguisée de sel et d'alcool, ou de sucre, selon les cas, reste la suprême ressource. Souvent on réussit ainsi à nourrir le malade, au moins dans une mesure proportionnelle à sa dépense organique qui est toujours bien restreinte en pareille occurrence, et il n'est pas rare qu'après quelque temps, on puisse, grâce à ce régime qui a toute la valeur d'une médication, revenir à une alimentation plus variée et plus attrayante. Si ce moyen échoue aussi, vous avez aujourd'hui la possibilité de recourir aux peptones artificielles de viande, dont le pouvoir nutritif est parfaitement établi par un bon nombre d'observations faites à l'étranger, et par les recherches poursuivies en France, notamment par Daremberg et Catillon; il est également certain que les peptones ne perdent pas leur valeur alimentaire lorsqu'elles sont administrées en lavement au lieu d'être données par la bouche, et elles offrent donc une précieuse ressource dans les cas où l'on est contraint de renoncer à tous les modes ordinaires de l'alimentation. Même en dehors de ces cas extrêmes, les peptones peuvent encore être très utiles dans les divers états dyspeptiques que nous venons d'étudier, à titre d'aliment additionnel tout préparé pour l'absorption, et qui peut compenser efficacement l'insuffisance forcée du régime usuel.

Les VOMISSEMENTS qui sont véritablement d'origine gastrique ne présentent pas d'indications spéciales, le traitement est celui de la dyspepsie qui les engendre; je puis ajouter cependant que les révulsifs ont alors une utilité toute spéciale, et que les vésicatoires, soit simples, soit pansés à la morphine, triomphent assez rapidement de ce symptôme pénible, encore bien qu'il ait résisté à une médication persévérante. Lorsque le rejet des aliments suivant de près l'ingestion, dénote une irritabilité anormale de l'estomac, on peut aider puissamment à l'action des révulsifs par l'administration de deux ou trois gouttes de laudanum de Sydenham cinq minutes avant le début de l'alimentation ; ce moyen fort simple m'a souvent réussi. Dans d'autres cas enfin où les vomissements se produisant en l'absence d'état dyspeptique bien caractérisé, se rapprochent des vomissements dits nerveux, j'ai eu fort à me louer des pulvérations d'éther répétées deux ou trois fois par jour, pendant six minutes chaque fois, savoir trois minutes sur la région gastrique et trois minutes sur la région vertébrale correspondante. Je ne prétends pas substituer ce moyen à tous ceux qu'on peut employer en pareille circonstance, mais je vous le recommande expressément, car il m'a réussi là où tout autre traitement avait échoué.

Quant aux vomissements plus fréquents encore qui sont mécaniquement produits par les secousses de la TOUX, ils ne sont pas justiciables d'une médication directe : calmer la toux, voilà le seul procédé pour les faire cesser ; l'opium, la belladone, le bromure de potassium, le chloral, sont les agents les plus utiles ; je recule autant que possible les injections sous-cutanées de morphine, et lorsque enfin je suis contraint d'y recourir, j'en proscris soigneusement l'usage quotidien ; l'habitude en effet impose l'augmentation incessante des doses, et cette situation amène tôt ou tard le morphinisme avec toutes ses conséquences. Il ne faut pas omettre de compter parmi les moyens de traitement de la toux, les révulsifs dirigés contre le processus local qui l'entretient.

La DIARRHÉE est très souvent liée à la dyspepsie gastrique, je m'en suis expliqué, elle ne demande alors aucune médication spéciale ; dans d'autres cas, elle est l'expression d'un catarrhe limité à l'intestin, et si l'état du malade le permet, c'est par les purgatifs salins répétés à petites doses qu'il convient tout d'abord de la combattre ; si ce traitement n'est pas possible ou s'il échoue, il faut employer les poudres absorbantes, le bismuth, le laudanum ; ces deux derniers seront pris par la bouche ou en lavement, suivant le caractère des selles et le siège présumé du catarrhe intestinal. Pour peu que cette complication soit rebelle, il est nécessaire d'instituer l'alimentation uniforme par la viande grillée ou crue, le lait est rarement bien supporté, à moins qu'il ne s'agisse de lait d'ânesse. Dans ces mêmes conditions, j'ai maintes fois constaté l'utilité des larges badi-

geonnages de teinture d'iode sur la paroi abdominale,
et dans les cas tout à fait tenaces, je vous conseille de
recourir aux applications de collodion; le moyen est
gênant, mais il m'a paru vraiment utile. Dans tout le
cours de ces épisodes la médication fondamentale est
forcément abandonnée; je ne fais de réserve que pour la
glycérine, créosotée selon la formule que je vous ai indiquée, car en l'absence de dyspepsie gastrique, je n'ai
jamais pu lui reconnaître une influence quelconque sur
le phénomène diarrhée. — Une autre forme plus rare
semble sous la dépendance d'une élaboration vicieuse
des ingesta, la fétidité toute particulière des selles implique vraiment une fermentation putride opérée dans
l'intestin, en même temps qu'elle suffit à caractériser
cette diarrhée; quelques doses d'acide salicylique, voilà
le meilleur traitement. L'état catarrhal qui accompagne
nécessairement ce désordre pourra persister une fois la
fétidité disparue, mais il sera facilement accessible aux
moyens ordinaires. — Quant à la diarrhée qui dépend
d'ulcérations intestinales, on peut réussir à la modérer
momentanément, mais en fait elle déjoue tous nos efforts.

Quelques mots maintenant sur le traitement de
l'hémoptysie.

La conduite à tenir n'est point la même dans tous les
cas, et quelques distinctions fondamentales sont d'absolue nécessité. Avant tout, il faut séparer l'hémoptysie
qui précède la période d'excavation et celle qui la suit:
la première est une hémorrhagie congestive, la seconde
est le plus souvent une hémorrhagie érosive ou par rupture. Dans la première dont je vous parlerai d'abord, il

faut encore distinguer deux groupes de cas suivant que l'hémoptysie est apyrétique ou fébrile. Toute réserve faite de certaines mesures qui sont constamment applicables, telles que la position demi-assise du malade dans le lit, l'immobilité et le silence, l'ingestion de fragments de glace et de boissons glacées (limonade, eau de Rabel), le maintien d'une température fraîche dans la chambre, la proscription des oreillers et des matelas de plume, le traitement varie dans les diverses conditions que je viens de préciser.

L'HÉMOPTYSIE qui reste APYRÉTIQUE est de moyenne intensité, et généralement de courte durée; il suffit souvent d'ajouter aux moyens précédents une potion contenant de 2 à 4 grammes d'extrait de ratanhia, ou 20 à 30 gouttes de perchlorure de fer, ou bien encore 1 à 2 grammes d'acide gallique, pour obtenir la terminaison de l'hémorrhagie. Mais si elle est plus sérieuse, si, tout en demeurant apyrétique, elle persiste encore trente-six à quarnte-huit heures après le début de cette médication, alors je ne m'en tiens point là, je fais couvrir la poitrine d'un large vésicatoire, je fais appliquer au moins deux fois par jour des ventouses sèches en grand nombre, quarante à soixante, sur les membres inférieurs et à la base du thorax, et je donne l'extrait thébaïque à hautes doses, c'est-à-dire 20 à 40 centigrammes fractionnés en pilules de 2 centigrammes ; on en donne une d'heure en heure jusqu'à production de somnolence. Le lendemain, je diminue la dose proportionnellement à l'effet obtenu et à l'action narcotique; j'agis de même le jour suivant, de manière à ne supprimer le médicament que lorsqu'il s'est écoulé au moins trois jours pleins depuis la cessation de l'hémorrhagie. Si par exception (je n'en ai jamais vu d'exemple) une hémoptysie apyrétique antérieure à la période d'excavation était d'emblée assez abondante pour constituer un danger imminent, il ne faudrait point exposer le patient aux délais de ce traitement ; en même temps qu'on interviendrait avec les révulsifs, il faudrait employer immédiatement les injections sous-cutanées d'ergotine, et les inhalations de perchlorure de fer, à la dose de 3 à 4 grammes pour 180 grammes d'eau. Une pareille éventualité doit être bien rare, puisque je ne l'ai jamais observée, je vous la signale simplement pour que vous n'exagériez pas la portée de la médication dont je viens de vous entretenir.

Il est une autre modalité de l'hémoptysie apyrétique qui est, en revanche, assez fréquente, et sur laquelle j'appelle votre attention ; l'apyrexie n'existe que le premier ou les deux premiers jours, puis vers le troisième, malgré le traitement mis en œuvre, la fièvre s'allume et l'hémorrhagie continue, parfois même elle prend alors une nouvelle intensité. En ces circonstances je renonce aussitôt à la thérapeutique primitive, et j'institue la même médication que dans l'hémoptysie fébrile d'emblée.

Celle-ci est d'ordinaire forte, elle procède souvent par reprises, et constitue toujours un incident pathologique de plusieurs jours de durée ; théoriquement elle fournit au début l'indication constante de la saignée, en raison de la fluxion pulmonaire à laquelle elle est liée ; l'émission sanguine diminue le mouvement congestif, abaisse la pression intra-vasculaire, et par suite elle restreint l'écoulement du sang et prévient de nouvelles ruptures.

Mais dans la pratique ce moyen ne doit être employé que chez les individus de constitution encore robuste, qui n'ont pas été profondément débilités par une tuberculose déjà ancienne; et même alors, il doit être réservé pour les cas où l'abondance de l'hémorrhagie impose une intervention énergique à effet immédiat. Quoi qu'il en soit de la saignée, qui n'est en tout cas que le premier acte du traitement, je prescris aussitôt les vésicatoires coup sur coup sur les diverses régions du thorax et les applications de ventouses sèches, puis je donne l'ipécacuanha de la manière suivante : tous les quarts d'heure 10 centigrammes jusqu'à production de l'état nauséeux sans vomissement ; ce résultat obtenu, j'écarte les prises du médicament, je ne l'administre plus que toutes les demi-heures, puis toutes les heures, ou même toutes les deux heures, en me réglant sur l'état du pouls, de la température, et sur l'imminence du vomissement. Lorsque l'abaissement thermique et la diminution de l'hémorrhagie sont assez marqués pour constituer un amendement notable, je supprime le médicament, et j'y reviens, après quelques heures de repos, si les phénomènes fébriles et les caractères du pouls indiquent une reprise prochaine de l'hémorrhagie. En même temps je soutiens les forces par du vin glacé, quelques cuillerées de cognac également glacé, et du bouillon froid; j'ai dû à cette méthode de remarquables succès, notamment chez ce prince russe résidant à Auteuil dont je vous ai déjà parlé, et que j'avais confié aux soins éclairés de mes distingués confrères Dieulafoy et Bezançon.

Il faut que vous sachiez que cette médication a ses dangers, surtout chez les malades qui sont sous le coup d'une phthisie déjà avancée; en un espace de temps très court, si l'on n'y prend garde, la défervescence salutaire peut faire place à un véritable collapsus; aussi le traitement doit-il être rigoureusement surveillé le thermomètre à la main; il faut aussi tenir grand compte de l'état du cœur et du pouls, et de l'intensité du mouvement sudoral.

Les autres médicaments nauséeux, le tartre stibié à doses très fractionnées, le kermès à la dose quotidienne de 25 à 40 centigrammes, produisent des effets analogues, et peuvent conséquemment rendre les mêmes services; pourtant il m'a toujours paru que l'action de l'ipécacuanha est plus rapide et plus énergique, sans compter qu'il n'expose pas à beaucoup [près autant à la diarrhée, qui est toujours à redouter avec les préparations antimoniales, quelque réduite qu'en soit la dose.

Malgré ma confiance dans la médication que je viens de vous exposer, il est des cas où je la laisse de côté; ces cas les voici : des vomissements surviennent dès la seconde ou la troisième dose, et ils persistent même si on l'abaisse de moitié, c'est-à-dire à 5 centigrammes; — le malade est assez débilité pour que je doive craindre que l'état nauséeux soit pour lui l'équivalent de l'état de collapsus; — les conditions particulières du malade ne permettent pas la surveillance quasi incessante dont je vous ai indiqué la nécessité;—enfin, l'hémoptysie, tout en étant fébrile, et présentant par conséquent la vivacité des hémorrhagies de cette classe, n'est pas d'une abondance et d'une intensité telles, que l'action thérapeutique doive être aussi rapide que possible; or comme la médication par les nauséeux est extrêmement pénible, je pense servir les intérêts du malade en lui épargnant un traitement dont l'urgence n'est point établie.

Dans ces circonstances d'ordres bien divers, comme vous le voyez, je maintiens les prescriptions relatives aux révulsifs, aux ingesta glacés, etc., mais je remplace les nauséeux par le sulfate de quinine ou par le seigle ergoté. Suivant l'intensité de la fièvre je donne du premier médicament un gramme ou un gramme et demi le premier jour, dans l'espace d'une demi-heure à trois quarts d'heure, de manière à avoir certainement l'effet de la dose totale, ainsi que je vous l'ai antérieurement expliqué; je donne une dose moindre le second jour, moindre encore le troisième si la détente persiste, et je prends le thermomètre pour guide quant à l'opportunité d'un retour momentané aux fortes doses initiales. Si le sulfate est mal supporté, j'emploie le bromhydrate, et dans ce cas j'élève chaque dose de 50 centigrammes relativement au premier sel; l'intolérance persiste-t-elle au point d'entraver la médication, j'ai recours aux injections sous-cutanées selon les règles précédemment formulées. Quant aux raisons de mon option entre la quinine et le seigle ergoté, je les tire de l'importance respective de l'élément fébrile et de l'élément hémorrhagique. Si la fièvre est élevée entre 39 et 40, tandis que l'hémoptysie est d'abondance moyenne, je donne la quinine; avec une fièvre médiocre et une hémorrhagie moyenne ou forte, j'administre le seigle ergoté à la dose de 30 à 50 centigrammes toutes les deux ou trois heures, jusqu'à effet satisfaisant, ou jusqu'à production de fourmillements et d'engourdissement dans les doigts ou les orteils.

Lorsque enfin l'hémorrhagie, tout en appartenant par la fièvre et par l'ensemble de ses caractères à la catégorie que nous venons d'étudier, est assez forte pour être immédiatement menaçante, je laisse également de côté les nauséeux et les antipyrétiques, et j'interviens d'emblée avec les injections sous-cutanées d'ergotine combinées avec les inhalations de perchlorure de fer. — Je proscris complètement la digitale dans le traitement de l'hémoptysie des tuberculeux ; sans doute elle abaisse la température et ralentit le pouls, et semble par là comparable aux autres agents antifébriles, mais elle augmente la contractilité du cœur et la pression vasculaire, de sorte que, tout en atténuant la fièvre, elle peut favoriser la persistance ou le retour de l'hémorrhagie.

L'HÉMOPTYSIE TARDIVE de la période cavitaire, quels que soient les symptômes qui l'accompagnent, réclame l'emploi des moyens hémostatiques les plus puissants, car elle est due le plus ordinairement à la rupture d'anévrysmes ou de branches altérées de l'artère pulmonaire ; l'hémorrhagie crée un péril immédiat, tout le reste est accessoire ; les ventouses sèches multipliées, les ventouses de Junod si on les a sous la main et que le malade paraisse en état d'en supporter l'application, les injections d'ergotine, les inhalations de perchlorure de fer, voilà le traitement à mettre en œuvre ; s'il n'amène pas une diminution rapide de la perte de sang, on est autorisé, vu l'imminence du péril, à couvrir la poitrine de glace ; comme traitement ordinaire de l'hémoptysie, je repousse cette pratique quoiqu'elle ait été proposée, mais dans les conditions spéciales dont il s'agit, je la tiens à la fois pour légitime et utile. Néanmoins, j'ai le regret de vous dire que le traitement n'est le plus souvent ici qu'une lutte *in extremis*, car cette hémorrhagie tardive par rupture intra-cavitaire est à peu près constamment mortelle, sinon dans sa première manifestation, au moins dans les explosions secondaires, qui se succèdent en général à de très courts intervalles. Il peut se faire aussi que cette hémoptysie soit foudroyante, et tue avant toute possibilité de secours.

NEUVIÈME LEÇON

TRAITEMENT DE LA PHTHISIE COMMUNE

(FIN)

TRAITEMENT DE LA PHTHISIE PNEUMONIQUE;

— DE LA GRANULOSE MILIAIRE AIGUE

Des inhalations de benzoate de soude dans la phthisie commune. — Recherches et observations personnelles. — Procédés d'application. — Difficultés pratiques. — Effets sur l'état général, sur les lésions locales — Conclusion.

Tuberculose ou phthisie pneumonique. — Ses caractères distinctifs. — Période initiale aiguë. -- Période de chronicité. — Variétés du début et de l'évolution.

Principes du traitement. — Indications fondamentales, — Médication stimulante. — Médication anti fébrile. — Méthode et procédés. — D'une indication particulière de la digitale. — Médication révulsive.

Granulose miliaire aiguë. — Possibilité de la guérison. — Observations des auteurs. — Observation personnelle. — Principes et moyens du traitement.

MESSIEURS,

Je vous ai exposé dans tous ses détails le traitement que je mets en œuvre aux diverses périodes de la phthisie commune, je veux maintenant, avant de passer outre, vous faire connaître les résultats de mes études au sujet de la nouvelle méthode thérapeutique, qui a été préconisée en 1879 par Rokitansky d'Innsbruck et son assistant le docteur Kroczak, méthode fondée en théorie sur la nature bactérique de la tuberculose, en pratique sur les inhalations de benzoate de soude, dont les propriétés antibactériques ont été établies par Klebs et par Schüller. Aussitôt que j'ai eu connaissance de ce traitement, je me suis préoccupé d'en faire bénéficier mes malades, et pour procéder avec toute la précision nécessaire, j'ai demandé au professeur Rokitansky de vouloir bien me communiquer les détails relatifs au procédé d'application, ce qu'il a fait aussitôt avec une extrême obligeance dont je suis heureux de le remercier publiquement.

La quantité de benzoate inhalée chaque jour doit être d'un gramme par kilogramme du poids du corps, c'est donc une moyenne de 50 grammes dans la généralité des cas ; la solution du sel doit être à 5 pour 100, de sorte que la dose de 50 grammes doit être dissoute dans 1000 grammes d'eau ; l'inhalation se faisant en deux séances, une le matin, une l'après-midi, le liquide pour chaque séance doit être composé de 25 grammes de benzoate et de 500 grammes d'eau. Ainsi réglé, le traitement serait inapplicable, du moins avec l'appareil à vapeur dont je me sers habituellement, car la pulvérisation d'une pareille quantité de liquide exigerait plus de deux heures et demie, ce qui imposerait au malade pour la journée plus de cinq heures d'inhalation ; après avoir constaté ces faits, je n'ai pu me déterminer à une pratique aussi pénible, pour ne pas dire aussi dangereuse. J'ai commencé par tenir compte de la vapeur d'eau qui s'ajoute par le fonctionnement de l'appareil à la solution médicamenteuse et j'ai con-

centré celle-ci à 10 pour 100 ; les 25 grammes de sel
ont été dissous dans 250 grammes d'eau, et vu l'addition
de la vapeur, le liquide est inhalé au degré indiqué de
5 pour 100. Dans ces conditions chaque séance dure en
moyenne une heure et demie ; j'ai pu opérer de la sorte
sur deux ou trois individus, particulièrement patients et
dociles, mais bientôt j'ai dû reconnaître qu'il me serait
impossible de continuer mes observations, si je ne
simplifiais pas de nouveau le traitement ; les malades
s'y refusaient invariablement , les plus raisonnables
essayaient un jour, après quoi ils manifestaient une
invincible répugnance pour un assujettissement aussi
pénible. Voyant cela, j'ai encore cherché à faire mieux :
après quelques tâtonnements j'ai constaté que 25 grammes
de benzoate peuvent être dissous dans 150 grammes
d'eau sans précipitation ultérieure, que le temps nécessaire pour la pulvérisation de cette quantité, y compris
les interruptions nécessitées par la toux et l'expectoration, est de trois quarts d'heure environ, et je me suis
arrêté à ce procédé ; la proportion d'eau que le jeu de
l'appareil ajoute à la solution étant sensiblement égale à
la dépense de cette dernière, l'inhalation a porté sur
25 grammes de sel et 300 grammes d'eau, c'est donc
une solution à 12 pour 100. C'est à regret que j'ai
apporté cette modification au procédé de mon savant
collègue d'Innsbruck, mais je n'ai pas eu le choix ; j'ai
trouvé des difficultés qu'il ne paraît pas avoir rencon-
rées, et j'ai été contraint de procéder de la sorte ou de
ne pas procéder du tout. Mes malades ont donc inhalé
matin et soir en moyenne 25 grammes de benzoate dissous dans 150 grammes d'eau.

Pour tous les autres détails je me suis rigoureusement conformé au procédé de Rokitansky ; les malades, instruits par moi, ont arrêté la pulvérisation chaque fois qu'ils étaient pris d'une quinte de toux, afin que la perte soit aussi réduite que l'appareil le comporte, et une fois l'inhalation finie, ils ont toujours séjourné au moins une heure dans le milieu où elle avait été effectuée, de sorte qu'ils ont respiré pendant tout ce temps un air chargé de particules salines. En même temps qu'il les soumet à ces inhalations, Rokitansky traite ses malades par une alimentation fortifiante, par le lait, par l'huile de foie de morue, etc. ; j'ai pensé que j'apprécierais mieux les effets du benzoate, si je l'employais isolément, et aussi longtemps que j'ai cru pouvoir le faire sans manquer à mon devoir, j'ai borné ma thérapeutique au régime et au vin.

J'ai traité ainsi quinze malades du sexe masculin affectés de tuberculose à divers degrés ; chez le plus grand nombre il s'agissait de la période de ramollissement, soit à son début, soit à un stade plus avancé, quatre étaient arrivés à la phase de cavernes. De ces derniers, trois n'ont pu supporter les inhalations au delà de trois jours, en raison de leur état de faiblesse ; deux autres sur les douze restants ne les ont acceptées que pendant une semaine, à cause de l'ennui qu'elles leur causaient ; restent donc dix malades qui ont suivi le traitement, savoir, un pendant quinze jours, — quatre pendant un mois, — quatre pendant deux mois, — un pendant trois mois et demi.

Les résultats, j'ai regret à le dire, n'ont pas répondu à mes espérances ; j'ai bien constaté, comme Rokitansky, une diminution de l'expectoration et une amélioration dans sa qualité ; j'ai bien constaté, comme lui, sauf chez le malade qui n'a été traité que quinze jours, une amélioration positive de l'état général, démontrée par l'excellence de l'appétit, par l'intégrité des fonctions digestives, par le changement de l'habitus extérieur, et trois fois par une augmentation de poids ; mais je ne puis guère attribuer cet effet en totalité au benzoate, car pour les malades de cette classe, le séjour et le régime de l'hôpital constituent une amélioration notable des conditions de vie, laquelle peut bien suffire pour produire ces résultats lorsque l'affection n'est pas trop avancée ; d'ailleurs lorsque après mes trois premiers essais, j'ai dû reconnaître que ce nouveau traitement ne jouissait pas d'une efficacité particulière, je n'ai pu me résoudre à me maintenir plus longtemps dans l'abstention thérapeutique, et j'ai donné concurremment soit l'huile de foie de morue, soit la glycérine et l'alcool. En cette situation, je crois sage à tout le moins de ne pas conclure absolument en faveur du benzoate, et le seul fait certain est pour moi la modification de l'expectoration ; c'est quelque chose au point de vue des phénomènes d'auto-infection, mais en somme ce résultat ne m'a pas paru plus marqué que celui qu'on obtient soit avec les inhalations d'acide phénique qui sont beaucoup moins fatigantes parce qu'elles sont plus courtes, soit même souvent par la simple adminisbration persistante de la créosote.

J'espérais que ces inhalations pourraient avoir, au bout de quelque temps, une action antipyrétique, cet espoir a été déçu; chez les malades peu avancés qui ne présentaient à leur entrée qu'une ascension vespérale

faible à 38° ou 38°,2 au plus, après trois à quatre jours,
c'est vrai, ce mouvement fébrile du soir a cessé, mais
ne faut-il pas encore ici tenir compte du repos? Je le
pense, car chez ceux qui avaient une fièvre plus forte,
tout effet de ce genre a manqué, ce que voyant, j'ai dû à
plusieurs reprises recourir à la quinine ou à l'acide
salicylique.

Reste la question de l'état local; sur ce point je me
crois le droit d'être absolu, car chez aucun de mes
malades je n'ai pu constater le moindre changement
notable, plusieurs fois au contraire j'ai dû me rendre à
l'évidence, et reconnaître que durant le traitement les
lésions avaient légèrement progressé en étendue. Un
seul malade, le moins avancé de tous, m'a présenté,
au bout d'un mois de traitement, la modification que
voici : il était affecté d'un catarrhe des deux sommets;
à son entrée, les craquements étaient perceptibles par
la simple respiration, sans qu'il fût besoin des secousses
de la toux; après un mois, les bruits n'étaient entendus
qu'à l'occasion de la toux, la respiration n'en produisait
aucun. Ce n'est qu'une nuance, peut-être temporaire
(le malade a voulu sortir à ce moment), et qui ne
dépasse pas ce qu'on peut attendre, à cette période, de
tout traitement convenable aidé du repos et d'une alimentation réparatrice.

Deux de mes malades ont eu leur première hémoptysie au cours du traitement : l'un deux avait eu la veille
une permission de sortie; musicien de son état, il avait
joué de la flûte pendant plusieurs heures, et c'est là
sans doute la véritable cause de cet accident; mais l'autre était bien tranquille à l'hôpital, il n'avait été soumis

à aucune influence perturbatrice, ses lésions étaient au début du stade de ramollissement, et c'est alors qu'il a été pris pour la première fois de crachement de sang. Loin de moi la pensée de tirer aucune conclusion de ce fait unique, mais j'ai cru devoir le signaler.

En résumé, le traitement n'est pas toujours accepté, loin de là; lorsqu'il l'est, il est certainement une cause de fatigue, et d'après ce que j'ai vu, les résultats qu'il donne ne me paraissent pas suffisants pour compenser toutes ces difficultés. L'utilité quant à la détersion des surfaces bronchopulmonaires me semble positive, mais il me semble aussi que cet effet peut être obtenu, avec moins de labeur, par des inhalations moins prolongées.

L'inhalation en soi n'est point désagréable ni par son goût, ni par l'impression qu'elle produit sur les muqueuses, je m'en suis bien des fois assuré sur moi-même je dois même dire que le benzoate de soude est à cet égard ; pour mon goût du moins, supérieur à l'acide phénique ; et comme l'action détersive exige des doses beaucoup moins fortes que l'action antibactérique, on peut utilement recourir à ce sel chez les malades qui, tout en ayant besoin d'inhalations de cet ordre, ne pourraient pas supporter l'acide. Il suffirait alors de faire inhaler 20 ou 25 grammes en trois ou quatre séances, dans l'espace de la journée.

Je termine ce sujet en vous signalant un fait intéressant à divers points de vue : chez trois de mes malades je me suis assuré qu'il se fait par l'inhalation une véritable absorption du benzoate, car j'ai trouvé dans leur urine une quantité d'acide hippurique supérieure à

1 gramme et 1 gramme et demi pour vingt-quatre heures, alors que la quantité normale pour le même temps est de 30 à 40 centigrammes. L'excès de cet acide est dû dans ces circonstances à la métamorphose de l'acide benzoïque.

Phthisie pneumonique. — Avant d'aborder la question du traitement, je crois devoir vous rappeler brièvement les principales particularités qui distinguent cette modalité de la maladie. Cette forme est essentiellement caractérisée par son début qui a ordinairement la soudaineté, l'acuité et les symptômes de la pneumonie aiguë *unilatérale*, soit circonscrite, soit disséminée, soit lobaire, soit lobulaire ; mais la résolution ne se fait pas à la date régulière, la fièvre, l'état aigu, les signes stéthoscopiques persistent avec d'insignifiantes variations pendant un mois, six semaines, et même davantage, et la pneumonie, jugée d'abord franche, s'affirme ainsi une pneumonie tuberculeuse ou caséeuse. Lorsque cet état a duré un certain temps (de quelques jours à quelques semaines) au delà des délais maxima de la résolution dans la pneumonie commune, il présente l'une des quatre évolutions que voici : il guérit par une amélioration tardive, avec ou sans reliquats appréciables à l'examen stéthoscopique ; — il subsiste comme état aigu, et l'on voit succéder aux infiltrations compactes (hépatisations lobaires ou lobulaires) les lésions du ramollissement et de l'excavation ; le malade succombe en quelques mois, après avoir passé, dans ce temps relativement court, par les même phases qui, dans la phthisie chronique ou commune, emploient plusieurs années pour leur évolution ; c'est pour cette variété qu'il convient de réserver la qualification de phthisie galopante; — dans d'autres cas, l'état aigu cesse à une époque plus ou moins éloignée du début, de six semaines à trois mois en général, et la maladie revêt dès lors toutes les allures de la phthisie chronique; — parfois enfin la pneumonie tue en pleine acuité initiale, dans un délai de quinze à quarante ou soixante jours. Dans toutes ces circonstances, la période initiale peut être marquée par des hémoptysies assez abondantes et assez répétées, pour qu'on puisse admettre une forme hémorrhagique.

Par exception, et j'insiste d'autant plus sur ce fait qu'il est moins connu, *l'invasion peut manquer de l'acuité franche et soudaine* qui la distingue d'ordinaire; le début est bien fébrile, mais la fièvre est moins haute d'emblée, l'explosion des accidents est moins totale, le développement en est plus traînant, le malade ne présente pas au bout de vingt-quatre ou quarante-huit heures l'état grave qui caractérise à cette date la pneumonie franche intense, bref, le tableau clinique rappelle bien plutôt la bronchopneumonie vulgaire, et ce diagnostic erroné ne peut être évité dans ces conditions qu'en raison de la disposition unilatérale des lésions. Quelle qu'en doive être en effet la distribution ultérieure, les lésions de la tuberculose pneumonique sont d'abord limitées à un seul côté, et d'après mes observations, le côté droit est plus souvent atteint que le gauche.

Une éventualité plus rare encore, qui n'a pas, que je sache, été signalée, et que je suis certain d'avoir observée au moins deux fois, c'est *l'absence de toute acuité fébrile* dans les phases initiales de la maladie. Le début est lent comme dans la phthisie commune, le malade ne s'alite

pas, il n'est point condamné au repos, mais il éprouve du
malaise, de la fatigue, des douleurs vagues dans l'un des
côtés de la poitrine, parfois un peu de fièvre le soir et
la nuit; il se met à tousser, et lorsqu'on vient à l'examiner quelques semaines après l'apparition de ces accidents, on trouve, non pas les signes d'un catarrhe du
sommet ou d'une granulose discrète et disséminée, mais
les signes d'une infiltration compacte et homogène, d'é-
tendue variable, dans l'un des poumons. C'est la lésion
caractéristique de la phthisie pneumonique lentement
et presque silencieusement produite. Ce mode de début
chronique d'emblée, qui est tout à fait exceptionnel, ne
met point à l'abri des pneumonies et bronchopneumonies
aiguës qui sont si fréquentes dans le cours de cette
forme de phthisie, le malade est soumis aux mêmes incidents, et cette variété insolite ne diffère vraiment que
par l'invasion du type ordinaire de la maladie; il faut
connaître ces faits, sinon l'on prendra une phthisie
pneumonique à début chronique pour une phthisie granuleuse ou commune.

Abstraction faite du mode de début, on peut donc,
d'après la marche ultérieure de la maladie, distinguer
dans la PHTHISIE PNEUMONIQUE une *forme rapide* qui par
exception peut guérir, et qui, dans les cas mortels, tue
avant ou après l'ulcération du poumon; et une *forme
lente* qui, après une période d'acuité plus ou moins longue, prend une marche chronique par laquelle elle se
confond avec la phthisie commune.

L'identité subsiste entière au point de vue thérapeutique; du moment que la tuberculose pneumonique
permet cette phase de chronicité, et que l'acuité initiale

s'est éteinte, la situation du malade est la même que celle qui est créée par une phthisie lente d'emblée, parvenue à une période d'altérations égales. Cette forme pneumonique de la phthisie fournit, je l'ai dit déjà, des indications particulières pour le traitement thermal et le traitement climatérique, nous les retrouverons bientôt; mais en ce qui concerne l'hygiène et les médications, les conditions sont les mêmes dans les deux cas ; après une explosion plus ou moins orageuse d'une durée variable, la phthisie est devenue chronique, elle doit être traitée comme telle, je ne reviens pas sur ce sujet.

C'est donc uniquement de la période initiale aiguë de cette phthisie que j'ai à vous entretenir. Deux résultats d'inégale importance doivent être poursuivis, savoir : la résolution complète à un moment quelconque de cette phase d'acuité, c'est la guérison; et le passage à l'état chronique, lequel soustrait le malade au péril imminent de l'état aigu, et le met dans une situation relativement favorable, où il peut bénéficier de toutes les éventualités heureuses que comporte l'affection dont il est atteint. Bien inférieur au premier, ce résultat n'en est pas moins dans l'espèce particulièrement désirable, car tous les faits que j'ai observés, je vous l'ai dit, me portent à croire que cette phase chronique de la phthisie pneumonique est vraiment plus accessible à la guérison, soit relative, soit absolue, que la phthisie granuleuse chronique d'emblée. Celle-ci est infiniment plus lente, mais elle est plus invinciblement progressive ; l'autre tue bien souvent à un moment voisin de son début, mais si elle n'amène pas par ses premiers coups cette terminaison fatale, si elle permet l'établissement de la chronicité, et surtout d'une

chronicité vraiment torpide, elle semble présenter alors
une plus grande tendance à l'état stationnaire, et même
à la réparation partielle des lésions effectuées. C'est là
du moins ce qui résulte pour moi de l'ensemble de mes
observations. Cette réparation est souvent très tardive,
mais tant que l'état stationnaire subsiste, elle peut être
espérée. Vous pouvez apprécier par là l'intérêt qui se
rattache au développement de la chronicité, au cours de
la tuberculose pneumonique.

Quant à la guérison plus ou moins différée dans la
phase d'acuité, après deux, trois et quatre mois, c'est
une terminaison beaucoup plus rare, mais je la considère
comme possible ; je n'en ai pas vu d'exemple dans ces
dernières années, mais j'en ai rapporté des cas dans ma
Clinique, et ces observations, j'ai déjà eu occasion de
vous le dire, en raison de l'âge des malades, de leurs antécédents, de la filiation des symptômes et du caractère
des lésions, me paraissent complètement à l'abri de l'erreur qui consisterait à prendre pour une pneumonie
tuberculeuse une bronchopneumonie subaiguë à durée
prolongée.

Donc les résultats qui doivent être poursuivis dans la
période aiguë initiale de la tuberculose pneumonique,
peuvent réellement être obtenus; mais l'un est exceptionnel, et disons-le, parfois contestable ; l'autre, quoique
rare, présente pourtant une fréquence relative, qui doit
être pour le médecin un véritable encouragement.

Je traite la période initiale aiguë de la tuberculose
pneumonique comme une pneumonie commune grave ;
pour les premiers jours, cela va de soi, puisque, sauf le
cas assez rare où la pneumonie tuberculeuse revêt la

forme franchement hémorrhagique, on ne sait jamais
au début si l'on a affaire à une pneumonie, à une bronchopneumonie simple, ou bien au contraire à une pneumonie, à une bronchopneumonie spécifique. Mais quelle que
soit la durée de cette phase d'acuité, je persiste dans le
même traitement, dont j'augmente l'énergie à mesure
que la prolongation de la maladie l'éloigne du délai ordinaire de la résolution dans les inflammations pulmonaires communes. Mon traitement ne peut rien sur l'affection tuberculeuse, vous le pensez bien ; mon but est
d'aider le malade à résister à l'assaut qu'il subit, et de
lui donner ainsi les moyens d'atteindre le moment de
la défervescence, si tant est qu'elle doive se produire ;
cette heureuse mutation manque totalement dans la variété dite galopante, qui tue le patient sans que l'acuité
initiale ait jamais été réellement suspendue. Tel étant le
but unique qu'il m'est permis de poursuivre, c'est donc
de l'état des forces que je me préoccupe avant tout, et
comme l'adynamie est un effet plus ou moins précoce,
mais certain de la maladie, je n'attends point qu'elle soit
réalisée pour la combattre, je m'efforce de la prévenir
et de la restreindre, en instituant la médication stimulante, dès que l'absence de la résolution franche à la date
régulière m'inspire quelque soupçon touchant la nature
de l'affection ; sans doute, il est des pneumonies à résolution traînante qui ne sont pas pour cela des pneumonies tuberculeuses ; mais même alors cette médication
est, selon moi, la plus utile ; en agissant ainsi je donne au
malade le secours du traitement approprié, au moment
même où il est rationnellement indiqué, et j'évite la
faute qui consiste à attendre le développement des

accidents adynamiques, avant d'employer les moyens capables de les enrayer. Souvent même l'indication est encore plus précoce, car ces pneumonies dont la nature réelle ne pourra être affirmée qu'un peu plus tard, éclatent avec le caractère adynamique d'emblée, ou bien avec des symptômes violents qui impliquent, à n'en pas douter, l'imminence de l'adynamie; lorsqu'il en est ainsi, j'ai recours au traitement stimulant dès les premiers jours, dès que je vois le malade, sans attendre le moins du monde de l'observation ultérieure la révélation de la nature de son affection. C'est cette même règle qui me dirige dans le traitement de la fièvre typhoïde; agir puissamment ne suffit pas, il faut agir tôt.

Cela dit sur les principes de ma thérapeutique, voici les procédés. En ce qu'ils ont de fondamental ce sont encore aujourd'hui les mêmes que j'ai exposés en grand détail dans mes Leçons cliniques, mais l'observation m'a conduit à y faire une addition que je considère comme très importante, ce sont les agents antipyrétiques; donc médication stimulante, médication antifébrile instituées aussitôt que possible et poursuivies sans relâche, voilà mon traitement.

J'exclus tout moyen débilitant; je ne permets pas même les tisanes dites émollientes qui n'ont d'autre effet que de faire disparaître complètement l'appétit, parce qu'elles aggravent le catarrhe gastrique, accompagnement obligé de toute fièvre, je donne pour boisson de l'eau vineuse dans laquelle le vin rouge entre pour une proportion d'un tiers au moins. Quels que soient le degré et le type de la fièvre, j'alimente le malade, proportionnellement au degré de l'anorexie et à l'intensité du

catarrhe stomacal, au moyen du lait, du bouillon de
bœuf, de la gelée ou du jus de viande, et du vin de
Bordeaux en quantité variable; je vous recommande
beaucoup la gelée de viande bien préparée, sans colle
de poisson ni gélatine; elle nourrit sans fatigue,
et si l'on a soin de la faire aromatiser avec du jus
d'orange ou de citron, elle est agréable à prendre, et
laisse dans la bouche une impression de fraîcheur qui
atténue pour quelques moments l'ardeur produite par la
fièvre et aussi par la médication. On ne rencontre généralement aucune difficulté pour faire accepter ce régime;
mais comme la durée est longue, il arrive souvent que
le malade finit par être pris d'une invincible répugnance
pour les aliments tirés de la viande, sous quelque forme
qu'on les présente; le lait devient alors une ressource
précieuse; en le divisant par très petites fractions, on
réussit à en faire prendre dans les vingt-quatre heures
une quantité convenable pour les besoins de la nutrition.
Dans bon nombre de maladies, c'est ce nutriment que je
conseille tout d'abord, mais dans celle qui nous occupe,
je préfère l'alimentation par les gelées et les jus de viande
aussi longtemps qu'elle est possible dans une mesure
suffisante; lorsque je suis obligé d'arriver au lait, je
supprime ordinairement l'eau vineuse, mais je maintiens le vin, en substituant le sherry, le madère, le
porto, le malaga au vin de Bordeaux, si l'usage de ce
dernier finit aussi par fatiguer le malade.

Je n'insiste pas sur les soins de propreté, sur l'aération de la chambre, sur la *nécessité des atmosphères
antiseptiques*, sur l'obligation de changer souvent les
objets de literie, sur la surveillance des fonctions in-

testinales, il n'y a dans tout cela rien de spécial et j'arrive aux médicaments. Le plus ordinairement ils sont au nombre de trois : l'alcool et le quinquina qui sont donnés en permanence, la quinine ou l'acide salicylique qui sont administrés à intervalles, selon les indications thermométriques. Par exception, et pour remédier à un danger particulier que je préciserai dans un instant, j'emploie la digitale comme agent antipyrétique.

Dans une circonstance où l'on sait par avance que le traitement doit être prolongé longtemps sans changement notable, le mode d'administration des médicaments est de grande importance, en raison du dégoût plus ou moins rapide qui saisit les malades et qui apporte de sérieuses entraves à l'action thérapeutique. Je me suis arrêté depuis bien des années au procédé suivant, dont une expérience chaque jour plus ancienne n'a cessé de me prouver la supériorité. Au lieu de donner l'alcool et le quinquina dans un julep gommeux, préparation inerte par elle-même et de digestion difficile, qui expose à une prompte intolérance, je prends pour véhicule un mélange analogue à la potion cordiale des hôpitaux de Paris, dans lequel je remplace le sirop de sucre par le sirop d'écorces d'oranges. La composition est celle-ci : vin rouge vieux, 125 grammes ; — teinture de cannelle, 2 à 6 grammes, selon le goût du malade ; — sirop d'écorces d'oranges, 30 à 40 grammes. A ce véhicule déjà actif par lui-même j'ajoute l'alcool, sous forme de vieux cognac ou de rhum à une dose qui varie de 30 à 80 grammes selon les conditions particulières de chaque cas, c'est-à-dire suivant le sexe, l'âge, les habitudes du malade, et surtout suivant le degré du mouvement fébrile et l'état des forces. Lorsque la dose d'alcool dépasse 50 grammes, j'ai soin d'augmenter la proportion de sirop, afin d'atténuer l'impression sur la muqueuse pharyngo-buccale.

A cette potion vineuse ainsi alcoolisée j'ajoute dès le début, et dans tous les cas, de l'extrait mou de quinquina à la dose de 2 à 4 grammes; cette potion est donnée par cuillerées à bouche toutes les heures, ou toutes les deux heures. Comme elle ne contient rien qui soit incompatible avec le travail de la digestion, il n'est pas besoin de se préoccuper des heures où le malade prend ses aliments, et le sommeil est la seule circonstance qui doive faire interrompre l'administration. La médication joint ainsi à sa puissance une simplicité pratique qui est toujours désirable, mais qui est surtout précieuse dans les maladies de longue durée.

Le traitement une fois institué, je le continue imperturbablement jusqu'à l'issue bonne ou mauvaise de la lutte; quels que soient les épisodes qui surviennent, je ne me laisse point détourner par eux de la voie qui seule, selon moi, présente quelques chances de succès; que la toux augmente sous l'influence de l'alcool, ce qui n'est pas rare les premiers jours, qu'il survienne une sensation d'ardeur pénible dans la bouche et dans la gorge, peu importe, ce sont là des inconvénients secondaires qu'il faut savoir négliger. Il m'arrive bien durant le cours de la maladie de modifier la dose de l'alcool, du quinquina ou du sirop, mais c'est là tout, et la potion vineuse alcoolisée est invariablement maintenue jusqu'à la fin.

Je n'ai jamais rencontré aucune difficulté sérieuse pour la persistance de cette médication dans ce qu'elle a de fondamental, vin, quinquina et eau-de-vie, mais je dois vous signaler quelques circonstances qui obligent à changer la composition de la potion type. Il est des malades qui, après quelques jours, se plaignent de ne plus supporter aussi bien le traitement, ils ont d'abord des renvois, puis une certaine répugnance, et si cet état de choses continue, ils finissent par vomir de temps en temps une cuillerée de leur potion. La suppression de la teinture de cannelle fait ordinairement disparaître ces inconvénients. — Dans d'autres cas c'est une intolérance d'un autre genre qui survient : tout en continuant à prendre volontiers sa potion, le malade se plaint de la consistance épaisse que donne au liquide l'extrait de quinquina, et bientôt le dégoût conduit au vomissement. Il n'y a point alors à s'entêter, je retranche l'extrait ; mais comme je tiens essentiellement à la présence du quinquina et de ses principes, je substitue au vin ordinaire qui sert de véhicule, une égale quantité de vin de quinquina, faisant choix, selon les goûts et les conditions du malade, du vin de quinquina au bordeaux, au malaga, au madère ou au sherry.

Lorsque la maladie dure déjà depuis un certain temps, il n'est pas rare d'observer une stomatite érythémateuse que caractérisent la chute de l'épithélium, la dénudation des papilles linguales, une rougeur vive de la cavité buccale et une chaleur brûlante très pénible. Cet état n'est point imputable au traitement stimulant, car je l'ai constaté chez des individus qui n'y avaient pas été soumis jusqu'alors ; mais il peut constituer un véritable obstacle pour l'administration de la potion alcoolique, dont chaque cuillerée augmente l'ardeur des parties irritées. Il faut donc surveiller attentivement l'état de la bouche, et dès que l'on voit apparaître les premiers indices de cette stomatite, il faut prescrire des lotions, répétées plusieurs fois par jour, avec la décoction d'orge ou de guimauve additionnée de sirop diacode dans la proportion de 40 à 60 grammes pour 250 de liquide, et d'une très petite dose, 2 à 4 grammes, de chlorate de potasse. Grâce à cette simple précaution, j'ai toujours pu continuer le traitement sans entraves et sans incommodité pour le malade.

Le degré de fièvre, vous ai-je dit, est un des éléments qui doivent être pris en considération pour la dose de l'alcool ; par suite, l'atténuation et à fortiori la cessation du mouvement fébrile imposent une diminution dans la quantité du remède ; mais ce serait une faute grave que d'en suspendre alors brusquement l'usage ; en procédant de la sorte, vous verriez infailliblement reparaître les symptômes adynamiques, parce que l'organisme ne peut être impunément privé tout d'un coup de ce puissant stimulant ; c'est par degrés, par une série de modifications quasi insensibles d'un jour à l'autre, qu'il faut arriver à supprimer l'alcool ; et, dans les cas qui tournent assez bien pour qu'il soit question d'une période de convalescence, le médicament doit être maintenu pendant toute sa durée à des doses successivement décroissantes. De même, lorsque la phase de chronicité s'établit, et que je puis substituer à la médication spéciale de la période aiguë le traitement de la phthisie commune, je réserve à l'alcool une plus grande place que dans la forme chronique d'emblée.

Tandis que je m'efforce de remplir ainsi les indications fondamentales tirées de l'état des forces du malade et de la nature consomptive de la maladie, je combats

sans relâche l'élément fièvre qui est par lui-même, je
vous l'ai dit à satiété, un processus de consomption, et
qui, à des degrés élevés longtemps maintenus sans rémission notable, amène la destruction des organes et des
tissus les plus indispensables, notamment du muscle cardiaque. Dans les conditions que nous étudions, prétendre
couper la fièvre d'une manière durable, est une chimérique illusion; une apyrexie définitive, lorsqu'elle doit
avoir lieu, ne vient qu'en son temps, au moment com-
mandé par l'apaisement du processus local, c'est-à-dire
au moment de la résolution vraie, issue bien rare, ou
bien au moment du passage à l'état chronique, mutation
plus fréquente. Mais au moyen d'un traitement antipyrétique bien dirigé et poursuivi avec une suffisante ténacité, on peut avoir, à un moment quelconque de la maladie, une prise réelle et des plus utiles sur le symptôme
fièvre; en effet, on peut rompre à volonté et autant de fois
qu'on le juge opportun, la monotonie hyperthermique, et
l'on peut ainsi donner au malade le bénéfice répété de
rémissions profondes, d'un à trois ou quatre jours de
durée, qui sont autant de périodes de repos pour l'organisme que consume la calorification fébrile, et pour les
tissus qu'elle menace de mort. Cela étant, je lutte incessamment, sans trêve ni répit, contre la fièvre, d'autant
plus que son degré et sa continuité la rendent ici beaucoup plus dangereuse encore que dans la phthisie lente.

Je me sers de préférence de l'acide salicylique; je le
remplace par le bromhydrate de quinine si la tolérance
est mauvaise, et j'ai recours aux injections sous-cutanées
de ce sel, dans les cas où l'irritabilité de l'estomac en
contre-indique l'emploi persistant. En général, j'inter-

viens pendant trois jours de suite, le premier avec la dose maximum, le second avec une dose moindre de 50 centigrammes, le troisième avec une dose encore diminuée d'autant; pour l'acide salicylique, je donne 2 grammes le premier jour, un et demi le second, un le troisième; pour la quinine, 2 grammes le premier jour et ainsi de suite selon la même décroissance; enfin, pour, les injections je fais absorber 1 gramme le premier jour, un demi-gramme le second et le troisième, etc., suivant d'ailleurs, pour les heures et les procédés d'administration, les mêmes règles que j'ai précédemment formulées.

Plus ou moins accusée la défervescence est constante, elle dure de deux à cinq jours, non pas que le chiffre le plus bas persiste pendant tout cet intervalle, mais il s'écoule ce temps-là et parfois même davantage, avant que les degrés antérieurs au traitement se manifestent de nouveau. Quant aux séries ultérieures de la médication, mon critérium est le suivant : dès que je suis appelé à intervenir auprès du malade, j'institue le traitement stimulant, mais j'attends deux jours pleins avant d'employer les agents antipyrétiques, afin d'obtenir la notion du chiffre vespéral et matinal de la fièvre abandonnée à elle-même; au troisième jour je donne les antithermiques pendant une série de trois jours, comme je vous l'ai expliqué, et j'y reviens de la même manière aussitôt que le thermomètre ramène, soit le matin, soit le soir, un degré égal ou à peu près égal aux maxima qu'il a présentés durant les deux jours d'observation initiale. De cette manière, le malade a en moyenne trois jours de repos sur six quant aux médicaments antifébriles, et la fièvre est incessamment ramenée et contenue au minimum compatible avec la nature de l'affection. Après bien des études comparatives, je crois pouvoir vous recommander cette méthode, comme celle qui réunit au plus haut degré la puissance de l'effet et la facilité de la tolérance.

Ainsi que je vous l'ai dit, une indication spéciale, celle de la digitale, peut surgir momentanément au cours de cette maladie, voici dans quelles circonstances ; une observation plus prolongée n'a fait que confirmer la justesse des préceptes que j'ai donnés à ce sujet dans mes Leçons cliniques, je n'ai qu'à vous les rappeler. Dans ces processus phthisiogènes, qui, bien qu'aigus, ont toujours une longue durée, l'énergie contractile du cœur est compromise nécessairement par le fait de la fièvre, comme dans toutes les maladies fébriles longues; mais à cette cause commune d'affaiblissement cardiaque, s'en joint une particulière à laquelle on n'a pas accordé une attention suffisante. Les altérations des poumons sont souvent assez étendues et assez profondes pour gêner le cours du sang dans l'artère pulmonaire; lorsque le travail de nécrobiose est commencé, cet effet est encore accru par l'altération de quelques-uns des rameaux de ce vaisseau, et ces conditions aboutissent à une surcharge du ventricule droit, laquelle écrase pour ainsi dire la force déjà défaillante du cœur. En cette situation que révèlent la faiblesse des battements et des bruits de l'organe, l'absence d'impulsion, la petitesse et le défaut de résistance du pouls, souvent aussi l'absence de récurrence radiale, la cyanose de la face et la stase veineuse cervicale, il n'y a pas un moment à perdre; ce n'est plus assez de prodiguer les stimulants qui agissent sur l'ensemble de l'organisme, il faut, si faire se peut, exciter directement la contractilité du cœur : l'indication est formelle, urgente, et le moyen de la remplir c'est la digitale.

Au premier signe d'affaiblissement cardiaque, je laisse de côté la quinine et l'acide salicylique, et je donne la digitale ; mais je procède avec de petites doses en raison de l'état général de l'organisme, dont l'adynamie pourrait facilement substituer l'effet toxique à l'effet thérapeutique, et pour la même raison je suspens le médicament aussitôt que la contractilité du cœur est assez restaurée pour éloigner tout péril immédiat, quitte à y revenir si les mêmes accidents reparaissent. Je me sers de l'infusion faite avec les feuilles fraîchement concassées ; la dose de feuilles varie de 30 à 80 centigrammes pour un jour. On peut faire cette infusion dans 125 grammes d'eau et sucrer, de manière à obtenir une potion que l'on administre alternativement avec la potion alcoolique, qui doit être rigoureusement maintenue. Mais je préfère encore le procédé suivant : je fais faire l'infusion de digitale avec une très petite quantité d'eau, 25 grammes par exemple ; puis ce liquide étant convenablement filtré, je le fais ajouter à la portion alcoolisée. J'ai ainsi deux avantages : j'évite toute complication dans le traitement, et je préviens, dans la mesure du possible, les nausées et les vomissements que la digitale provoque d'autant plus facilement que l'adynamie est plus profonde.

Telle est au complet la médication interne que je mets en usage, je lui ai dû quelques-uns des plus beaux succès de ma pratique. Mais en même temps, et avec non moins de persistance, je m'efforce d'agir sur l'état local, en prévenant des mouvements fluxionnaires qui ajouteraient à l'étendue des lésions, en restreignant la formation de nouveaux exsudats, et en activant la résorption des produits liquéfiés. Ce triple but, je le poursuis au moyen de l'application de larges vésicatoires volants ; je ne laisse pour ainsi dire pas un moment d'interruption dans l'emploi des révulsifs ; dès qu'un vésicatoire est sec ou à peu près, j'en fais placer un autre dans la région voisine, de manière à avoir constamment une zone en activité. Si je me heurte à des accidents prononcés d'irritation vésicale, je cesse les applications successives, mais je provoque la suppuration d'un vésicatoire placé sur la région antérieure du thorax. Cette méthode peut paraître cruelle, surtout si on la met en présence de l'incertitude du résultat, mais elle n'est vraiment utile que si elle est conforme aux règles précédentes.

Ce traitement dans son ensemble est maintenu, aux nuances individuelles près, durant toute la période d'acuité ; si l'on a le bonheur d'obtenir la phase chronique, la situation ne tarde pas à se confondre avec celle qui résulte d'une phthisie commune parvenue à des lésions similaires ; je n'ai donc rien de plus à vous dire touchant la phthisie pneumonique.

J'arrive à la **granulose miliaire aiguë.**

De toutes les formes de tuberculose, c'est là, sans contredit, la plus redoutable ; la mort rapide en un petit nombre de semaines, voilà la règle. Pourtant, quelque incrédulité que doive peut-être soulever ma déclaration, je n'hésite pas à dire que cette règle a ses exceptions, bien rares, il est vrai, mais qui doivent être précieusement enregistrées dans l'intérêt de la vérité d'abord, ensuite à titre d'encouragement. Ces exceptions ne concernent

ni la forme suffocante, ni la forme catarrhale de la
maladie ; elles appartiennent à la variété un peu plus
longue, même dans les cas mortels, qui est connue sous
le nom de forme typhoïde. Déjà dans ma Clinique, j'ai
signalé les quatre faits de Lebert qui donnent la preuve
anatomique de la guérison possible de cette affection.
Dans quatre autopsies d'individus qui avaient succombé
à d'autres maladies, il a trouvé les traces d'une tuberculose miliaire disséminée guérie ; les lésions qui constituaient les reliquats de la production granuleuse, présentaient les caractères d'un processus complètement
éteint. Le même observateur a cité deux autres cas dans
lesquels il a observé cliniquement la guérison de la
maladie, alors que les particularités et la marche des
symptômes ne permettaient aucun doute quant à la justesse de l'appréciation diagnostique. D'un autre côté,
Sick, et plus récemment Anderson, ont appelé l'attention
sur des faits de même nature, de sorte que si le bilan de
la curabilité est trop pauvre pour autoriser une espérance fréquente, ce dont je conviens, il doit pourtant
faire suspendre la conclusion absolue qui eut jusqu'ici
force de loi.

Je me sens d'autant plus autorisé à formuler cette
réserve consolante, que j'ai observé moi-même, en 1879,
un exemple incontestable, à mes yeux du moins, de la
curabilité complète et définitive de la granulose miliaire
diffuse. Le sujet vaut bien que je résume devant vous les
particularités les plus saillantes et les plus démonstratives
de ce fait.

Une jeune fille de seize ans, Marie B..., entre dans mon
service le 6 mars 1879, au sixième jour d'une maladie

fébrile grave ; l'aspect extérieur de la malade, la température au soir de l'entrée donnent l'idée d'une fièvre
lyphoïde des plus sérieuses, et ce diagnostic est maintenu
pendant quarante-huit heures. A ce moment, l'absence
de phénomènes abdominaux, l'absence d'épistaxis et de
taches rosées, l'absence de toute rémission thermique du
sixième au huitième jour, et l'existence d'une oppression
forte, hors de toute proportion avec les quelques râles
sibilants épars dans la poitrine, me font concevoir des
doutes bien légitimes sur l'exactitude de ce premier jugement; au dixième jour, je le redresse sans plus d'hésitation et j'admets une granulose aiguë disséminée, car je
trouve dans les deux plèvres, en bas et en avant de nombreux frottements, en arrière à gauche un léger épanchement liquide, et en même temps que la diarrhée s'établit
et que le ventre se météorise, surviennent des douleurs
violentes dans toute l'étendue de l'abdomen, avec maximum très net et très persistant dans la région périhépa-
tique et périsplénique. En présence de ces symptômes
pleuraux et péritonéaux quel doute était possible ?
aucun ; d'ailleurs s'il eût pu en rester quelque vestige,
toute incertitude eût été dissipée deux jours plus tard,
car alors, les phénomènes pleurétiques demeurant sans
extension, on pouvait constater que les symptômes de
catarrhe bronchique étaient prédominants dans le lobe
supérieur de chaque côté. Cependant la fièvre persistait,
remarquable surtout par ses continuelles irrégularités; et
un amaigrissement, surprenant par sa prodigieuse rapidité, réduisait la malade, avant la fin du troisième septénaire, à un état véritablement marastique. Les choses
allèrent ainsi avec d'insignifiantes oscillations pendant

trois septénaires, la température se maintenant toujours le soir entre 39° et 40°, sauf les jours de médication anti-pyrétique. Malgré la vivacité et la durée de l'hyperther-mie, le cœur a résisté ; il n'y a eu d'autre symptôme cérébral que le subdelirium vespéral et nocturne impu-table à la fièvre elle-même ; à aucun moment nous n'avons observé de phénomène qui pût faire craindre une locali-sation de la granulose vers l'encéphale ; quant aux signes stéthoscopiques fournis par l'examen des poumons, ils n'ont jamais dépassé le degré d'un simple catarrhe bron-chique disséminé ; râles sous-crépitants d'abondance et de volume variables, sans diminution notable de la sonorité, voilà tout ce que nous avons observé ; les signes de la condensation, de l'hépatisation du tissu pulmonaire ont toujours fait défaut. A partir du 5 avril, la fièvre a changé de caractère : elle était nulle le matin, mais le soir ramenait des températures souvent égales et même supérieures à 39° ; puis au 12 mai, qui était le soixante-quatorzième jour de la maladie, l'apyrexie du soir a enfin signalé le début de la convalescence. Cette phase de répa-ration a présenté une durée proportionnelle à la gravité de l'affection, et au degré vraiment colossal de la con-somption organique ; mais elle a évolué sans encombre, sans arrêt notable, et le 30 juillet, cette jeune fille pou-vait quitter l'hôpital, après un séjour de près de cinq mois, en parfait état de guérison ; elle ne conservait d'autre anomalie que des adhérences phréno-costales antérieures, et une diminution à peine sensible dans l'étendue de la sonorité de l'espace semi-lunaire. A la fin de juin, six semaines après la chute complète de la fièvre, elle pesait 29 kilogrammes ; au moment de sa sortie, fin juillet, le poids était de 33 kilogrammes. Revue en août, cette jeune fille nous a présenté une nouvelle augmentation de poids de 3 kilogrammes ; en septembre, elle pesait 38 kilogrammes 1/2.

Cinq mois et demi plus tard, le 15 janvier 1880, j'ai revu cette personne et j'ai pu faire apprécier aux élèves de mon service la solidité de sa guérison ; la force constitutionnelle avait pris un vigoureux développement, et le poids était de 41 kilogrammes ; c'était encore une augmentation de deux kilogrammes et demi depuis le mois de septembre.

Tel est ce fait remarquable ; je n'en ai pas observé d'autre, mais il me semble qu'il suffirait, fût-il unique, pour établir au moins la possibilité d'une guérison absolue dans la granulose miliaire aiguë.

Pour être exactement renseigné sur la totalité des éventualités favorables que présente cette forme de tuberculose, il faut tenir compte d'un autre mode d'évolution, qui sans être, à beaucoup près, aussi heureux que le précédent, est pourtant dans l'espèce un incontestable bienfait. Voici comment les choses se passent dans les cas auxquels je fais allusion. Après une durée de quelques semaines, le processus aigu cesse, la fièvre tombe, et la maladie, prenant des allures torpides, passe à l'état chronique, c'est-à-dire que la granulose aiguë fait place à la forme lente et commune de la phthisie granuleuse. Tout danger immédiat est par là conjuré, et le patient est rendu à la situation ordinaire des malades affectés de tuberculose chronique. J'ai observé trois exemples de cette mutation, qui, eu égard à la léthalité rapide de la maladie, est une véritable guérison relative ;

il s'est agi dans ces trois cas de la forme prolongéedite typhoïde, et je pense que c'est la seule qui autorise une pareille espérance; j'ai à peine besoin d'ajouter que chez ces trois malades les localisations encéphaliques, si communes dans la granulose diffuse, avaient manqué complètement.

En résumé, guérison complète, transformation en maladie chronique, telles sont les possibilités qui atténuent, dans une faible mesure, l'arrêt d'incurabilité absolue prononcé contre la forme aiguë de la tuberculose miliaire.

Dans le but de poursuivre avec quelque chance de succès cet heureux résultat, que convient-il de faire? Après les développements dans lesquels je suis entré relativement à la tuberculose pneumonique, quelques mots suffiront pour vous faire connaître utilement les principes et les moyens de ma pratique en pareille occurrence. Sans me préoccuper de la nature tuberculeuse de la lésion, sans me préoccuper de l'incurabilité ordinaire de la maladie, je traite durant tout son cours la granulose aiguë comme une maladie infectieuse, plus précisément encore comme une fièvre typhoïde hyperthermique. Abattre la fièvre, — diminuer la dyspnée, et combattre les lésions locales, — soutenir les forces, voilà mes trois indications fondamentales, j'y obéis sans relâche. Je remplis l'indication tirée de la fièvre, non pas avec le sulfate de quinine, mais avec le bromhydrate, et surtout avec l'acide salicylique; ce médicament, vous le savez, joint à l'effet antithermique des sels quiniques une action antiseptique ou antifermentescible, comme vous voudrez l'appeler; action de première importance dans un état morbide dont la gravité initiale est très ordinairement accrue, plus tôt ou plus tard, par des accidents de résorption issus des foyers locaux. Dans le but d'éviter d'inutiles redites, je ne m'arrête pas à nouveau sur les détails et les procédés de ces médications, ils ont trouvé leur place dans nos études antérieures. Pour obéir à cette même indication fondamentale, je fais pratiquer journellement de quatre à huit lotions froides avec le vinaigre aromatique pur ou coupé d'eau, ainsi que je le prescris dans la fièvre typhoïde; je ne donne pas de bains en raison de l'intensité de la dyspnée, de l'importance des lésions thoraciques, et de la fréquence des lésions abdominales.

Diminuer la dyspnée, combattre les lésions locales, telle est, vous ai-je dit, ma seconde indication. Je la remplis au moyen de l'application répétée de grands vésicatoires sur les diverses régions de la poitrine, et plus généralement sur tous les foyers saisissables de localisation; lorsque la dyspnée est forte et le catarrhe pulmonaire très étendu, j'agis en outre au moyen de ventouses sèches placées matin et soir, au nombre de quarante à soixante, sur les membres inférieurs et sur le tronc; lorsque enfin les accidents péritonéaux présentent une certaine intensité, que révèlent les douleurs, le météorisme et l'immobilité partielle ou totale du diaphragme, j'ai recours aux applications permanentes de glace sur la paroi abdominale antérieure; le moyen est gênant, j'en conviens; mais fort de mon expérience, je puis vous affirmer qu'il rend d'inappréciables services.

Soutenir les forces, c'est là ma troisième indication; son importance n'a pas besoin de commentaires. Le

vin, l'alcool, en quantité proportionnée à l'âge, à la constitution, aux habitudes du malade, au degré de l'affaiblissement et de la fièvre, le quinquina, une alimentation soutenue au moyen des bouillons, des gelées, du
lait ou des peptones, voilà les moyens de satisfaire à
cette obligation vraiment vitale.

Tel est, Messieurs, le traitement que je mets en œuvre
dans la granulose miliaire aiguë ; c'est à lui que j'ai dû
les résultats dont je vous ai entretenus, et je suis porté
à croire que ces succès seraient moins exceptionnels,
si le médecin était moins accessible au découragement et à l'inertie, en présence de cette redoutable
maladie.

DIXIÈME LEÇON

TRAITEMENT THERMAL

MESSIEURS,

Aucune eau minérale n'exerce une action quelconque sur les productions tuberculeuses; je ne vous apprends sans doute rien de nouveau en vous faisant entendre cette proposition, elle exprime un fait malheureusement trop certain, et de notion vulgaire. Cela étant, faut-il en déduire, avec quelques médecins, que les eaux minérales sont sans utilité dans le traitement de la phthisie pulmonaire, et qu'on peut les en retrancher sans dommage? Pas tout à fait, ce me semble; ce singulier raisonnement conduirait bientôt à supprimer tout le traitement, car aucun des moyens que nous avons si longuement étudiés et dont je vous ai si vivement recommandé l'emploi, n'exerce non plus une action quelconque sur les productions tuberculeuses, et pourtant nous y avons recours, et c'est notre devoir d'y recourir, car s'ils n'améliorent pas le tubercule, ils améliorent le malade et l'état de ses poumons.

La situation est exactement la même pour les eaux minérales; elles sont impuissantes sur les lésions tuberculeuses, ce qui n'empêche pas qu'elles peuvent avoir à d'autres points de vue une triple utilité.

Elles peuvent agir sur l'état général de l'individu, sur l'activité du processus nutritif, en un mot sur l'hypotrophie constitutionnelle qui est la condition pathogénique fondamentale de la maladie; cette action, elles l'exercent et par elles-mêmes, et par l'ensemble des conditions climatériques et hygiéniques dans lesquelles la cure a lieu.

Elles peuvent agir avec une non moindre efficacité sur les états morbides constitutionnels, qui dominent souvent le développement de la phthisie.

Enfin, elles peuvent agir sur les lésions péritubercu-leuses, c'est-à-dire sur les altérations pneumoniques, bronchopneumoniques et catarrhales qui, dans la plupart des cas, augmentent l'étendue des désordres pulmonaires, aggravent l'état du malade, et sont en outre le moyen, je dirai presque la condition de l'extension ultérieure de la tuberculose. Réduire au minimum ces lésions contingentes, en prévenir le retour pour un temps plus ou moins long, c'est rendre au patient un véritable service, c'est obtenir un résultat d'une majeure importance; or, si les eaux minérales ne sont pas le seul moyen d'atteindre le but, il est certain que, bien choisies, elles peuvent produire cet effet, et cette raison de leur utilité fût-elle la seule, serait déjà suffisante pour en justifier l'emploi, et même pour l'imposer dans certaines conditions déterminées.

Sur un autre plan, je vous signalerai encore une utilité d'un ordre différent, utilité que vous taxerez peut-être au premier moment d'accessoire, de banale, mais que je tiens, moi, pour un avantage réel et supérieur chez les tuberculeux, que la nécessité ou une résistance aveugle à nos conseils maintient dans les grandes villes. La cure balnéaire vient arracher ces malheureux, au moins pour quelques semaines, au confinement et à la mauvaise hygiène qui aggravent et précipitent leur maladie, elle vient les faire vivre au grand air, et à cette influence physique salutaire s'ajoute encore une influence morale non moins heureuse, qui prévient le découragement; j'estime que le médecin ne doit négliger aucune de ces considérations.

Ces propositions qui sont dictées par mon expérience, me paraissent donner la mesure exacte de l'action utile des eaux minérales dans le traitement des phthisiques. Il serait puéril de vous celer que ce tableau a son revers; sans doute ces eaux peuvent être nuisibles, mais ne voyez-vous pas que ce danger, qui est propre à toutes les médications vraiment actives, est une preuve formelle de la puissance de ces agents thérapeutiques? Oui, les eaux peuvent nuire par le défaut d'appropriation aux conditions du malade et à la forme de sa maladie; elles nuisent encore par l'emploi déraisonnable qu'on peut en faire à une période trop avancée, alors que tout déplacement est un péril, une source probable d'accidents nouveaux, et que la fatigue de la cure ne peut plus être compensée par les résultats qu'il est permis d'en attendre; mais ces effets déplorables sont toujours la suite d'un usage vicieux ou inopportun, et ils ne prouvent quoi que ce soit contre l'utilité inhérente à la médication bien dirigée.

En résumé, je considère les cures d'eaux minérales comme un moyen qui peut être utile dans le traitement de la phthisie pulmonaire, mais je ne les regarde pas comme un moyen nécessaire pour tous les malades indistinctement. Tout dépend des indications.

C'est de ces indications que je vais maintenant vous entretenir, en me limitant, comme je l'ai fait dans tout le cours de ces études, à celles qui dirigent ma pratique personnelle. Sans aucune prétention à la critique ou à la comparaison, je veux simplement vous dire ce que je fais, et les raisons pour lesquelles je fais ainsi et non pas autrement.

Avant tout je tiens à m'expliquer sur une condition étrangère à l'ordre pathologique, qui limite à mes yeux, et dans la réalité de ma pratique, l'emploi des cures d'eaux minérales; je veux parler du genre de vie et du traitement suivis par les malades. Qu'il s'agisse de période prophylactique ou de tuberculose confirmée, si les individus vivent à la montagne, ou dans une résidence rurale dont les conditions climatériques soient parfaitement appropriées à leur état, si là ils sont soumis à l'ensemble des pratiques hygiéniques, hydro et aéro-thérapiques que je vous ai indiquées, en même temps qu'à une médication tant interne qu'externe régulièrement poursuivie, je me garde bien de modifier quoi que ce soit à ce régime de vie que je considère comme le traitement le plus utile, et je laisse de côté, sans hésitation comme sans regret, les cures thermales à distance, qui dans ces conditions auront pour effet le plus sûr l'abandon de pratiques salutaires. Que si dans ce cas l'état constitutionnel du malade me paraît indiquer l'opportunité de telle ou telle eau minérale, je la fais prendre sur place; l'efficacité de la médication en est diminuée, mais au moins je suis certain de ne rien compromettre et de ne pas nuire, par la substitution d'un mieux douteux à un bien positif.

Cette contre-indication particulière, il faut bien le dire, se présente rarement; ce n'est que le plus petit nombre des individus qui peuvent être maintenus dans ces conditions favorables, notamment en ce qui concerne la résidence rurale; l'impossibilité matérielle est un premier obstacle, la mobilité d'humeur propre à cette classe de malades en est un second non moins fréquemment rencontré, et dont nous sommes obligés de tenir compte; par suite, la contre-indication signalée vise une exception, et dans les conditions opposées qui sont, en somme, les conditions ordinaires de la pratique, l'indication des cures minérales doit être obéie, si elle se présente; de là ma proposition de tantôt : ces cures sont un moyen qui peut être utile, mais elles ne sont pas un moyen nécessaire pour tous les malades indistinctement. Les développements précédents expliquent et complètent ma pensée, que je veux encore préciser par quelques exemples.

Un malade en est à ce moment où le séjour des altitudes constitue le meilleur traitement, et il consent à rester une année entière et plus encore, s'il le faut, à Davos ou dans l'Engadine, résidences dans lesquelles il est soumis d'ailleurs aux pratiques et aux médications les mieux appropriées; lui ferez-vous quitter le milieu qui est l'élément fondamental du traitement, pour une cure d'eau minérale? Ce serait une faute, à mon sens du moins, et cette faute pourrait lui faire perdre en peu de semaines le bénéfice de plusieurs mois. — Un autre malade en est à ce moment où la douceur et l'égalité du climat sont avant tout nécessaires, et il consent à séjourner un an, deux ans, dans l'une des rares localités de cet ordre qui sont également convenables pour toute l'année, à Madère par exemple; qu'a-t-il à gagner à une cure d'eau? Rien, il n'a qu'à y perdre, et il y perd certainement, j'en ai eu la preuve.

J'espère que, grâce à ces détails, vous comprenez bien la portée et la limite de la contre-indication que j'ai formulée; c'est simplement l'application de l'antique *primum non nocere*. Si les conditions du malade, au point de vue de l'hygiène, du climat et du traitement, sont favorables; s'il se trouve bien dans sa résidence; s'il consent à s'y maintenir pendant le temps nécessaire au développement d'une complète efficacité, tout déplacement, qui sera une rupture de l'adaptation salutaire acquise, doit être évité comme nuisible, et les cures thermales à distance sont par là contre-indiquées.

Cela dit une fois pour toutes, j'arrive aux indications. Je vous déclare sans hésiter que cette question est des plus malaisées, et cela pour une raison que je veux vous dire, parce qu'elle pourra contribuer à vous mettre sur vos gardes, et à vous inspirer une prudente circonspection. Rien de plus difficile, vous le savez, qu'une détermination thérapeutique ; mais à cette difficulté commune à toutes les décisions de ce genre, et qui se rapporte surtout au malade, vient s'ajouter ici, et en dehors de lui, une difficulté spéciale issue de la complexité des données qui doivent être prises en considération. La composition de l'eau, j'entends la composition de genre ou de famille, n'est que l'un des éléments du jugement. Je sais bien que c'est le seul qu'on ait l'habitude de considérer en pareil cas, mais je sais aussi que cette vue étroite est une erreur préjudiciable à la fois aux malades, et au crédit de la médication thermale ; je me garde sur ce point des errements ordinaires, et je vous affirme qu'il faut tenir compte avec une égale sollicitude des conditions climatériques ; l'eau n'est que l'un des moyens d'action, le climat en est un autre, de bonne ou de mauvaise influence suivant qu'il est favorable ou hostile à l'organisme, et c'est une faute véritable que de négliger ou même de reléguer au second plan cet agent si précieux de la thérapeutique thermale ; dans plus d'un cas, croyez-moi, il prend une telle importance qu'il domine, ou du moins qu'il doit dominer de très haut la question de la composition chimique de l'eau. Pour moi, je ne sépare jamais ces deux éléments, vous en aurez la preuve dans les détails de mon exposé. Avec ces notions fondamentales, tout n'est pas dit encore ; il faut se préoccuper non moins sérieusement des conditions sanitaires des localités, au point de vue des maladies endémiques ou accidentellement régnantes à l'époque de la cure ; il faut aussi considérer les ressources thérapeutiques de la station, bains, douches, inhalations, pulvérisations, appareils pneumatiques; enfin vous ne pouvez négliger la question des installations matérielles qui attendent les malades, tant pour l'habitation que pour la nourriture; si leur séjour doit amener un changement dans leurs habitudes à cet égard, il faut que ce soit un changement en bien. S'il n'en est pas ainsi, si le baigneur est soudainement privé du confort auquel il est accoutumé; si, par suite de l'exiguïté des locaux, il est obligé par surcroît d'user des bains à des heures incommodes qui abrègent son sommeil; *s'il doit être soumis à des inhalations en commun, pratique coupable* contre laquelle je m'élève de toutes mes forces, parce qu'elle est aussi dangereuse que répugnante; vous pouvez être certains que la cure, quelque bien indiquée qu'elle puisse être d'ailleurs, sera en somme plus nuisible qu'utile.

Il ne suffit donc pas de catégoriser les eaux par groupes fondés sur l'analogie de composition; s'il ne fallait que cela, la tâche serait relativement facile, car on peut arriver sans labeur excessif à établir le parallélisme des groupes chimiques et des groupes pathologiques; mais il faut bien davantage, puisque les éléments multiples d'appréciation que je vous ai énumérés, impliquent la connaissance complète des diverses unités qui forment le groupe. Quand le médecin a déterminé ce dernier, il a fait quelque chose, mais il n'est qu'au début de la solution qu'il poursuit; il doit après cela déterminer, par une sélection non moins éclairée, l'unité la plus convenable dans le groupe choisi; cette seconde étape de son jugement ne le cède point en importance à la première; en effet, dans nombre de cas, il peut être

aussi nuisible en se trompant d'unité dans le groupe,
qu'en se trompant de catégorie chimique. Déterminez,
par exemple, pour un malade l'opportunité des eaux
sulfurées sodiques; puis, sans vous préoccuper des autres
circonstances, envoyez-le à Amélie-les-Bains, alors que
son organisme requiert les conditions climatériques de
Cauterets; vous lui ferez plus de mal ou moins de bien
que si, vous trompant de groupe minéral, vous le dirigez
sur la Bourboule, dont l'altitude est comparable.

Vous pouvez apprécier par là la diversité et la filiation
logique des appréciations successives qu'implique le choix
d'une eau minérale. Fixer le groupe chimique, voilà le premier point; cette première solution vous la tirez d'une part
du malade, c'est-à-dire de son histoire entière, actuelle et
antérieure, éclairée par celle de sa famille, et d'autre part,
des enseignements fournis par l'expérience sur l'adaptation des groupes d'eaux aux divers états pathologiques
locaux et constitutionnels, et aux divers modes de la
réaction individuelle, sous l'influence de la même maladie. Cette donnée acquise, vous avez à fixer l'unité
dans le groupe choisi; cette seconde solution vous la
tirez encore du malade, c'est-à-dire de sa constitution,
de son excitabilité, de ses habitudes, de sa résidence
avant et après la cure, des effets qu'il a pu ressentir à l'occasion de déplacements antérieurs, des particularités
symptomatiques de sa maladie, de l'état du cœur et des
vaisseaux, et, d'un autre côté, des connaissances plus ou
moins complètes que vous possédez sur les diverses stations du groupe, notamment sur leurs conditions climatériques, et sur l'action plus ou moins excitante de l'eau.
Alors vous pouvez conclure et formuler votre jugement;

je ne pense pas vraiment qu'aucune autre décision thérapeutique exige des opérations intellectuelles aussi complexes, un tact aussi délicat, et une instruction aussi étendue. La tâche est grandement facilitée, lorsqu'on peut faire intervenir les éléments d'appréciation fournis par la connaissance directe des localités ; je m'y suis efforcé dès le début de ma carrière.

Il résulte de tout cela, Messieurs, que la détermination des eaux minérales a un caractère purement individuel, et qu'elle échappe forcément à une synthèse absolue ; pour la première partie de l'opération, on peut bien, à la rigueur, en tenant compte des formes les plus tranchées de la maladie, et des types fondamentaux de la réaction organique, arriver à établir des groupes correspondants, et à traduire en préceptes généraux les rapports respectifs des groupes chimiques et des groupes pathologiques ; mais pour la seconde partie du problème une tentative de ce genre est irréalisable, c'est une prétention vaine. L'indication ici n'est plus seulement individuelle, elle est doublement individuelle, puisqu'elle doit compter avec l'individualité du malade comme toujours, et avec l'individualité propre des diverses stations du groupe. En présence d'une pareille complexité de données, comment songer au dogmatisme et à la formule ? Certaines de ces données sont fixes ou à peu près, c'est vrai ; ce sont celles qui ont trait aux unités balnéaires ; mais les autres, qui sont au moins aussi importantes, sont fatalement et perpétuellement mobiles ; elles changent et se renouvellent avec chaque malade ; le travail d'adaptation fait pour un cas ne vaut pas pour le suivant ; à chaque fois qu'il surgit, le problème est entier, à chaque fois il fait à l'appréciation médicale un appel complet et nouveau, et la solution, se dérobant à toute règle précise, à toute loi univoque, reste toujours unitaire et demeure exclusivement personnelle.

Ne soyez donc pas surpris, Messieurs, si dans l'exposé qui va suivre je m'attache principalement aux indications de groupes; dans la limite du possible, je vous ferai part des motifs de détermination entre les principales stations d'un même groupe, mais cela se réduira forcément à un simple aperçu; demain, en présence d'un nouveau malade, je puis être amené à transgresser moi-même les préceptes que je vous aurai fait entendre, et en vérité les éléments d'une thérapeutique purement individuelle ne sont pas susceptibles d'une transmission didactique.

Entrons maintenant dans le détail du sujet.

La **période prophylactique**, dont je me suis attaché à vous démontrer l'importance dans tout le cours de ces études, est sans contredit celle dans laquelle les eaux minérales peuvent rendre les services les plus signalés et les plus durables, *lorsque le traitement hygiénique et climatérique n'est pas possible en son complet.* Trois groupes de cas sont ici à considérer. L'individu menacé, chez lequel, pour une raison quelconque, héréditaire ou personnelle, on redoute le développement ultérieur de la tuberculose, ne présente d'autre trait distinctif que la débilité ou l'hypotrophie constitutionnelle qui est le fond commun de toutes les phthisies, cette hypotrophie est isolée, sans coïncidence pathologique appréciable; voilà un premier groupe de faits. — Dans le second, la

débilité constitutionnelle est accompagnée d'une anémie globulaire évidente et persistante. — Dans le troisième groupe enfin, l'état constitutionnel suspect est
associé à des manifestations actuelles ou antérieures de
scrofule.

Dans le PREMIER GROUPE de cas, qui est du reste le
moins nombreux, les eaux minérales sont inutiles, si
toutes les conditions du traitement que j'ai assigné à
cette période sont scrupuleusement remplies, tant pour
la résidence que pour l'hygiène, les exercices mécaniques
et les médications ; car cet ensemble assure, selon moi,
le maximum d'effets auquel nous puissions prétendre.
Mais lorsqu'il n'en est pas ainsi, et notamment pour les
individus confinés dans les villes, les cures d'eaux sont
utiles, et je les considère comme indiquées, malgré l'absence de spécialisation pathologique définie, et malgré
le caractère vague de l'état désigné par l'expression de débilité constitutionnelle pure. La principale
utilité des eaux dans ces circonstances est une utilité
indirecte, mais elle n'est pas pour cela moins précieuse ;
la cure va produire pour un temps le résultat que vous
n'avez pas pu obtenir, elle sert de prétexte et d'occasion
à un changement total dans le régime de vie, elle remplace l'hygiène défectueuse de la ville par l'hygiène salutaire de la campagne, et quoique temporaire, cette modification est incontestablement propre à favoriser la
restauration organique, qui est le but de vos efforts.

La cure par elle-même concourt d'ailleurs directement
à ce résultat, car dans ces circonstances particulières, la
détermination de l'eau se limite naturellement entre les
trois groupes qui, indépendamment d'effets spéciaux bien

définis, possèdent en commun l'action reconstituante et tonifiante ; le choix sera donc entre les eaux ferrugineuses, les chlorurées sodiques et les sulfureuses, et vous le fixerez, en l'absence des indications précises fournies par l'anémie et la scrofule, d'après les antécédents et la constitution de l'individu, en ayant soin de vous éclairer en outre par les antécédents de famille. —Quant au choix de la station dans le groupe fixé, la liberté de la détermination peut sembler entière en raison de la neutralité des indications fournies par le malade, et du caractère contingent et un peu accessoire de la cure; je ne pense pas pourtant que cette liberté soit réellement complète. Il s'agit ici de prophylaxie, il s'agit de restauration constitutionnelle ; par suite, j'estime que les conditions climatériques sont au moins aussi importantes que la composition de l'eau, et que si l'on ne veut négliger aucun moyen d'action, il est essentiel de choisir la localité dont le climat est, par lui-même, le plus apte à favoriser l'activité du processus nutritif, et l'accroissement des forces organiques; or, l'altitude est la condition fondamentale d'une action climatérique de ce genre; conséquemment, je choisis dans chaque groupe les stations les plus élevées, si le cœur ou l'excitabilité nerveuse ne m'oppose aucune contre-indication. Saint-Moritz en Suisse, parmi les ferrugineuses; Gurnigel en Suisse, Cauterets et Allevard, parmi les sulfureuses; la Bourboule et Salins parmi les chlorurées sodiques; Uriage qui, par sa composition tient à la fois des eaux sulfureuses et des chlorurées sodiques; voilà les stations qui, à ce point de vue particulier, me paraissent mériter la préférence.

Le SECOND GROUPE de faits que je distingue dans la pé-

riode prophylactique présente une indication plus précise et partant plus limitée ; la *débilité constitutionnelle*,
acquise ou innée, est associée à une *anémie globulaire
notable*. Si cet élément morbide résiste à un traitement
bien dirigé, ou si le traitement ne peut être institué dans
son ensemble tel que je l'ai formulé, alors il faut recourir
aux eaux ferrugineuses, dont l'action propre peut d'ailleurs être puissamment aidée par les conditions climatériques de certaines de ces stations. A ce point de vue,
Saint-Moritz et Santa-Caterina sont les types du genre ;
on peut signaler en outre Forges-les-Eaux, Spa, Schwalbach et Pyrmont, stations qui manquent de toute action
climatérique.

L'altitude exceptionnelle de *Saint-Moritz*, 1770 mètres pour les bains, 1855 mètres pour le village, lui assigne une double action thérapeutique ; ainsi que je l'ai
dit ailleurs, Schwalbach, Forges, Spa, Pyrmont ne valent
que par leurs eaux, Saint-Moritz vaut par ses eaux et par
son climat, qui peut être justement qualifié de climat
tonique très excitant, et qui est caractérisé, entre autres
éléments, par la raréfaction considérable de l'atmosphère :
la moyenne barométrique, du mois de juin au mois de
septembre, est de 616 millimètres, soit 144 millimètres
au-dessous de la hauteur moyenne au niveau de la mer,
tandis que les oscillations extrêmes sont comprises entre
599 et 627 millimètres. Il résulte de ces faits que les
conditions climatériques de Saint-Moritz dominent toute
la détermination thérapeutique ; ce serait en effet une
bien grande faute que de conseiller cette station par
cela seul que l'état du malade demande l'emploi des
eaux ferrugineuses ; on s'exposerait par là à de graves

erreurs, dont le moindre inconvénient serait d'imposer un long voyage à des personnes qui, une fois parvenues au but, ne pourront supporter le séjour ; ce qu'il faut examiner avant tout, c'est l'effet probable de l'altitude, et c'est seulement lorsqu'il a résolu cette question préalable, que le médecin peut en toute liberté et sans préoccupation, conseiller ces eaux martiales que leur riche minéralisation et leur digestibilité facile recommandent tout particulièrement.

Étudiées d'une manière générale, les contre-indications de l'altitude égale et supérieure à 1500 mètres, sont nombreuses et diverses ; mais ce serait sortir de mon sujet que de vous en entretenir, je n'ai à m'occuper ici que du groupe spécial de valétudinaires qui est en question, individus débiles et anémiques pour lesquels on peut légitimement craindre le développement de la tuberculose. Sur ce terrain limité, les contre-indications sont peu nombreuses, mais elles doivent être rigoureusement respectées. Les lésions du cœur et des gros vaisseaux, l'emphysème pulmonaire, imposent l'interdiction absolue du séjour dans les altitudes élevées, et par conséquent à Saint-Moritz.

Les troubles cardiaques fonctionnels et l'éréthisme nerveux si fréquents chez les anémiques ne constituent pas, quel qu'en soit le degré, une contre-indication formelle ; mais ils imposent certaines précautions quant à l'abord de cette station, et si le malade ne veut pas ou ne peut pas s'y assujettir, je considère la contre-indication comme définitive, et bien loin de passer outre, je modifie mon conseil. Cette précaution, c'est l'accoutumance graduelle à l'altitude ; on peut s'en dispenser ou la restreindre, lorsqu'il s'agit d'une personne habituée au séjour de la montagne, mais pour l'habitant des plaines qui se trouve dans les conditions d'excitabilité névro-cardiaque que j'ai signalées, cette mesure est une nécessité. Deux étapes doivent être observées, l'une à une hauteur de cinq à six cents mètres, l'autre entre mille et douze cents; le séjour dans chacune d'elles sera de trois à cinq jours, et c'est seulement alors que le malade, habitué peu à peu à une raréfaction croissante de l'air, pourra arriver sans inconvénient à la raréfaction extrême de sa résidence définitive. Lorsqu'on omet cette précaution, le moins qui puisse en résulter c'est que les premiers jours du séjour soient complètement perdus, en raison de la brusquerie du changement imposé à l'organisme par une transition vraiment brutale; mais ordinairement l'effet de cette imprudence est bien plus fâcheux, car le malade, frappé de l'aggravation subite de tous les symptômes pénibles dont il souffre habituellement, céphalalgie, insomnie, excitabilité physique et morale, palpitations, gêne respiratoire, prend peur, se décourage, perd patience, et quitte la station ; ou bien, s'il consent à y rester, il conserve de ces premiers jours une impression défavorable qui devient un préjugé, il réduit sa résidence au minimum, envisage le départ comme une délivrance, et il part, alors que cette accoutumance laborieuse étant acquise, il pourrait enfin recueillir les bénéfices de sa cure. De toute manière c'est un insuccès; et la négligence de la précaution que je vous donne comme indispensable, a fait perdre au patient son temps et sa peine, et l'a privé de l'amélioration qu'il aurait certainement obtenue moyennant une direction plus éclairée. Dans d'autres cas enfin les troubles cardiaques sont pour longtemps aggravés, et l'épuisement nerveux résultant d'une excitation exagérée inflige au malade les symptômes les plus pénibles de l'anémie, à savoir, les phénomènes de l'anémie cérébro-spinale.

Il est pourtant une contre-indication qui subsiste entière, malgré l'application rigoureuse des mesures précédentes, c'est le degré trop avancé de la chlorose ou de l'anémie; dans ces conditions, les eaux seraient particulièrement utiles en raison de la rapidité avec laquelle elles provoquent la formation globulaire, mais le climat, quelque précaution qu'on prenne, est positivement trop excitant, c'est un stimulus qui dépasse la capacité de l'organisme dont la réaction reste insuffisante, tant au point de vue de la calorification que de la nutrition; ces malades, loin de gagner des forces en perdent, ils maigrissent parce qu'ils ne réparent pas assez, et le séjour, s'il se prolonge, leur devient réellement nuisible. Cette contre-indication est de celles qui sont purement individuelles; c'est une question de mesure proportionnelle entre les effets connus du climat et la tolérance probable de l'individu; et la solution toujours délicate ne peut être tirée que des analogies fournies par l'expérience. On peut cependant parvenir à donner à ces malades les avantages incontestables de la cure mixte par l'altitude et l'eau martiale, mais il faut avoir une entière liberté d'action. Lorsqu'il en est ainsi, je fais faire une première cure dans l'une des stations de la plaine; et après un intervalle de quinze jours qui sont employés à une élévation graduellement croissante, je fais arriver à Saint-Moritz; le séjour en devient non seulement tolérable mais salutaire, par suite de l'amélioration de l'anémie, dont la gravité insolite était d'abord une contre-indication pour ce climat; ou bien encore, je fais boire l'eau de Saint-Moritz pendant un mois ou six semaines dans des localités suisses bien choisies, débutant par Ragaz par exemple, et modifiant l'altitude tous les dix jours d'abord, puis à intervalles un peu plus rapprochés. Grâce à cette méthode dont l'efficacité est pour moi chose démontrée, la contre-indication signalée perd son caractère absolu; elle n'est plus, elle aussi, qu'une contre-indication relative et temporaire.

Une bien longue expérience m'a familiarisé avec ces exemples de mauvaise direction thérapeutique que j'ai pu constater chaque année; à qui incombe la responsabilité de pareilles fautes? Rarement au malade, j'ai regret à le dire; une personne qui est déterminée à s'imposer la charge d'une cure éloignée, se garde bien de repousser aucune des mesures qui peuvent en assurer le succès; mais le médecin, trop souvent, omet de lui signaler la nécessité de ces précautions, soit que, malgré les documents publiés, il en ignore l'importance, soit que, jugeant par son expérience et ses impressions personnelles, il commette l'erreur d'attribuer au malade la faculté rapide d'adaptation qui est le propre de l'homme sain. J'ai une confiance absolue, basée sur une observation de près de vingt années, dans les remarquables effets du climat et des eaux de Saint-Moritz, et c'est précisément pour cela que je suis anxieux d'en assurer le bénéfice aux malades, en entourant cette cure de tous les soins qui peuvent en faciliter la tolérance immédiate, et supprimer les inconvénients résultant d'une action trop soudaine.

J'applique ces principes avec la même sévérité, lorsque la débilité et l'anémie ne présentent aucune prédominance notable quant aux phénomènes névro-cardiaques; je consens tout au plus alors, suivant les cas individuels, à diminuer la durée du séjour dans les étapes intermédiaires, mais je maintiens ces étapes au nombre de deux et aux altitudes précédemment fixées. — Il est à peine besoin d'ajouter que les mêmes précautions sont indispensables pour le retour; que l'on compare les chiffres barométriques, et l'on verra que l'air des plaines est vraiment un air condensé eu égard à celui de l'Engadine; cela étant, le retour direct dans les foyers est une faute grave, puisqu'il fait passer l'organisme avec une rapidité presque instantanée d'un milieu raréfié dans un milieu comprimé. Les préceptes pratiques que j'ai formulés mettent à l'abri de ces dangers, et pour le plus grand bien des malades, ils réduisent au minimum les contre-indications de la cure de Saint-Moritz.

On pourrait croire que je pèche à mon tour ici par excès de prudence, et que j'exagère les précautions utiles; il m'est facile de vous prouver qu'il n'en est rien, et que je ne demande que le nécessaire. Si l'on méconnaît la contre-indication tirée du degré trop prononcé de l'anémie et de la débilité constitutionnelle, et si, par surcroît d'erreur, on envoie le malade directement dans l'Engadine, on peut observer alors des accidents bien plus sérieux que ceux que j'ai notés jusqu'ici, accidents qui deviendraient certainement graves, si la résidence était aveuglément maintenue. Dans ces conditions constitutionnelles qui marchent souvent de pair, ne l'oubliez pas, avec une fragilité anormale des petits vaisseaux, le séjour *non préparé* de cette altitude fait exactement l'effet de la ventouse ou de la cloche pneumatique; des hémorrhagies nasales se répètent journellement et souvent plusieurs fois par jour; j'ai vu deux fois en outre des hémorrhagies conjonctivales; et dans trois cas déjà, j'ai constaté la production d'un purpura hémorrhagique généralisé, que caractérisaient à la fois l'éruption, les épistaxis et des taches ecchymotiques. La dernière de ces observations date de l'été de 1880, elle concerne la parente d'un de mes confrères parisiens les plus distingués; cette dame s'était imprudemment dirigée elle-même, et s'était rendue directement à Saint-Moritz. Je pense que de pareils faits justifient, et au delà, les règles que j'ai formulées tant pour la sévérité dans les indications, que pour les précautions relatives à l'abord graduel de ces régions élevées.

La station de *Santa Caterina* dans la Valteline est d'un accès moins facile que Saint-Moritz pour les personnes venant de France; mais par la minéralisation puissante de ses eaux et par ses conditions climatériques, elle est de tous points comparable; elle dépasse l'altitude des bains de Saint-Moritz, et égale, à trois mètres près, celle du village, avec son élévation de 1852 mètres. Par suite, les indications et les contre-indications, les précautions à prendre avant et après la cure sont exactement les mêmes. Dans ces dernières années, les conditions matérielles de cette station ont été améliorées; cependant l'établissement est petit, les installations balnéaires sont insuffisantes, de sorte que la thérapeutique ne doit guère compter que sur l'usage de l'eau en boisson. En dehors des raisons de commodité tirées du voisinage de l'habitation ordinaire des malades, je ne connais aucune particularité qui puisse faire préférer cette station italienne à celle de l'Engadine.

Lorsqu'il est impossible d'instituer les mesures qui permettent l'usage des stations d'altitude, même aux personnes pour lesquelles elles semblaient d'abord contre-indiquées, alors il faut recourir aux autres eaux ferrugineuses, Schwalbach, Spa, Forges, stations entre lesquelles le choix est à peu près indifférent, malgré les quelques variétés que présentent ces sources, quant à leur richesse respective en fer.

L'association de la *débilité constitutionnelle* avec des manifestations actuelles ou antérieures de *scrofule*, telle est la caractéristique de mon TROISIÈME GROUPE de cas dans la période prophylactique.

Si vous n'avez pas oublié les rapports pathogéniques de divers ordres qui unissent la scrofule à la tuberculose, vous concevrez facilement l'importance de ce groupe de faits; à vrai dire elle est double, car elle résulte, d'une part, de la fréquence prépondérante de ces cas, d'autre part, de l'efficacité non moins ordinaire d'une médication bien dirigée. Lorsque la scrofule très légère ne s'exprime que par des manifestations superficielles et passagères, et que mon traitement prophylactique est suivi dans son intégrité, il suffit pour triompher de cette disposition, le recours aux eaux minérales n'est point une nécessité. Mais il est bien rare qu'il en soit ainsi, et pour ce motif l'indication de ces cures est à peu près constante dans les cas de ce genre; les eaux sulfureuses d'un côté, les chlorurées sodiques et les iodo-bromo-chlorurées de l'autre, en voilà les agents. La détermination doit être basée principalement sur la forme et le degré des accidents scrofuleux.

Les eaux sulfureuses s'adressent particulièrement aux manifestations superficielles, cutanées et catarrhales ; les chlorurées sodiques, fortes et faibles, conviennent mieux dans le cas de manifestations plus profondes ; de plus, elles semblent, moins que les premières, limiter leur action aux accidents visibles de la maladie, elles la portent également sur la disposition même, sur la diathèse qui l'engendre. La composition complexe des eaux d'*Uriage*, que j'ai déjà signalée, donne à cette station une importance particulière, dès longtemps connue ; ces eaux agissent favorablement, comme les eaux sulfureuses, sur les accidents cutanés et muqueux de la scrofule, et comme les chlorurées sodiques, elles exercent sur l'ensemble de la constitution une modification des plus marquées. Les eaux d'*Aix-la-Chapelle* présentent à un degré moindre cette double composition, et, par suite, cette double influence thérapeutique.

Le choix de l'individualité thermale dans la classe des sulfureuses, doit être dirigé avant tout par les conditions climatériques ; il est facile d'associer à la cure l'action bienfaisante de l'altitude et du climat de montagne, et c'est là un avantage qu'il ne convient pas de négliger ; nos stations pyrénéennes fournissent tous les moyens et tous les degrés désirables de cette combinaison, depuis *Luchon* dont l'altitude est de 628 mètres, jusqu'à *Cauterets* dont l'élévation est de 992 mètres, en passant par les *Eaux-Bonnes* à 790 mètres ; dans les formes tout à fait torpides de la scrofule, avec lésions osseuses et articulaires, on peut utiliser aussi, pour les individus qui ont atteint l'âge de la puberté, les eaux de *Baréges* dont l'altitude s'élève à 1280 mètres. Toutefois, ces eaux trouveront rarement leur opportunité en raison de l'excitation très vive qu'elles déterminent; mais il est aisé d'échapper à cet inconvénient, et de combiner néanmoins la cure sulfureuse avec une altitude supérieure à 1000 mètres, en recourant aux eaux du *Gurnigel*, qui se trouvent en Suisse à une élévation de 1155 mètres; l'établissement et les installations balnéaires sont également recommandables, l'altitude est assez grande pour constituer déjà par elle-même un agent de traitement, et l'on trouve, en outre, toutes les ressources nécessaires pour les cures de lait et de petit-lait.

Il est à peine besoin, vu la légitime notoriété dont elles jouissent, de mentionner les eaux d'*Allevard;* toutefois, en raison de l'altitude relativement faible, 475 mètres, il n'y a guère à attendre de cette station que les effets propres de la cure thermale; mais par cela même, elle peut avoir une utilité particulière chez les malades dont l'excitabilité est assez marquée pour contre-indiquer le séjour des hauteurs supérieures à 500 mètres. Dans le même ordre de faits, on peut également conseiller les eaux de *Schinznach*, dont l'altitude de 380 mètres est quasi insignifiante, et dont l'action thérapeutique, lorsqu'il s'agit de dermatoses scrofuleuses, est accrue par le mélange avec les eaux voisines de Wildegg, qui sont remarquables par leur richesse en chlorures, iodures et bromures.

Lorsque les accidents scrofuleux, plus profonds, dé-

notent l'opportunité des eaux chlorurées sodiques, je
m'adresse de préférence à *Saxon*, j'y reviendrai bientôt;
ou bien à *la Bourboule*, dont la richesse en arsenic doit
être ici prise en considération, et dont l'altitude de 845
mètres contribue efficacement à la restauration constitutionnelle; ou bien encore à *Soden*, dont Thilénius a
depuis longtemps signalé l'efficacité dans la prophylaxie
de la tuberculose. Pourtant, s'il s'agit de lésions osseuses
ou articulaires, de scrofule grave et ancienne, je crois
qu'il convient d'intervenir aussi énergiquement que possible, et j'ai recours aux stations dont les eaux chlorurées sodiques fortes sont associées aux eaux mères
des salines, j'ai nommé *Kreuznach*, *Nauheim* et *Salins*
dans le Jura. La composition mixte des eaux d'Uriage
permet de les utiliser aussi dans ces circonstances.

De toutes les manifestations scrofuleuses, la plus importante sans contredit au point de vue qui nous occupe, c'est l'engorgement persistant des ganglions lymphatiques, soit périphériques, soit profonds; je vous
ai montré que cette lésion est vraiment une lésion phymatogène; tant qu'elle existe, l'individu est doublement menacé de tuberculose, car il l'est de par sa constitution et sa diathèse scrofuleuse, et il l'est aussi,
abstraction faite de toute autre influence, par la présence
de ces tumeurs ganglionnaires qui peuvent, à chaque
instant, devenir les foyers et les agents d'une infection
secondaire plus ou moins généralisée. Il y a là une
condition qui mérite toute la sollicitude du médecin;
et lorsqu'on étudie, comme nous le faisons, la thérapeutique de la scrofule en vue de la prophylaxie de la
phthisie, cette condition présente un intérêt des plus

sérieux; il faut lutter sans cesse contre ces altérations, nous ne devons considérer notre tâche comme
accomplie, que lorsque nous avons obtenu leur disparition complète. Sans aucun doute, toutes les eaux
que je viens de signaler, notamment la Bourboule,
Soden, Kreuznach, Salins, à quoi l'on peut ajouter Rei-
chenhall, sont d'une utilité réelle dans ces circonstances; mais d'après mon expérience, je suis conduit
à accorder le premier rang, *pour cette indication spéciale*, aux eaux de *Saxon* en Suisse, à une altitude de
534 mètres. Ces eaux sont des bicarbonatées calciques
et magnésiennes, iodo-bromurées, et dans ces dernières
années, je leur ai dû de remarquables succès, non seulement dans des cas de tumeurs ganglionnaires superficielles, mais aussi, en 1879, dans un cas d'engorgement
considérable des ganglions péribronchiques. — D'après
leur composition et surtout leur richesse en iodure de
potassium, les eaux de Challes, en Savoie, doivent très
probablement avoir une action semblable, mais je n'ai
pas à leur sujet la même expérience.

Tels sont mes principes, Messieurs, et ma pratique
relativement à l'emploi des eaux minérales dans la période prémonitoire de la tuberculose; vous voyez que
je leur accorde alors une place importante pour les individus qui ne peuvent bénéficier du traitement hygiénique et climatérique complet; à dire vrai, c'est dans
cette phase de prophylaxie que les eaux me paraissent
présenter le champ d'action le plus étendu, et l'efficacité
la plus positive.

J'arrive à la forme commune de la maladie confirmée.

Phthisie commune. — Avant tout, je dois vous déclarer que je maintiens dans son intégrité la réserve que j'ai formulée au sujet de la prépondérance des cures climatériques prolongées. Toutes les fois que les conditions du malade et de la maladie permettent une cure de ce genre, toutes les fois que le début de l'expérience confirme l'opportunité et la justesse de l'indication suivie, je m'en tiens là, certain d'être utile dans toute la mesure du possible, et je me garde bien de troubler et de compromettre l'œuvre commencée par l'intervention routinière d'une cure thermale, dont l'effet le plus sûr est l'abandon d'un traitement à efficacité supérieure. Malheureusement, je vous l'ai dit déjà, cette situation est exceptionnelle dans la réalité de la pratique, non pas parce que l'indication des cures climatériques prolongées est rare, mais parce que les malades, dans la grande majorité des cas, ne peuvent ou ne veulent s'y soumettre. Néanmoins, et malgré la rareté de l'application, j'ai tenu à vous rappeler ce principe en raison de l'importance que j'y attache. Le plus ordinairement, vous n'aurez pas à compter avec lui, et vous jouirez, malheureusement, d'une pleine liberté d'action en ce qui concerne les eaux minérales.

Comme tous les autres moyens de traitement, ces cures sont d'autant plus utiles qu'elles sont plus rapprochées du début de la maladie, et s'adressent, par suite, à des lésions moins avancées et à des constitutions moins altérées. Mais ce serait une erreur que de prendre pour criterium fondamental de l'opportunité des eaux, le degré des lésions pulmonaires; même à la période d'excavation, ces cures peuvent être utiles si les ulcérations sont uniques ou très peu nombreuses, peu considérables et entourées de tissu sain ; donc, l'étendue des lésions est déjà plus importante que leur degré, car elle peut par elle-même, et en dehors de tout autre élément, contre-indiquer l'emploi des eaux ; mais la contre-indication dominante, qui est en même temps primordiale puisqu'elle peut se présenter à toute époque de la maladie, dérive de la fièvre.

Quel que soit l'état des lésions, quel que soit l'état général, quelle que soit l'origine de la fièvre, jamais je n'envoie aux eaux un tuberculeux fébricitant ; pour la fièvre d'inflammation, la fièvre d'excavation et la fièvre de résorption, pour la fièvre de tuberculisation liée aux poussées granuleuses secondaires, cette contre-indication est formelle, absolue ; elle l'est également pour la fièvre de tuberculisation initiale de type rémittent, ou de type intermittent quotidien ou tierce ; je ne me dépars de cette rigueur que dans les cas, assez fréquents du reste, où cette fièvre, sans type régulier, ne se montre que passagèrement à des intervalles plus ou moins éloignés. Si toutes les autres particularités du fait sont favorables à l'emploi des eaux, je me décide alors à passer outre, dans l'espoir que l'amélioration produite par la cure dans l'état général et dans le processus local, pourra favoriser la cessation de cette tendance fébrile, qui n'est que vaguement dessinée. Le choix de la station exige alors une circonspection toute particulière. La contre-indication opposée par les phases pyrétiques n'est pas indéfinie ; elle persiste, cela va de soi, pendant toute la durée de ces phases, et elle survit à leur extinction pendant un temps que je fixe en moyenne à trois mois ; mais si après ce délai, l'apyrexie se maintient, et que l'état du malade soit d'ailleurs compatible avec un déplacement et avec la fatigue inhérente à la médication thermale, je considère que l'obstacle spécial issu de la fièvre a disparu, et que je puis sans rien compromettre agir en liberté. Encore ici le choix de l'eau est une question vitale, une erreur peut avoir de désastreuses conséquences.

L'hémoptysie actuelle ou toute récente, il est à peine besoin de le dire, est une contre-indication non moins impérieuse ; mais il n'en est plus ainsi des hémoptysies anciennes ; même si elles se sont répétées un certain nombre de fois, même si elles ont présenté le caractère fébrile qui en démontre le lien avec des poussées congestives, ce fait n'exclut point, par lui seul, l'emploi des eaux minérales, pourvu qu'il se soit écoulé plusieurs mois de calme et d'apyrexie depuis le dernier incident hémoptoïque ; la cure thermale bien choisie peut être au contraire un moyen puissant de prévenir le retour de semblables épisodes. Enfin, qu'elle soit précoce ou tardive, la phase de consomption exclut définitivement l'emploi des eaux minérales ; la violation de cette règle est la cause de nombreux et tristes mécomptes.

Ces préceptes fondamentaux je les formule une fois pour toutes, pour la rapidité de cet exposé, mais il doit être bien entendu qu'ils sont applicables à toutes les formes, à toutes les époques, à tous les cas de la maladie.

Les éléments de détermination dans le choix des eaux, en d'autres termes, les sources des indications sont au nombre de deux principales, savoir, le caractère primitif ou secondaire de la tuberculose, et le mode réactionnel du malade. Celui-là est le premier dans l'ordre chronologique du jugement, c'est lui qui doit être le premier objet des investigations du médecin ; avant tout, il doit rechercher si le processus pulmonaire, spontané, indépendant de tout autre état pathologique, ne doit être rattaché qu'à la diathèse tuberculeuse et à la débilité générale qui est le fond commun de toutes les tuberculoses, auquel cas il s'agit de *phthisie primitive;* — ou si au contraire, l'altération pulmonaire coïncide avec une maladie constitutionnelle, actuelle ou antérieure, à laquelle elle est rationnellement imputable, auquel cas il s'agit de *phthisie secondaire,* scrofuleuse, arthritique ou herpétique.

Mais cette première question résolue, et quelle que soit la réponse, le second élément de détermination devient absolument et exclusivement prépondérant ; vous ne pourrez pas même fixer le genre des eaux en l'absence de cette notion ; car si la chose est à la rigueur possible pour les trois groupes de phthisies secondaires auxquels répondent assez nettement des groupes thermaux déterminés, elle est de toute impossibilité dans la phthisie primitive qui n'indique par elle-même aucun genre d'eau, et qui reste à cet égard une donnée muette et stérile. Quant au choix de l'unité dans le groupe fixé, ce qui est en somme le véritable intérêt pratique, il est entièrement subordonné à ce second élément de jugement, *le mode réactionnel du malade;* que la phthisie soit primitive ou secondaire, que dans les secondaires elle soit scrofuleuse ou arthritique, cela importe peu, vous n'arriverez à formuler un conseil utile, ou tout au moins innocent, qu'en prenant pour guide le rapport qui existe entre le malade et l'affection, c'est-à-dire la manière dont l'organisme se comporte sous l'influence de la maladie dont il est atteint; rapport éminemment individuel, dont l'appréciation ressortit au tact médical, et dont la variabilité, j'ai déjà eu occasion de vous le dire, apporte un obstacle insurmontable au dogmatisme thérapeutique.

Cependant quelques faits généraux peuvent être formulés parce qu'ils sont d'une immuable vérité.

Le rapport entre le malade et sa phthisie, ce rapport, qui est constitué par le mode réactionnel de l'individu, présente deux types que peuvent rapprocher, sans les confondre jamais, de nombreux intermédiaires : dans l'un, l'organisme ressent fortement les atteintes du mal, il réagit avec une vivacité proportionnelle et parfois supérieure à sa force réelle; il supporte impatiemment les désordres créés par la maladie; bien loin de tolérer, il se révolte; une excitabilité constante du cœur et du système nerveux, l'imminence perpétuelle de la fièvre qui passe trop souvent du possible au réel, la fréquence et l'intensité des manifestations aiguës, hémorrhagiques ou non, dans l'appareil respiratoire, voilà les traits distinctifs et révélateurs de ce premier type, *mode actif, floride ou éréthique de la réaction organique*. — L'autre type, en son degré le plus accusé, est remarquable par une placidité que rien ne semble pouvoir troubler : les lésions progressent, les épisodes fâcheux se multiplient, la maladie frappe à coups pressés, la fièvre même peut s'allumer, l'organisme de par sa torpeur innée paraît à peine s'en émouvoir; il tolère, on peut croire même qu'il est disposé à tolérer tout sans réagir; si pourtant il se révolte, ce n'est que pour un moment, faiblement et comme à regret, après quoi, il retombe dans sa langueur naturelle ; par suite, pas de phénomènes d'excitabilité, fièvre rare, médiocre et tardive, extension silencieuse des lésions sans incidents éclatants, voilà les traits de ce second type, *mode passif ou torpide de la réaction organique.*

On a souvent critiqué les expressions de phthisie floride ou éréthique, et de phthisie torpide ; sans nul doute, Messieurs, ces expressions sont condamnables si l'on entend vraiment les appliquer à la maladie; ce n'est pas elle qui est floride ou torpide, c'est le malade qui, de par sa nature, sa personnalité physique et morale, réagit activement ou mollement, et imprime ainsi à la maladie réalisée en lui et par lui un caractère particulier; les dénominations ci-dessus doivent donc, sous peine d'erreur complète de pathologie générale, être considérées comme des expressions abréviatives, qui permettent d'indiquer rapidement et sans périphrases le mode réactionnel de l'individu malade. Mais, sous le bénéfice de cette explication, ces désignations doivent être conservées ; elles sont commodes, et l'idée qu'elles condensent domine le pronostic et la thérapeutique. Vous pouvez comprendre maintenant l'importance de ces données pour la médication thermale, et qu'il n'est pas possible, sous peine de nuire, de donner à la détermination thérapeutique une autre base que la modalité propre de chaque malade. La règle qui sert ici de guide est d'une application toujours difficile et parfois incertaine, mais en tant que principe théorique, la formule en est aussi claire que précise. La voici.

Le mode actif, floride ou éréthique, comme vous voudrez l'appeler, contre-indique les eaux excitantes ; le mode torpide en réclame l'emploi. Comme principe général, la proposition est inattaquable ; cette dualité du mode réactionnel commande toute la thérapeutique thermale, c'est elle seule qui fournit la décision finale, quelle que soit la classe d'eaux déterminée par la nature étiologique et l'évolution de la maladie. Dans l'application, le jugement, bien qu'éclairé par ce principe, conserve toutes ses difficultés ; elles résultent des variétés, infinies jusqu'à l'individualité, de chacun des types de réaction, et des variétés non moins nombreuses que présentent les eaux au point de vue de l'excitation qu'elles provoquent. Cette dernière cause de difficulté disparaîtrait, en partie du moins, si l'on pouvait diviser toutes les eaux appropriées au traitement de la phthisie en deux classes, dont l'une comprendrait des eaux excitantes, et l'autre des eaux calmantes ; mais une telle division est impossible, il n'est pas une de ces eaux qui ne soit capable de produire l'excitation dans un organisme donné ; et en fait, il n'y a dans tout cela qu'une question de degré, de sorte que sur le terrain pratique le principe de tantôt gagnera en vérité et en utilité à être exprimé en ces termes : le mode actif de la réaction indique les eaux les moins excitantes ; le mode torpide permet l'emploi des eaux les plus excitantes. Je ne pense pas qu'on puisse aller plus loin dans la formule d'une règle générale, et l'appréciation élective, vous le voyez, reste ici comme toujours un fait purement individuel.

Les éléments sur lesquels cette appréciation doit être basée ne sont pas bornés d'ailleurs aux deux faits fondamentaux que je viens de signaler, la modalité du malade d'une part, l'action plus ou moins excitante des eaux d'autre part ; il est essentiel de tenir compte des conditions climatériques de la station; on les néglige le plus souvent, et pourtant leur importance, je vous l'ai dit déjà, est au moins égale à celle de la composition même de l'eau; celle-ci peut être parfaitement appropriée à un cas déterminé, et pourtant contre-indiquée par les autres particularités du site; l'altitude avec son influence excitante qui croît suivant la hauteur, doit être avant tout prise en considération; mais il faut aussi se préoccuper de l'exposition, de la fréquence, de la direction et de l'intensité des vents, de l'humidité, en un mot de toutes les conditions météorologiques. Avez-vous satisfait à toutes ces exigences, votre tâche n'est point achevée; il faut envisager l'état des fonctions gastro-intestinales de votre malade, et l'action probable ou possible de l'eau sur les organes digestifs; enfin, il faut encore vous enquérir de l'état sanitaire de la station, non pas seulement de son état habituel, mais des modifications variables que détermine parfois l'influence saisonnière : par exemple, il n'est pas extrêmement rare, dans les régions montagneuses, d'observer en été une véritable épidémie de catarrhe intestinal, avec ou sans phénomènes dysentériformes; aussi longtemps que persiste cette condition accidentelle, la station intéressée doit être pour vous comme si elle n'existait pas, car une pareille influence chez un malade tuberculeux aura pour lui des conséquences fâcheuses, lesquelles pourront même survivre au séjour qui les a provoquées.

Je ne finirais pas si je voulais vous entretenir de tous les autres détails de ce jugement; je me borne à ces points fondamentaux, et j'espère vous avoir suffisamment montré combien sont importants, multiples et divers, les éléments de cette détermination thérapeutique, qu'on ne saurait sans danger prendre à la légère.

Je vous dirai maintenant, autant du moins que le sujet comporte un exposé synthétique, comment je conçois et réalise dans ma pratique l'application de ces principes généraux.

PHTHISIES PRIMITIVES. — Il n'y a pas ici de maladie constitutionnelle antécédente fournissant des indications spéciales, et l'action des eaux, supposée aussi complète qu'on peut la désirer, est bornée à leurs effets sur la nutrition générale, et sur les lésions bronchopulmonaires pérituberculeuses; elles n'en ont aucun, vous le savez, sur les altérations tuberculeuses elles-mêmes. Nombreuses sont les sources d'où il est permis d'attendre cette double action; vous rencontrez là des eaux chlorurées sodiques simples ou complexes, des eaux bicarbonatées chlorurées, des sulfatées calciques ou sodiques, des eaux sulfureuses, qui toutes, de la première à la dernière, peuvent être d'une réelle utilité. Pour vous diriger au milieu de ce dédale de richesses minérales, vous devez tenir compte avant tout de l'état réactionnel du malade, c'est-à-dire, pour employer l'expression abréviative ordinaire, du caractère floride ou torpide de sa phthisie, de l'existence ou de l'absence de phases aiguës dans l'évolution antérieure de la maladie; puis, pour être en mesure d'utiliser ces notions tirées du malade, vous devez être éclairés sur *l'action excitante respective des eaux et des climats* des stations.

Par suite, une *classification sur cette base* est à mes yeux la seule utile au point de vue de la pratique médicale; elle offensera la chimie, c'est possible, mais il faut

pourtant bien que le médecin place au premier rang l'é-
lément qui domine, ou du moins qui doit dominer, sa
décision thérapeutique. Donc, je divise toutes les eaux
applicables au traitement de la phthisie primitive en
trois groupes, dans lesquels je tiens compte et de l'action
des eaux elles-mêmes et de celle du climat, plus spécialement de l'altitude; une expérience déjà ancienne n'a
cessé de me prouver l'utilité et la justesse de ce *groupement nouveau* qui est le suivant : 1° eaux et stations à
excitation faible; — 2° eaux et stations à excitation
moyenne; — 3° eaux et stations à excitation forte.

Le premier groupe s'adresse aux degrés les plus accusés de l'excitabilité morbide, aux hémoptoïques, aux individus dont la maladie a été entrecoupée d'incidents aigus.

Le second groupe convient aux malades qui, sans présenter la forme torpide proprement dite, ont une réaction, une excitabilité moins vive que les précédents,
qui n'ont pas eu d'hémoptysies, ou qui ont eu seulement
des hémorrhagies peu importantes et apyrétiques, et dont
la tuberculose a évolué depuis son début sans phase
aiguë notable. Pour ces deux premiers groupes, notamment pour le premier, l'apparition passagère de quelques
accès intermittents de la fièvre de tuberculisation, ainsi
que je l'ai expliqué plus haut, n'est pas une contre-indication absolue.

Le troisième groupe enfin est approprié aux malades à
réaction franchement torpide; l'absence d'hémoptysies antérieures, l'absence dans les antécédents d'épisodes pneumoniques ou bronchopneumoniques fébriles, l'absence
de fièvre actuelle, sont pour moi des conditions indispensables pour l'emploi de ces eaux. En raison même de la

vivacité de leurs effets, elles doivent être laissées de côté toutes les fois que les indications ne semblent pas nettement décisives, et que l'on conserve quelque doute sur l'opportunité relative de ce groupe ou du précédent; dans cette situation ambiguë, la prudence exige qu'on se maintienne dans le second groupe.

Les unités qui composent chaque groupe ne sont point semblables, vous le pensez bien, et elles présentent de nombreuses nuances quant au degré de l'excitation qu'elles provoquent; dans l'énumération que je vais vous en faire, je commencerai dans chaque groupe par les eaux les moins actives à cet égard, tant par elles-mêmes que par leur climat. Souvent aussi les stations diffèrent entre elles à des degrés notables par leurs installations thérapeutiques et autres; ce sont à des détails dans lesquels il ne saurait me convenir d'entrer ; sachez seulement que le médecin doit se préoccuper de cette question comme de toutes les autres, qu'il doit être complètement renseigné sur tous ces points, faute de quoi il est exposé, avec les meilleures intentions du monde, à nuire à ses malades et à lui-même.

PREMIER GROUPE. — Ce groupe s'adresse aux degrés les plus accusés de l'excitabilité morbide, aux hémoptoïques, aux individus dont la maladie a été entrecoupée d'incidents aigus.

Ems et *Soden* sont les types de ce groupe. Ces deux stations ont une altitude insignifiante, de 100 mètres à peine pour la première, de 145 pour la seconde, et les eaux bicarbonatées sodiques chlorurées d'Ems, les chlorurées sodiques de Soden, doivent à cet ensemble de circonstances une action vraiment efficace, non seulement sur l'état catarrhal, mais aussi sur l'excitabilité névro-cardiaque des malades auxquels elles s'adressent. On a dit en outre que Soden a la propriété de supprimer la disposition aux hémoptysies chez les individus qui en ont souffert; le fait est vrai, mais il n'est pas constant: un de mes malades, sujet à des congestions hémorrhagiques fréquentes, en a éprouvé une atteinte vers la terminaison de sa cure; il n'y a donc pas à compter sur une préservation absolue, mais néanmoins ces eaux sont parmi les meilleures qui puissent être conseillées aux hémoptoïques.

Avec une influence excitante un peu plus marquée, résultant de l'altitude plutôt que de l'eau, je range dans ce même groupe Ischl et Royat. La station d'*Ischl* est située dans le Salzkammergut en Autriche, à une élévation de 430 mètres; cette localité entourée de forêts de sapins présente les avantages d'un climat subalpin très doux, et les eaux chlorurées sodiques que l'on emploie généralement combinées avec du petit-lait, ont une action salutaire positive sur les manifestations catarrhales de la tuberculose, surtout à son début; j'ai eu maintes fois l'occasion de le constater. Dans les mêmes circonstances on peut recourir aux eaux de *Royat* dans le Puy-de-Dôme; leur composition est voisine de celle d'Ems, dont elle diffère cependant par une plus grande proportion de fer; mais elles doivent à leur altitude de 450 mètres une action climatérique qui ne permet pas de les mettre sur le même rang.

Envisagées dans leur action locale, les eaux précédentes ont leur plus grande efficacité dans les cas où les lésions pérituberculeuses sont purement catarrhales; ce qui ne

se voit guère que dans les phases initiales de la maladie ;
mais lorsque ces lésions consistent en infiltrations et en
indurations compactes, pneumoniques ou bronchopneumoniques, la puissance modificatrice ou résolutive de
ces eaux est moindre, pour ne pas dire contestable, et il
vaut mieux alors utiliser deux autres stations, que l'ensemble de leurs caractères me permet de placer encore
dans mon premier groupe, c'est Lippspringe et Weissenburg. Ces deux eaux sont des sulfatées calciques ; l'altitude insignifiante de *Lippspringe* en Westphalie lui assigne l'action des climats de plaine ; de plus, la moyenne
hygrométrique y est assez forte pour que cet élément
figure au nombre des agents thérapeutiques d'une
station qui est particulièrement appropriée aux malades excitables. — *Weissenburg* en Suisse, dans le canton
de Berne, est à une hauteur de 890 mètres. A l'action sédative et résolutive de l'eau s'ajoute donc ici l'excitation
légère d'un climat de montagne, tonique mais non stimulant ; en tenant compte de ce fait, on s'adressera à l'une
ou à l'autre de ces stations suivant le degré d'excitabilité
et l'état constitutionnel du malade. Quant aux eaux, elles
sont toutes deux parfaitement adaptées aux cas que
nous envisageons en ce moment : elles conviennent admirablement aux individus dont la tuberculose n'a pas
encore ruiné la constitution, qui conservent un certain
degré de force, et qui ont éprouvé à une ou plusieurs
reprises soit des poussées congestives hémorrhagipares,
soit des attaques de bronchopneumonie, qui ont laissé
dans les poumons des lésions persistantes. Je ne sais pour
quelle raison l'usage de ces stations a été longtemps
réservé, et l'est peut-être encore, pour les périodes

avancées de la phthisie; c'est une erreur complète; comme tous les traitements, celui-là agit d'autant mieux qu'il intervient à une époque plus voisine du début, et dans ces circonstances ces eaux rendent d'incontestables services. En vertu du principe, qui peut le plus peut le moins, elles sont également utiles dans les formes purement catarrhales dont je vous ai parlé en premier lieu; en pareil cas, sous réserve que les conditions propres du malade ne le contre-indiquent pas, je préfère Weissenburg en raison de l'altitude.

SECOND GROUPE. — Il convient, vous ai-je dit, aux malades qui sans présenter la forme torpide proprement dite, ont une réaction, une excitabilité moins vive que ceux de la première classe, qui n'ont pas eu d'hémoptysies ou qui ont eu seulement des hémorrhagies peu importantes et apyrétiques, et dont la tuberculose a évolué dès le début sans phase aiguë notable.

Je compose ce groupe thermal avec certaines eaux sulfureuses sodiques ou calciques, avec une eau sans analogue qui peut être dite salino-azotique, et avec deux eaux arsenicales.

Parmi les sulfureuses, je vous signalerai d'abord, en raison de l'excitation moindre qu'elles causent, les stations de *Saint-Honoré* dans la Nièvre, et d'*Amélie-les-Bains* dans les Pyrénées-Orientales; toutes deux ont une altitude égale de 275 mètres environ, ce qui leur enlève toute action excitante d'origine climatérique, toutes deux ont des eaux sulfurées douces, de sorte qu'elles représentent le degré le plus faible de la médication sulfureuse thermale : ce sont les moins excitantes de mon second groupe.

Viennent ensuite le *Vernet* au voisinage d'Amélie, et *Allevard* dans l'Isère. Pour la première station, la différence dans le degré d'excitation résulte de l'altitude qui est un peu supérieure à 600 mètres ; pour la seconde, la différence provient et de l'élévation qui est de 475 mètres et de l'action propre de l'eau ; en respectant ces nuances, on peut les employer toutes deux avec avantage pour les malades qui ressortissent à notre second groupe thermal.

J'y range encore la station de *Penticosa* dans la région espagnole des Hautes-Pyrénées. En raison de son altitude qui dépasse 2000 mètres (Seco-Baldor), cette station est sans contredit la plus excitante de toutes par l'action climatérique ; mais en revanche ses eaux sont douées de propriétés diluentes et sédatives toutes spéciales, qui compensent dans une certaine mesure la stimulation résultant de la hauteur, de telle sorte que, si le malade ne présente aucune des particularités que j'ai signalées comme contre-indications aux altitudes fortes à propos de Saint-Moritz, les eaux de Penticosa peuvent être conseillées en toute sécurité. Le fait d'hémoptysies antérieures répondant aux conditions que j'ai précisées, n'est point une contre-indication ; il en est de même de la période des lésions : le duc de R... dont je vous ai raconté l'étonnante guérison portait une caverne quand il s'est rendu à Penticosa, il avait eu des hémoptysies, mais la placidité naturelle de son organisme en avait été médiocrement émue ; en fait, le jugement est subordonné, ici comme toujours, à l'état constitutionnel et au mode réactionnel du malade. Ces eaux sont généralement classées en France parmi les sulfatées sodiques, mais cette désignation laisse dans l'ombre le principe qui les caractérise entre toutes, savoir, une proportion énorme d'azote ; aussi la qualification de salino-azotique usitée en Espagne convient-elle beaucoup mieux. La station est d'un accès relativement facile du côté de l'Espagne ; mais il n'en est pas de même du côté de la France, c'est là peut-être une des raisons du peu de notoriété de ces eaux dans notre pays ; mais cet abandon est regrettable, car elles répondent à des situations bien définies, dans lesquelles elles ne peuvent être suppléées par les sources françaises du voisinage. Ces dernières sont moins excitantes de par le climat, mais l'action propre des eaux est plus énergique, et elle ne saurait convenir aux malades à excitabilité moyenne, à torpidité incomplète, à hémoptysies antérieures, qui peuvent recourir sans danger et avec profit aux eaux de Penticosa.

Avec les eaux chlorurées sodiques arsenicales de *la Bourboule*, et les bicarbonatées arsenicales du *Mont-Dore*, j'achève la constitution de ce groupe. Dans les phthisies secondaires, elles répondent à une indication particulière que nous retrouverons bientôt ; dans les phthisies primitives, ces stations, jugées au point de vue de l'excitation produite par la cure, sont vraiment des stations intermédiaires, en ce sens qu'elles sont, d'après mon expérience, plus excitantes que les autres stations de mon second groupe, mais moins excitantes que l'une quelconque des stations qui forment le troisième. L'excitation provient principalement de l'action de l'eau, mais aussi de l'altitude, qui est voisine de 850 mètres pour la Bourboule, et de 1050 pour le Mont-Dore. Les formes qui conviennent ici ne sont pas encore les tor-

pides pures qui sont l'attribut du troisième groupe,
mais pourtant elles s'en rapprochent notablement; je
ne conseille ces eaux que lorsque les phénomènes d'excitation, quels qu'ils aient été antérieurement, sont actuellement nuls, lorsque la fièvre fait complètement défaut, lorsque l'hémoptysie ne s'est jamais produite ou
ne s'est pas répétée depuis plusieurs mois, lorsque les
épisodes pneumoniques ou bronchopneumoniques, s'ils
ont eu lieu, ont perdu depuis longtemps tout caractère
d'acuité, enfin je considère comme une contre-indication absolue l'existence actuelle ou antérieure de l'une
quelconque des formes de l'entérite. Lorsqu'il s'agit de
faire un choix entre ces deux cures, il faut tenir grand
compte de la différence de l'altitude et des autres conditions climatériques; mais, comme nous allons le voir à
propos des phthisies secondaires, c'est surtout l'état
constitutionnel qui fixe la spécialisation respective de
ces deux stations.

TROISIÈME GROUPE. — Ce groupe, ai-je dit, est approprié aux malades à réaction franchement torpide; l'absence d'hémoptysies antérieures, l'absence dans les
antécédents d'épisodes pneumoniques ou bronchopneumoniques fébriles, l'absence de fièvre actuelle, sont pour
moi des conditions indispensables pour l'emploi de ces
eaux.

Je compose ce groupe avec trois stations pyrénéennes,
savoir, par ordre alphabétique : Bagnères-de-Luchon,
Cauterets, les Eaux-Bonnes. Dans chacune de ces stations, les sources, multiples, varient par leur thermalité
et la richesse de leur minéralisation, de sorte que l'on
peut tenir compte, dans l'application du traitement, de

l'excitabilité individuelle, qui, même chez les individus franchement torpides, offre encore de nombreuses nuances. *Bagnères-de-Luchon*, avec son altitude de 628 mètres, est la moins élevée de ces trois stations; les *Eaux-Bonnes* sont intermédiaires à une hauteur de 790 mètres; *Cauterets* est au sommet de cette échelle avec une élévation de 990 mètres; c'est là une différence qu'il faut prendre en considération, et qui permet de varier suivant les cas le degré de l'action climatérique. L'entérite, quelle qu'en soit la forme, contre-indique l'emploi de ces eaux; et, d'un autre côté, il faut avoir soin de se renseigner chaque année sur la constitution médicale de ces localités, car il arrive de temps à autre que l'influence estivale se traduit par une certaine propension au catarrhe intestinal. Lorsqu'il en est ainsi, il vaut mieux s'abstenir, la cure pourrait être compromise.

Phthisies secondaires. — L'indication fondamentale est ici fournie par la maladie constitutionnelle à laquelle peut être rattaché le développement de la phthisie. La scrofule tient la première place, tant pour la fréquence que pour la certitude du rapport pathogénique, qui arrive à peine au probable lorsqu'il s'agit de l'arthritisme ou de l'herpétisme; ces deux derniers ordres de faits sont d'ailleurs beaucoup plus rares.

Dans la *phthisie scrofuleuse*, les eaux à utiliser sont les mêmes que j'ai signalées à l'occasion de la prophylaxie de la maladie chez les individus entachés de scrofule; le choix sera guidé par le caractère des manifestations scrofuleuses actuelles ou antérieures, ainsi que je l'ai précédemment expliqué, et par le mode réactionnel du

malade, indiquant une cure à excitation plus ou moins
énergique. Le classement précédent renferme les données nécessaires à la solution de cette question, je n'insiste pas davantage; je rappelle seulement, d'une part,
l'opportunité particulière de la cure de *Saxon*, dans les
cas où la tuberculose, peu avancée d'ailleurs, coïncide
avec des tumeurs ganglionnaires; et d'autre part, l'appropriation de *la Bourboule*, d'*Uriage*, des stations sulfureuses du *Gurnigel* et des *Pyrénées* à cette forme scrofuleuse de la phthisie, dont la torpidité est l'un des
caractères les plus fréquents.

Lorsque la tuberculose apparaît chez un individu qui,
par lui-même, ou dans sa famille, présente des antécédents positifs de goutte ou de rhumatisme, lorsque surtout le développement des accidents pulmonaires a suivi
de près la disparition de manifestations goutteuses ou
rhumatismales habituelles, alors il est permis de songer
à la *phthisie arthritique;* et si les conditions climatériques paraissent d'ailleurs appropriées à l'état du malade, on ne peut faire mieux pour un traitement thermal
que de choisir le *Mont-Dore*, ou bien les eaux sulfatées
calciques de *Baden* en Suisse, et de *Bath* en Angleterre;
toutefois ces deux dernières stations ne conviennent que
dans les cas où il y a encore des phénomènes articulaires
en activité. — Je ne puis omettre de reproduire ici une
réserve que j'ai déjà formulée dans ma Clinique: la relation de cause à effet entre la maladie constitutionnelle
et la détermination thoracique est toujours beaucoup
moins certaine que dans les cas de scrofule; conséquemment, si la médication thermale ne démontre pas,
par une amélioration rapide, la réalité du rapport pa-

thogénique jusqu'alors seulement probable, il convient de ne pas persister dans cette voie, et de considérer comme une simple coïncidence le fait de la goutte ou du rhumatisme; malgré les apparences, la phthisie est bien et dûment primitive.

La situation est bien plus douteuse encore en ce qui concerne la *phthisie herpétique;* je n'en ai pour ma part jamais observé d'exemple parfaitement démonstratif. Si cependant il y a des raisons plausibles pour admettre une relation entre l'herpétisme et la tuberculose, il faut poursuivre cette indication, et s'adresser pour cela, soit aux eaux sulfureuses, notamment à *Schinznach,* ou à *Louëche* en Suisse, station pour laquelle on tiendra grand compte de l'altitude qui est de 1415 mètres; soit aux eaux chlorurées sodiques sulfureuses de *Saint-Gervais* et d'*Uriage;* les chlorurées sodiques arsenicales de *la Bourboule* pouraient être utilisées dans les mêmes circonstances.

Phthisie pneumonique. — Cette forme de la tuberculose ressortit très rarement à la médication thermale; une pareille opportunité ne se présente que dans les cas où la maladie a permis l'établissement d'une période de chronicité complète. Dans ces circonstances, lorsque l'état chronique persiste sans reprise aiguë depuis plusieurs mois, on peut songer aux eaux minérales, si l'état du malade semble en indiquer l'emploi; mais en raison de la modalité spéciale du début, en raison des conséquences extrêmement et rapidement graves qu'aurait en pareil cas une cure à excitation notable, le choix est très limité; je le restreins rigoureusement à l'une des stations de mon premier groupe, celle de *Lippspringe*. Il est rare pourtant que j'aie recours aux eaux minérales dans ces circonstances, mon expérience m'ayant démontré et leurs inconvénients possibles, et la supériorité des cures climatériques.

Une dernière question se présente dont la portée est générale, et que mon souci de la vérité ne me permet pas d'éluder. Le traitement de la phthisie pulmonaire, je vous l'ai dit, dispose de quatre groupes de moyens, savoir, l'hygiène, à quoi je rattache l'hydrothérapie et l'aérothérapie; — les médications; — les eaux minérales; — les climats. Eh bien! la question est celle-ci : quel rang faut-il assigner au traitement thermal dans ces quatre modalités thérapeutiques si distinctes? La réponse varie naturellement suivant que l'application des autres formes du traitement est plus ou moins parfaite; mais si l'on suppose que le traitement hygiénique et les médications sont rigoureusement institués et poursuivis selon les règles précédemment exposées, que le traitement climatérique est fidèlement conformé aux principes et aux procédés que je vais vous faire connaître, alors la réponse est absolue, et sans hésitation aucune, je vous déclare que *dans ces conditions* le traitement thermal n'a droit qu'au dernier rang de la série. C'est un recours utile chez les malades incomplètement traités par les autres méthodes, ce n'est pas un traitement fondamental constamment nécessaire.

———————

ONZIÈME LEÇON

TRAITEMENT CLIMATÉRIQUE

De l'uniformité thérapeutique en matière de climats dans la phthisie
pulmonaire. — Des causes de cette erreur. — Diversité des indications
pour les climats comme pour les autres agents thérapeutiques. — Éléments d'appréciation. — Questions préalables à résoudre.
De l'immunité de certains climats pour la phthisie. — Des conditions de
cette immunité. — Influence de l'altitude, de la thermalité, du genre
de vie de la population.
Effets des climats d'altitude sur l'organisme. — Effets généraux sur la nutrition et l'état des forces. — Effets spéciaux sur l'appareil respiratoire.
— Rapports entre les effets de ces climats et les indications fondamentales du traitement de la phthisie.
Division nouvelle des climats. — Action thérapeutique respective.
— Indications et contre-indications. — Conclusion.

Messieurs,

Une routine que je crois regrettable a longtemps
dirigé, et, à peu d'exceptions près, dirige encore aujour-
d'hui la pratique médicale dans l'application des climats
au traitement de la phthisie pulmonaire. Par je ne sais
quelle impression plus sentie que raisonnée, l'idée de
cette maladie est intimement associée sur le terrain thérapeutique avec l'idée de climats chauds : voici un individu bien et dûment atteint de phthisie à la période d'état;
en voici un second qui ne présente encore que la phase

la plus initiale de l'affection ; en voici un autre enfin qui
n'offre pas le moindre vestige de tuberculose, mais chez
lequel on doit craindre, pour une raison quelconque, le
développement ultérieur du mal. Ces trois catégories qui
embrassent, à elles trois, la totalité des phthisiques et des
individus exposés à le devenir, sont à coup sûr des plus
disparates, tellement qu'en ce qui concerne les moyens
hygiéniques et pharmaceutiques, aucun médecin ne voudrait admettre l'uniformité du traitement. Eh bien ! cette
disparité s'efface, ou plutôt elle est méconnue du moment
qu'il s'agit de la question des climats : phthisie avancée,
phthisie initiale, phthisie possible, cela devient tout un,
et la règle thérapeutique qui devient une aussi est
exprimée par cette formule non moins claire que con-
cise : fuyons vers les pays chauds, au moins pendant
l'hiver, et parmi ceux qui nous sont accessibles, recherchons les plus chauds ; voilà le principe, voilà l'idéal.
Cette étrange et constante préoccupation de la recherche
du chaud est tellement puissante, qu'elle n'apparaît pas
seulement dans les prescriptions immuables du médecin,
mais qu'elle a fini par se refléter dans les documents cli-
matologiques, je parle des documents sérieux ayant un
caractère véritablement scientifique. Du moment que les
auteurs en arrivent à la comparaison de localités plus
ou moins analogues, ils cèdent invinciblement à la tendance que je signale, ils accumulent les chiffres, ils
alignent les moyennes, ils en arrangent ou en dérangent
le groupement, et ils finissent par établir la supériorité
relative de telle ou telle station sur des écarts insigni-
fiants dans la moyenne thermique annuelle ou saisonnière, comme si de pareilles différences pouvaient avoir

une importance quelconque lorsqu'il s'agit de fixer la constitution générale d'un climat, et surtout la valeur médicale respective des régions comparées. Cela est puéril, mais cela est la conséquence inévitable de cet entraînement irrésistible qui emporte médecins et malades à la recherche de la chaleur. Je ne dis rien, et pour cause, des documents plus nombreux encore qui ne sont que des plaidoyers *pro domo*.

Et au total, Messieurs, savez-vous ce qu'il y a au fond de tout cela? une pure et simple pétition de principe. On affirme que le froid favorise la production et le développement du tubercule, en quoi l'on oublie que la tuberculose n'est pas une bronchite; on affirme, d'autre part que la chaleur est un élément hostile à l'apparition et à l'évolution de ce produit, ce qui est démenti par la fréquence de la phthisie chez les indigènes des pays chauds; et de ces prémisses on déduit par une logique aisée les conséquences pratiques relatives aux climats chauds. Le malheur est, pour la solidité du raisonnement, que les prémisses sont une hypothèse qui n'a pas même l'appui d'un commencement de preuve; elle n'a d'autre base qu'une erreur médicale, car elle perd de vue le caractère diathésique de la tuberculose, et l'influence pathogénique absolument et constamment prépondérante de l'hypotrophie constitutionnelle.

Pour moi, je me suis dès longtemps écarté de ces sentiers battus; j'ai repoussé la prescription banale et routinière des climats chauds; j'ai repoussé également la théorie inversement exclusive des climats froids; et, envisageant la question des climats comme toute autre question thérapeutique, j'ai recherché, au lieu d'une règle uniforme qui est une illusion et un danger, les indications et les contre-indications tant pour les climats chauds que pour les climats opposés; par suite, j'ai pu déjà dans la première édition de ma Pathologie, en 1870, établir une distinction fondamentale entre la phthisie confirmée et la phthisie imminente; deux ans plus tard, dans mes Leçons cliniques, j'ai pu, fort de mon expérience, étendre la portée de cette distinction aux phases initiales de la maladie; je n'ai cessé depuis lors de fixer mon attention sur ce sujet si digne d'intérêt, et aujourd'hui, après huit années de plus durant lesquelles j'ai utilisé sans relâche et l'observation des malades et ma connaissance personnelle des localités, je suis plus convaincu que jamais de la vérité des distinctions primordiales que j'ai formulées, de la diversité des indications pour l'agent climat comme pour les autres agents thérapeutiques, et je crois avoir acquis les éléments d'un parallélisme rationnel et utile entre les groupes pathologiques et les groupes climatériques. Ce sont ces éléments qui sont les règles de ma pratique, ce sont eux que je veux vous exposer.

Le problème ne comporte aucune solution générale et uniforme tirée d'une influence spéciale de la chaleur et du froid, ou d'un rapprochement erroné entre la tuberculose et la bronchite vulgaire; les solutions sont variables et multiples, et elles sont subordonnées à un certain nombre de questions préalables, qu'il importe de poser nettement et d'examiner de très près.

PREMIÈRE QUESTION : Le climat, quel qu'il soit, a-t-il une action curative sur le tubercule? Non; la réponse est négative, et cela sans réserve. Il n'y a donc pas à rechercher quels sont parmi les divers climats ceux qui possèdent au plus haut degré cette action curative, puisque cette influence est nulle pour tous indistinctement.

Deuxième question : Tous les climats sont-ils égaux devant la phthisie? ou bien, certains d'entre eux confèrent-ils aux indigènes une immunité soit absolue, soit relative? Vous concevez facilement l'intérêt de cette question. S'il est établi que dans des régions déterminées, la tuberculose épargne complètement les indigènes, ou ne les atteint que dans une proportion notablement inférieure à la moyenne ordinaire, il est bien clair par là même qu'il y a antagonisme entre l'indigénat de ces régions et le développement de la maladie ; et s'il est établi, en outre, que ces lieux privilégiés diffèrent des localités voisines moins heureuses, uniquement par les conditions propres de leur climat, et non pas par une différence dans la manière de vivre de la population, il faut bien admettre, car la démonstration est évidente, que ce sont précisément les conditions climatériques qui sont la cause de l'immunité signalée. La question ainsi précisée et dégagée de toute ambiguïté, de toute équivoque, impose une réponse affirmative. Certaines parties de la Suisse, de la Silésie, l'Islande, les plateaux de la zone moyenne des Andes, les hauts plateaux du Mexique, voilà les plus notables de ces régions; pour plusieurs d'entre elles l'immunité paraît être absolue; pour la Suisse, à partir de 1300 mètres elle est bien près d'être absolue, puisque le document officiel de Müller n'indique qu'un cas de phthisie sur mille habitants pour la période quinquennale de 1865 à 1869. Du reste, si au lieu d'envisager la Suisse en bloc, on considère isolément certaines régions d'une élévation supérieure à 1400 mètres, on en rencontre qui jouissent d'une préservation que l'on peut vraiment qualifier de totale : c'est le cas de la Haute-Engadine, de la vallée de Davos et des plateaux qui l'avoisinent immédiatement.

Quelques médecins, plus ingénieux que renseignés, n'ont pas craint d'avancer que la véritable cause de l'immunité dans ces hautes régions est la mortalité considérable des enfants en bas âge, laquelle, détruisant les individus faibles, ne laisse survivre que les produits robustes, capables d'opposer à la tuberculose une résistance efficace. Je serais curieux de connaître les matériaux statistiques sur lesquels a été édifiée cette théorie fantaisiste. — L'immunité est moins complète sur les plateaux élevés de la Norvège, cependant il convient de noter qu'au rapport de Lochmann, la maladie y est moins fréquente que dans toutes les autres localités d'égale latitude.

Troisième question : Parmi les divers éléments dont la réunion constitue le climat, quel est celui qui est le plus directement en rapport avec cette immunité, qui la commande le plus immédiatement ? La réponse est formelle, c'est l'altitude. L'abaissement de la température n'est qu'un élément accessoire, tout à fait insuffisant par lui-même ; cela est bien prouvé par la grande fréquence de la phthisie dans les régions basses de la Russie septentrionale, de la Suède et de la Norvège ; cela n'est pas moins établi par les différences que l'on constate, au point de vue de l'immunité, entre certaines localités de la Silésie ou de la Suisse qui ont des conditions climatériques parfaitement comparables, à l'élévation près. L'altitude est donc ici le fait dominant ; mais cela dit, il faut reconnaître que si la thermalité n'a qu'une influence accessoire, elle en a pourtant une réelle, car la limite inférieure de l'altitude protectrice varie avec la latitude ; pour arriver à la région de l'immunité, il faut s'élever beaucoup plus haut dans les Andes et l'Himalaya qu'en Suisse, plus haut en Suisse qu'en Silésie ou en Styrie ; pour la Suisse, cette limite est de 1300 à 1400 mètres ; elle est aux environs de 550 mètres en Silésie, et c'est cette considération qui a fixé le choix de Brehmer pour l'établissement de Görbersdorf dont l'élévation est de 557 mètres ; or, en raison de la différence de latitude, les conditions thermiques du climat de cette dernière localité correspondent très sensiblement à celles qu'on rencontre en Suisse à la hauteur de 13 à 1400 mètres. En Styrie, s'il faut en juger par la hauteur du sanatorium d'Aussec qui est de 700 mètres, la limite inférieure de l'altitude d'immunité est plus élevée qu'en Silésie, et moins élevée qu'en Suisse, ce qui est parfaitement en rapport avec les conditions respectives de latitude et de longitude. Donc, dans les climats qui confèrent l'immunité, l'altitude est l'élément principal, mais elle ne vaut que si elle est associée à certaines conditions de température ; car l'altitude qui est préservatrice dans une région déterminée cesse de l'être dans une région de latitude plus chaude, qui, à hauteur égale, présente une température plus élevée.

Cette étude nous apporte une preuve bien décisive de l'influence salutaire de la vie au grand air, je ne veux pas la passer sous silence. Si l'on considère isolément la population agricole, on voit s'abaisser pour elle la limite inférieure de l'altitude protectrice ; il résulte en effet du travail de Müller que pour cette partie de la population l'immunité est sensiblement la même à 900 mètres qu'à 1300 mètres et au delà ; d'un autre côté, la vie confinée peut annihiler dans une notable mesure l'influence favorable de la hauteur, car en Suisse, où les districts industriels s'élèvent jusqu'à 1200 mètres, c'est-à-dire bien près de la limite d'immunité, la fréquence de la phthisie à cette hauteur, pour cette population spéciale, est sensiblement la même qu'au niveau de 5 à 700 mètres, d'après la statistique de Müller. On pourrait inférer de là que la protection de l'altitude est illusoire, et que toute l'influence est imputable au genre de vie des indigènes. Ce serait une erreur complète ; car ce même travail prouve que pour la population agricole considérée isolément, la proportion de la phthisie augmente à mesure que l'élévation diminue, de telle sorte que le maximum appartient à la zone de 200 à 500 mètres. Le genre de vie est certainement une donnée importante, je vous l'ai dit plus d'une fois ; mais même la modalité la plus favorable, c'est-à-dire la vie agricole, ne peut prévaloir contre l'influence nocive des basses altitudes.

Quatrième question : Quelles sont dans les régions de l'Europe centrale les conditions climatériques qui marchent de pair avec l'altitude d'immunité ? Les principales sont une température froide l'hiver, fraîche l'été, des vents à direction et à heures fixes l'été, et quasi nuls l'hiver, une humidité peu marquée, une pureté parfaite de l'air. Or le climat qui présente cet ensemble de conditions, altitude comprise, est le type des climats fortifiants et stimulants ; d'où cette conséquence qui est la conclusion naturelle de cet exposé : les climats d'altitude fortifiants et stimulants sont les seuls qui confèrent aux indigènes l'immunité absolue ou relative de la phthisie pulmonaire.

On n'est nullement autorisé à déduire de ces faits que les climats d'altitude ont une action curative sur la tuberculose, ce serait un non-sens ; mais il est certain, en revanche, que ces climats préviennent plus efficacement que tous les autres le développement de la maladie chez les indigènes, et il n'est pas moins certain que, sauf contre-indications spéciales, ils offrent aux individus déjà atteints le milieu le plus favorable qu'on puisse rationnellement souhaiter. La preuve, elle est dans les résultats de l'observation qui depuis quinze ans se multiplient sans cesse ; elle est aussi dans les faits que je vais soumettre à vos réflexions, faits incontestés parce qu'ils sont incontestables.

Par leur action fortifiante et stimulante, par l'activité qu'ils impriment au processus nutritif, les climats d'altitude répondent à l'indication tirée de la débilité constitutionnelle et de l'hypotrophie, et vous savez que c'est là la constante et fondamentale indication. C'est beaucoup déjà, car aucun autre climat, aucune autre méthode thérapeutique, ne peut atteindre le but avec une puissance égale ; mais ce n'est pas tout, et par *l'altitude, si elle est suffisante*, ces climats ont une action spéciale et directe des plus salutaires sur l'état et le fonctionnement des poumons. L'accord n'est point établi touchant la totalité des effets produits sur l'organisme par un abaissement barométrique constant, compris entre 125 et 150 millimètres; on discutera probablement longtemps encore la théorie de la diète respiratoire résultant de la diminution relative de l'oxygène dans le milieu respiré, théorie que, pour ma part, je ne puis admettre pour les limites de raréfaction que je viens d'indiquer. On ne discutera pas moins la question de l'activité des combustions organiquesjugée par la quantité d'acide carbonique contenue dans l'air expiré; pour moi cependant, elle est tranchée par les expériences de Marcet et de Chermond dans le sens d'une activité supérieure à celle de la plaine, au moins pour les altitudes dont je m'occupe. Mais, Messieurs, en dehors de ces faits qui sont encore douteux pour un certain nombre d'observateurs, il en est d'autres bien plus importants au point de vue qui nous occupe, et que je puis vous donner comme absolument certains. Mes études ultérieures chaque année répétées ont pleinement confirmé les propositions que j'ai émises en 1873 dans mon travail sur Saint-Moritz, et ces propositions, à ce moment-là, étaient déjà fondées sur une observation de dix années. Aussi je me sens autorisé à reproduire cet exposé auquel je n'ai rien à changer; il s'applique directement aux altitudes alpestres suisses comprises entre 1500 et 1900 mètres; mais il est également vrai pour les hauteurs qui avoisinent ces deux chiffres, soit au delà, soit en deçà (1900 à 2000 — 12 à 1500); les effets fondamentaux sont les mêmes, l'intensité de ces effets varie seule suivant les modifications de pression.

L'abaissement de la pression atmosphérique aux altitudes indiquées détermine ordinairement une certaine accélération des battements du cœur, mais cet effet, lorsqu'il a lieu, est temporaire; il s'efface au bout d'un petit nombre de jours. Chez tous les individus, en revanche, et pendant toute la durée du séjour, la circulation, dans son ensemble, est notablement modifiée en ce sens qu'il se fait à la périphérie un puissant afflux sanguin : les capillaires cutanés sont turgescents, et les téguments prennent une couleur d'un rouge violet que l'on retrouve sur les muqueuses supérieures, notamment sur celles de la bouche et de la langue; après quelques semaines, la prédominance de la circulation périphérique produit une pigmentation plus forte de la peau. Comme ce phénomène est plus marqué sur les régions habituellement exposées à l'action du soleil, on pourrait croire qu'il ne s'agit ici que d'une pigmentation par irradiation solaire; mais la même modification a lieu à un degré moindre sur les parties protégées par les vêtements, et sa cause véritable est par là nettement démontrée. Dans quelques cas, plus rares qu'on ne le supposerait à priori, de légères épistaxis témoignent aussi du changement survenu dans la répartition du sang.

L'appel incessant du sang à la périphérie maintient les viscères dans un état d'anémie relative, lequel, en raison de son faible degré, ne se révèle que par des phénomènes favorables. Les fonctions cérébro-spinales sont plus actives et plus faciles, la tête est libre et légère, la puissance locomotrice est accrue, la respiration est remarquablement aisée, encore bien que le mode en soit grandement changé, comme nous le verrons dans un instant. Ces modifications organiques éveillent chez l'individu qui les subit le sentiment d'une force nouvelle, qu'il juge par comparaison avec son état ordinaire; il se sent dispos et gaillard, il a un entrain que justifie l'accroissement réel de sa capacité pour le travail physique. Ces effets ont pour résultat final l'augmentation des forces nutritives, et la restauration de l'organisme.

La raréfaction de l'air produit dans la fonction respiratoire deux changements, qui sont le point de départ d'importantes modifications. La fréquence de la respiration au repos peut être augmentée de trois à cinq inspirations par minute, c'est du moins ce qui a lieu chez moi; mais en tout cas, la respiration est plus profonde, ou pour mieux dire plus ample. La raison, c'est que dans ce milieu raréfié, il faut une capacité, une absorption respiratoire plus grande pour maintenir dans l'appareil pulmonaire la quantité d'air nécessaire à l'accomplissement régulier des opérations de l'hématose et de la nutrition, en état de suractivité. Or, l'augmentation légère du nombre des inspirations fût-elle constante, ne saurait amener ce résultat; il ne peut être produit que par une ampliation pulmonaire plus considérable, qui met en jeu certaines régions du poumon, que j'ai appelées paresseuses, parce que, dans les conditions ordinaires, elles ne prennent qu'une très faible part à l'expansion inspiratoire; ces régions sont les parties supérieures des organes. Mais comme la pression atmosphérique est abaissée, cette participation plus complète du poumon à l'acte inspiratoire implique nécessairement une augmentation d'action des forces musculaires qui président à l'ampliation du thorax; et cet ensemble de conditions subordonnées, toutes issues du changement de pression dans le milieu respirable, a pour résultat, en fin de compte, une gymnastique méthodique inconsciente, mais régulière et constante, de l'appareil respiratoire, qui est maintenu sans fatigue au maximum de l'activité fonctionnelle.

Ainsi sont produits par une *intervention active* des organes de respiration, des effets analogues à ceux qu'ils subissent *passivement* sous l'influence de l'air comprimé. Dans l'air raréfié, l'absorption respiratoire devient complète par le fait d'un travail actif des puissances musculaires ; dans l'air comprimé, l'absorption inspiratoire accrue est la conséquence d'une pression augmentée, sous laquelle les poumons, et les poumons seuls, cèdent passivement. Ce rapprochement, qui me paraît digne d'intérêt, suffit pour établir la supériorité de la première condition, au point de vue du développement et de l'exercice réguliers des fonctions pulmonaires. Par l'énergie, la constance, l'égalité des effets, par la facilité de l'application qui a lieu d'elle-même, par l'absence de fatigue, le séjour dans le milieu raréfié des altitudes ci-dessus limitées est l'idéal de la médication aérothérapique ; or, nous avons vu précédemment la part importante qui revient à cette méthode dans le traitement de la phthisie pulmonaire. Mais j'ai à vous signaler d'autres résultats non moins précieux.

J'ai noté déjà, parmi les effets de l'altitude, la diminution de la charge sanguine des viscères au profit de la périphérie ; eh bien ! cette anémie relative, à laquelle participent les poumons comme les autres organes profonds, ajoute puissamment à l'heureuse influence de la suractivité respiratoire ; car elle facilite la circulation pulmonaire, elle dissipe les congestions préexistantes, et prévient tout mouvement fluxionnaire nouveau. Vous pouvez apprécier par là ce qu'il convient de penser du préjugé qui attribue au séjour dans les altitudes élevées une influence provocatrice sur l'hémoptysie; ce préjugé est une erreur; car pour les hauteurs que nous considérons, l'observation a établi ces deux faits : l'absence presque constante d'hémoptysie chez les malades pendant leur séjour; — la cessation des hémorrhagies chez ceux qui en ont été atteints, même dans les jours qui ont précédé de peu leur arrivée. Dans mon travail déjà cité, j'ai parlé d'un monsieur de Modène qui était précisément dans ce cas, et chez lequel l'hémoptysie n'a plus reparu du moment qu'il est arrivé à Saint-Moritz. Depuis lors, j'ai observé de très près le fils d'un riche manufacturier de Lille, qui a passé trois étés consécutifs dans l'Engadine, et qui n'y a jamais eu un seul crachement de sang, quoiqu'il fût sujet pendant tout le reste de l'année à de fréquentes fluxions hémorrhagiques.

Ces résultats de l'observation pouvaient être prévus, car les hypothèses que je combats n'ont d'autre base qu'une interprétation erronée des effets de l'altitude sur la circulation du sang. On part d'un fait vrai, l'afflux du sang à la périphérie et aux extrémités, mais on commet la faute de ranger les poumons parmi les organes périphériques, et de cet afflux présumé on induit la provocation hémorrhagipare. Or, l'expérience a démontré que dans la répartition circulatoire spéciale que créent les dépressions barométriques fortes, les poumons doivent être assimilés aux organes profonds, et participent à leur état d'anémie relative; les recherches de Poiseuille et de Volkmann ont prouvé en effet que la charge sanguine

des organes thoraciques est directement proportionnelle
au degré de la pression atmosphérique, à condition, bien
entendu, que la pression du milieu respiré soit la même
que celle de l'air qui pèse sur la surface du corps; c'est
précisément là, ainsi que je vous l'ai précédemment expliqué, la différence fondamentale qui existe entre le
séjour dans un milieu raréfié et la respiration de l'air
raréfié des appareils pneumatiques, le corps étant soumis
à l'atmosphère normale. Les conclusions préconçues relatives à l'hémoptysie ne sont donc pas fondées.

En résumé, les climats de montagne à l'altitude de 1500
à 1900 mètres ont une double action : l'une générale
par laquelle ils assurent la restauration constitutionnelle; l'autre locale par laquelle ils accroissent au maximum l'activité de la fonction respiratoire, tout en maintenant les poumons à l'abri des stases et des fluxions.
Les climats qui, en raison de leur latitude plus septentrionale, présentent à une altitude moindre des conditions thermiques analogues, possèdent des propriétés
comparables quant à l'action reconstituante; mais ils
n'ont point la même influence mécanique sur l'appareil
pulmonaire, cette influence étant exclusivement subordonnée à la dépression barométrique, c'est-à-dire à
l'élévation du lieu; les limites que j'ai plusieurs fois
précisées sont nécessaires, selon moi, pour que l'altitude
produise la plénitude de ses effets, et elles ne sont cependant pas assez élevées pour qu'on ait à craindre aucun phénomène pénible. Une autre particularité dont
l'importance est considérable est également liée à l'altitude telle que je l'entends, c'est la sécheresse de l'air,
qui devient par là un milieu réfractaire au dévelop-

pement des organismes inférieurs. La pureté est absolue.

Il serait difficile, vous en conviendrez, de concevoir une influence climatérique mieux appropriée au but à atteindre. Ces climats combattent l'hypotrophie constitutionnelle, ils amendent l'hypotrophie et l'inertie locales des poumons, ils préviennent la congestion pulmonaire qui est l'agent le plus puissant du développement et de l'aggravation des lésions ; vous retrouvez là les indications fondamentales et constantes que je vous ai tant de fois rappelées, et vous voyez que ces climats les remplissent toutes, de la première à la dernière. Si quelque chose m'étonne, c'est que ces faits, qui devraient être universellement connus, n'aient pas amené, depuis longtemps déjà, une réforme complète dans la pratique médicale.

Pour moi, mon principe est le suivant : aussi longtemps que l'état du malade et de la maladie permet de négliger les indications contradictoires que je vous ferai bientôt connaître, ce sont les climats de montagne qui doivent être utilisés, le degré de leur puissance, c'est-à-dire le degré de l'altitude, étant réglé sur les conditions individuelles ; conséquemment, ces climats sont sans réserve ceux de la période prophylactique et de la période initiale de la phthisie commune.

Par suite, j'estime que pour le cas particulier de la phthisie pulmonaire, il convient d'introduire, dans les climats envisagés au point de vue du traitement, **une division nouvelle et toute spéciale**, et je n'hésite pas à proclamer celle-ci : *climats d'altitude* ou à basse pression barométrique ; — *climats de plaine* à pression barométrique moyenne, ou peu inférieure à la moyenne.

Les types complets du premier groupe sont les stations comprises entre 1500 et 1900 mètres; mais au-dessous de cette limite inférieure et en descendant jusqu'à 1000 mètres dans nos latitudes, et jusqu'à 500 dans les latitudes septentrionales, les résidences montagneuses doivent être rattachées à la même classe; car si elles n'ont pas au même degré que les types du genre l'influence particulière résultant de la diminution de la pression atmosphérique, si elles n'ont pas non plus la sécheresse et la pureté exceptionnelles de l'air, elles possèdent en commun, de par l'ensemble de leurs autres conditions météorologiques, une action fortifiante et reconstituante analogue à celle du climat de montagne; ces différences dans l'intensité des effets peuvent permettre de répondre, dans la pratique, aux indications variables tirées de l'individualité des malades.

Quant au second groupe, climats de plaine ou à pression barométrique moyenne, j'y comprends toutes les stations, montueuses ou non, dont l'altitude est inférieure à 400 mètres.

La division précédente est bien évidemment la plus importante, la plus vraie de toutes, je pense qu'il me sera facile de vous en convaincre. Supposons pour un instant, *ce qui n'est pas*, que les climats à pression moyenne possèdent, en raison de leur température, des qualités de l'air, de l'ensemble de leurs conditions enfin, la même influence favorable que les autres sur l'état général, sur la nutrition, sur les forces, ils n'en restent pas moins totalement privés de l'action salutaire du milieu raréfié; et par cela seul, tout le reste fût-il d'ailleurs égal, ils diffèrent des précédents dont ils doivent être nettement distingués; c'est cette distinction indispen-

sable que vise ma division, elle est fondée sur l'élément
différentiel le plus notable des divers climats, au point de
vue qui nous occupe. Mais en réalité, la différence entre
mes deux groupes n'est pas bornée aux effets spéciaux
de l'altitude, elle porte aussi sur les effets généraux de
la reconstitution organique, et ce second caractère distinctif est pour ma division une justification nouvelle. En
fait, les climats à pression moyenne dont je compose mon
second groupe, stations basses de la Suisse, du Tyrol
et de l'Autriche, stations du littoral méditerranéen, du
midi de la France, de l'Italie, de la Grèce, de l'Espagne,
du Portugal, à quoi il faut encore ajouter Madère, les
îles Canaries, le Maroc, l'Algérie et l'Égypte, n'exercent
pas sur l'organisme la même action fortifiante que les
climats d'altitude; non seulement cette action est toujours inférieure, mais elle est souvent nulle; bien plus,
c'est fréquemment un effet directement opposé qui est
produit, l'influence est débilitante et dépressive. Vous
voyez bien, je l'espère du moins, que ma division est la
plus fondamentale et la plus importante de toutes, puisque par elle-même, par son seul énoncé, elle fixe et résume les caractères les plus tranchés qui distinguent les
climats, au point de vue de leur action sur l'organisme,
et partant de leurs effets thérapeutiques.

Il résulte de cet exposé comparatif que les climats à
pression moyenne, qu'ils soient montueux ou maritimes,
ne remplissent aucune des indications causales tirées
de la nature de la maladie; en effet, ils manquent de
l'action mécanique issue de la raréfaction du milieu; ils
manquent d'une puissance suffisante dans l'action fortifiante et reconstituante; ils manquent également de la

pureté spéciale de l'air qui est le propre des grandes altitudes. Par suite, ces climats, à l'opposé des autres, ne peuvent répondre qu'à des indications d'ordre secondaire, qui ne sont primordiales ni quant à leur importance, ni quant à la date de leur apparition.

Quelles sont ces indications secondaires? C'est ce que je vais maintenant examiner.

Pour s'en faire une idée exacte, qui ne soit ni trop ni trop peu compréhensive, il faut bien se pénétrer de l'action que peuvent exercer ces climats sur les tuberculeux et les phthisiques. Cette action, Messieurs, est purement indirecte, je vous le déclare et vous le prouve. Ces climats, en cela semblables aux autres, n'ont aucune action curative sur le tubercule, ils n'ont aucune action préventive sur les poussées nouvelles de productions tuberculeuses; ce qu'ils ont, le voici. Ils ont pendant l'hiver une température fraîche, tempérée ou chaude, ils ont une égalité thermique plus ou moins réelle; conséquemment, ils peuvent exercer une influence favorable sur les catarrhes bronchopulmonaires préexistants; ils mettent à l'abri, au moins dans une certaine mesure, des épisodes bronchitiques; et ils permettent aux patients d'éviter le confinement à la chambre, et de rester chaque jour quelques heures en plein air, sans courir les risques funestes de refroidissement, de bronchite ou de pneumonie, qu'ils ne manqueraient pas de subir à cette période de la maladie, s'ils tentaient de vivre au dehors dans un climat plus rigoureux, et surtout plus variable.

Voilà toute l'action des climats à pression moyenne; elle est assez importante pour qu'il n'y ait pas lieu de l'exagérer par un enthousiasme mal entendu; c'est là, pour moi, le véritable rapport thérapeutique entre les climats tempérés ou chauds d'hiver et la phthisie pulmonaire. La vie au dehors, c'est-à-dire l'action salutaire du soleil et de l'air libre sur l'organisme, avec diminution des chances de refroidissement et de complications accidentelles, voilà le bénéfice essentiel concédé par ces climats en eux-mêmes, et en dehors de toute intervention thérapeutique.

Cela étant, toute la question est celle-ci : arrive-t-il un moment dans l'évolution de la phthisie où ce bénéfice constitue au point de vue de la résidence l'indication dominante? Oui sans doute, malheureusement un tel moment arrive; et si nous laissons de côté les faits trop rares, mais positifs, où la maladies' arrête à ses débuts, ou à une période assez peu avancée pour qu'on ait pu utiliser jusqu'alors le séjour des hauteurs, nous pouvons, nous devons dire que ce moment arrive infailliblement dans tous les cas. Vous voyez donc que, malgré l'infériorité relative que j'assigne aux climats à pression moyenne, je leur maintiens une large place dans le traitement de la phthisie; mais je m'éloigne de la pratique ordinaire, en ce que je ne donne pas à ces climats une place exclusive; celle que je leur accorde est une place secondaire, tant pour l'importance que pour l'ordre chronologique.

Ce premier point acquis, une autre question surgit dont l'intérêt pratique est des plus considérables. A quelle époque de la maladie survient le moment de cette conversion décisive? en d'autres termes, à quelle époque le bénéfice particulier conféré par les climats doux devient-il une nécessité prépondérante, encore bien qu'en soi il ne réponde qu'à une indication accessoire? A cette question neuve, je ne répondrai que par les conclusions déduites de mes études personnelles.

Il y a intérêt à différer autant que possible le changement de direction du traitement climatérique ; la raison c'est qu'en substituant un climat à pression moyenne à un climat de hauteur, on remplace un air plus pur par un air moins pur, on enlève au malade l'action mécanique de l'altitude, et on le prive en même temps de l'action salutaire sans pareille qu'exercent les résidences élevées sur la constitution et sur les échanges nutritifs. Ce dernier point mérite la plus sérieuse attention ; car, même si l'on n'envisage dans le vaste groupe des stations basses que les climats qui méritent la qualification de toniques, leur influence à cet égard sera encore bien éloignée de l'action vraiment revivifiante du climat de hauteur. La substitution est donc toujours profondément regrettable, et il faut la retarder autant qu'on le peut sans rien compromettre, afin d'assurer au malade le plus longtemps possible le bénéfice de *conditions favorables qui ne peuvent être suppléées.*

Ces règles générales étant formulées une fois pour toutes, recherchons les indications diverses qui dénoncent l'opportunité de cette modification radicale dans le traitement climatérique. Un exposé dogmatique se heurte aux mêmes difficultés que je vous ai signalées à propos des eaux minérales ; dans les réalités de l'application, les indications sont purement individuelles, les décisions à prendre, malgré l'apparente fixité des éléments de jugement, varient avec chaque malade, et je dois me borner à vous faire entendre ici les préceptes généraux que mon expérience m'a démontrés applicables à tous les cas indistinctement. Les règles variables qui dirigent la pratique peuvent à la rigueur en être déduites, mais elles échappent à toute tentative de synthèse absolue.

J'appellerai d'abord votre attention sur quelques phénomènes pathologiques dont la signification n'est pas constamment la même.

Le *catarrhe initial* des sommets, qui accompagne et souvent devance les premières formations tuberculeuses, n'est point une contre-indication aux climats d'altitude; loin de là, il en réclame impérieusement l'action, si les autres particularités du malade plaident d'ailleurs dans le même sens.

Le *catarrhe plus tardif* qui dénote le *ramollissement* des tubercules, c'est-à-dire le passage de la première à la seconde période selon la division classique de Laennec, n'est point par lui-même une raison suffisante de renoncer au séjour des hauteurs; même lorsqu'il dépasse d'emblée ou ultérieurement les limites connues de la zone tuberculeuse, même lorsqu'il présente dans cette extension un caractère certain de permanence, ce catarrhe n'est point une indication constante des climats de plaine; il ne prend cette signification précise que dans certaines circonstances que je tiens d'autant plus à vous signaler, que l'importance en a été jusqu'ici complètement méconnue. Pour le cas indiqué, qui est un des plus fréquents de la pratique, le seul et véritable criterium est le suivant.

Lorsque le malade réside déjà depuis un certain

temps dans les climats élevés, on peut l'y maintenir sans inconvénient aucun, et avec avantage, je l'affirme, toute réserve faite, cela va sans dire, des autres contre-indications que nous allons bientôt passer en revue. Mais s'il s'agit d'une détermination à prendre au début ou dans le cours de la saison d'hiver, la situation est tout autre; l'individu n'est point en possession de l'ac-coutumance, bien plus, il doit l'acquérir dans des condi-tions saisonnières particulièrement difficiles pour l'ha-bitant des plaines, et il est à craindre alors que la première période de ce séjour inopportun n'amène l'ex-plosion de nouvelles bronchites, et avec elles l'extension du catarrhe préexistant. *La possession préalable de l'ac-coutumance;* si elle n'est pas acquise, *l'époque à la-quelle elle devra se faire,* voilà les éléments de la solu-tion cherchée.

Dans l'éventualité très fréquemment réalisée que je viens d'examiner, catarrhe secondaire, lié au ramollis-sement, accoutumance nulle, détermination à prendre au début ou dans le cours de l'hiver, je ne conseille pas d'emblée le séjour des hauteurs; l'indication la plus pressante, la plus actuelle, si je puis ainsi dire, est de prévenir autant que possible le développement des ma-nifestations bronchitiques, et par suite, *vu le défaut d'acclimatement,* je ne puis consentir à exposer soudai-nement le malade à l'action des basses températures. En cette situation, je ne me considère pas comme libre; je suis certain, à un point de vue général, de la supériorité des climats d'altitude, mais l'opportunité me fait défaut pour l'application; et quelles que doivent être mes déter-minations ultérieures pour les saisons suivantes, je m'arrête, pour ce premier hiver, aux climats inférieurs du groupe ou aux climats moyens. Donc, dans ces conditions bien précisées, l'extension persistante du catarrhe de ramollissement au delà des limites de la zone tuberculeuse est une indication positive, mais temporaire, des climats à pression moyenne.

Dans les mêmes circonstances, c'est-à-dire *en l'absence d'accoutumance préalable,* la fréquence et surtout la fréquence croissante des épisodes aigus est une seconde indication de même sens. Les variétés individuelles sont à ce sujet des plus remarquables : il est des malades qui traversent toute la première période de la phthisie, et même une bonne partie de la seconde, sans présenter d'accidents aigus ; pour ceux-là on peut utiliser longtemps les climats de hauteur ; il est d'autres malades au contraire qui, dès la période initiale de la tuberculose confirmée, souffrent de bronchites ou de fluxions pulmonaires aiguës ; puis, lorsque arrive la phase de ramollissement, ces incidents se reproduisent plus fréquemment, souvent sans cause saisissable ; il se peut que dans l'intervalle de ces paroxysmes on constate que la lésion fondamentale n'a pas fait de progrès ; mais cela est rare, et même lorsqu'il en est ainsi, cette disposition de plus en plus marquée aux accidents aigus est une contre-indication à un séjour d'hiver *d'emblée* dans un climat d'altitude.

Les deux ordres de faits que nous venons d'examiner *n'ont plus du tout cette même signification,* lorsque la décision médicale peut intervenir en été, ou au commencement de l'automne ; ils imposent simplement alors la nécessité de transitions très ménagées entre la plaine et la localité la plus élevée qui doit être la résidence définitive, mais ils ne contre-indiquent point les climats d'altitude; j'estime au contraire qu'ils en demandent le secours. L'accoutumance à ce nouveau milieu est facilement acquise durant la belle saison; le séjour des hauteurs exerce alors sans danger pour le malade son influence favorable sur les manifestations catarrhales et sur les dispositions congestives; et lorsque arrive l'hiver, le sujet, aguerri par la saison précédente, peut bénéficier de tous les effets généraux et locaux de ce climat, sans être plus exposé aux refroidissements et aux bronchites que dans une région quelconque de la plaine.

La distinction que je viens de formuler est nouvelle, et je m'étonne vraiment qu'elle le soit, car elle est fondamentale; que l'on en tienne compte et l'on verra s'effacer un bon nombre des contre-indications apparentes des climats d'altitude. C'est une erreur que d'assimiler ces résidences aux stations dites hivernales; sans doute on y séjourne l'hiver, mais ce n'est pas en cette saison-là que ce traitement climatérique doit être institué. Du moment que la maladie est confirmée, et qu'il ne s'agit plus seulement de prophylaxie, *c'est en été ou en automne que le malade doit acquérir l'accoutumance;* et moyennant cette précaution, tellement élémentaire qu'elle peut sembler banale, il aura de son séjour le maximum des effets utiles, et le minimum des chances défavorables. Cette règle de pratique a en outre le grand avantage de réduire à leur étendue vraie les contre-indications de ces climats; ce sont ces contre-indications que je veux maintenant vous faire connaître.

Pour la PÉRIODE DE PROPHYLAXIE, je n'admets pas d'autres contre-indications que les états pathologiques, étrangers à la phthisie, qui proscrivent en toute circonstance le séjour des hauteurs, et notamment des hauteurs supérieures à douze cents mètres : emphysème étendu, maladies du cœur ou des vaisseaux, etc. ; je m'en suis antérieurement expliqué à propos de la cure de Saint-Moritz. Mais dans tous les cas, et surtout lorsque l'individu intéressé présente les marques de l'excitabilité névro-vasculaire, j'applique dans toute sa rigueur le principe des transitions ménagées et graduelles, dont je vous ai, dans la même occasion, démontré toute l'importance.

Une fois la TUBERCULOSE CONFIRMÉE, je parle de la FORME COMMUNE, la plus importante, la plus positive des contre-indications au séjour des hauteurs, est fournie par le MODE RÉACTIONNEL. Quelle que soit la période de l'affection, quelles qu'en soient les allures symptomatiques et les lésions, si l'individualité du patient lui imprime le caractère floride ou éréthique, il n'y a pas à songer un instant aux climats d'altitude, ils sont certainement nuisibles; l'influence fâcheuse se traduit, non pas toujours, par la production d'accidents nouveaux, mais par l'aggravation de tous les symptômes pénibles préexistants, notamment l'excitation nerveuse, la fièvre et l'insomnie. Conséquemment, et abstraction faite des autres éléments de jugement, ces climats conviennent avant tout aux malades à réaction torpide; mais ne conviennent-ils qu'à ceux-là? Non, certainement non. Entre les deux types opposés du mode réactionnel, il y a un groupe intermédiaire, le plus nombreux assurément, dont les caractères moins saillants sont d'une apprécia-

tion plus douteuse ; groupe à réaction indifférente, si-
vous le voulez, dont certains membres se rapprochent
plus du type torpide, tandis que d'autres sont plus voisins du type floride. Impossible de vous donner une
règle pour ce groupe mal défini ; le jugement ne peut
être qu'individuel ; il faut scruter attentivement l'histoire du malade avant le début de sa tuberculose, tenir
compte de son mode de vie et de sa résidence ordinaires,
de son éducation, de son caractère ; il faut déterminer
non moins soigneusement les effets produits chez lui
par l'invasion de son affection, les allures qu'elle a
présentées, et vous arrivez ainsi à saisir le rapport, utile
ou nuisible, qui peut exister entre la modalité organique
du sujet et les effets connus du climat d'altitude. C'est là
un problème thérapeutique des plus délicats ; je puis
bien vous dire, et vous le pressentez, que si vos investigations vous conduisent à rapprocher le malade du type
torpide, vous devez faire choix des stations de hauteur
à pression basse, tandis que le jugement inverse vous
impose les stations de plaine à pression moyenne ; mais
ce n'est là qu'une formule, dont l'application pratique
demeure entièrement subordonnée à l'expérience.

Une autre contre-indication non moins absolue, et
d'une appréciation plus facile, est fournie par la *phase
consomptive* de la maladie ; que cette phase soit précoce
ou tardive, il n'importe, elle exclut sans réserve, du
moins pour moi, les climats d'altitude. Mais pour maintenir dans ses limites vraies la portée de cette contre-indication, il est essentiel de ne pas confondre la phase
consomptive avec le phénomène fièvre ; c'est d'après la
détérioration constitutionnelle dans son ensemble, et

non pas seulement d'après le symptôme fièvre, que la question doit être jugée. Les distinctions que j'ai établies à ce sujet retrouvent ici toute leur valeur. La fièvre qui est liée aux épisodes aigus, bronchitiques ou pneumoniques, qui née avec eux se termine avec eux, ne fournit aucune donnée précise pour le traitement climatérique, si ce n'est cette indication élémentaire et générale de différer tout déplacement, jusqu'à la résolution du processus aigu ; après quoi la détermination entre les deux groupes de climats reste subordonnée, comme devant, aux conditions qui la dominent dans tous les cas.

Ce que je viens de dire de la fièvre d'inflammation est de tous points applicable à la fièvre de ramollissement et d'excavation. Tant que dure le travail aigu, je considère tout déplacement comme une faute, et lorsque le calme renaît, la situation est entière au point de vue du choix de la résidence ; le fait de cette période fébrile antérieure n'impose par lui seul aucune conclusion fixe. — Même remarque pour la fièvre de tuberculisation, liée aux formations granuleuses secondaires. — Quant à la fièvre dite hectique, qui, indépendante de toute modification notable dans les lésions locales, doit être rattachée à la résorption de produits pyrétogènes et à la consomption de l'organisme, c'est autre chose ; quel qu'en soit le type, cette fièvre-là est un des éléments de la phase consomptive qu'elle caractérise nettement ; et même si la déchéance organique est encore peu avancée, je la considère comme une contre-indication aux climats de hauteur. Toutefois, afin de me préserver de toute précipitation dans le jugement, j'ai l'habitude, en pareille circonstance, d'interroger l'effet des agents antithermiques : si, sous l'influence de cette médication, la fièvre prend fin, la contre-indication n'est plus aussi absolue, et les altitudes peuvent être utilisées sans danger, sous la condition expresse de l'accoutumance estivale dont j'ai établi la nécessité; lorsque au contraire la fièvre résiste aux agents antipyrétiques, alors toute incertitude cesse, l'abandon des climats de hauteur s'impose, complet et définitif.

Les contre-indications précédentes, tirées du mode réactionnel et de l'état général du malade, priment toutes les autres, je le redis encore; cependant certaines particularités afférentes aux lésions locales de la maladie ont à ce sujet une importance au moins égale; voici celles que mon expérience me permet de vous signaler. A toute époque et dans toutes leurs formes, les *accidents laryngés ulcéreux* de la tuberculose excluent complètement et sans réserve les climats à basse pression, et plus généralement encore les climats rigoureux. Il en est de même des *accidents intestinaux liés à des ulcérations;* en revanche, la diarrhée dépendante d'un simple état catarrhal de l'intestin, ou d'une dyspepsie gastro-intestinale, est heureusement et rapidement modifiée dans les stations élevées, notamment dans les extrêmes du groupe.

L'*étendue des lésions pulmonaires* doit être prise en sérieuse considération. Limitées aux sommets, elles peuvent être négligées dans l'appréciation; mais lorsqu'elles intéressent une plus grande partie des poumons, lorsqu'elles sont à la fois bilatérales et profondes, de manière à supprimer une portion notable de la surface de l'hématose, alors elles dominent toutes les autres conditions; le séjour des altitudes extrêmes devient impossible, parce que dans ce milieu raréfié l'hématose serait insuffisante pour les besoins de l'organisme, et que le patient y serait infailliblement en proie à une dyspnée permanente. Si en pareille circonstance les autres particularités du cas assignent une opportunité positive aux résidences de montagne, il faut se borner pendant plusieurs mois aux altitudes inférieures du groupe, et encore convient-il de ne les conseiller qu'à titre d'essai. La chose en vaut la peine, car si l'épreuve réussit, les lésions subiront peut-être durant cette première étape une diminution d'étendue qui permettra plus tard d'utiliser graduellement des stations plus élevées.

L'étendue des lésions est beaucoup plus importante à ce point de vue que leur *degré;* ainsi l'existence de cavernes n'est point par elle-même une contre-indication au séjour des hauteurs, tout dépend du nombre, de la dimension, c'est-à-dire, en somme, de la diminution plus ou moins notable que subissent les surfaces d'hématose; c'est là l'élément primordial du jugement; mais ce point réservé, il faut bien savoir que certaines cavernes sont favorablement modifiées par les climats d'altitude; ce sont les cavernes limitées, stationnaires, à sécrétion non irritative, et qui par suite ne provoquent aucun travail phlegmasique au voisinage; dans ces conditions, l'expansion des parties saines des poumons, sous l'influence de la raréfaction du milieu, peut concourir efficacement à l'occlusion et à la cicatrisation de la perte de substance; mes conclusions sur ce point sont tout à fait conformes à celles de Powell.

Parmi les lésions locales de la phthisie commune, les *foyers pneumoniques* méritent encore une attention particulière; je n'entends point parler des pneumonies intercurrentes à résolution complète, mais des pneumonies à reliquats persistants. Lorsque ces incidents laissent après eux des phénomènes d'acuité, lorsqu'ils se reproduisent à des intervalles peu éloignés, ils contre-indiquent le séjour des hauteurs; lorsque au contraire la torpidité est complète à la suite de l'orage passager soulevé par le travail inflammatoire, lorsque ces phases ne se renouvellent point, ou se montrent seulement à de longs intervalles, lorsque en un mot on n'a affaire qu'aux condensations de tissu qui sont les suites de ces plegmasies, sans trace de processus aigu actuel, la contre-indication disparaît; car il est d'observation que le milieu raréfié des hauteurs extrêmes de mon premier groupe de climats provoque et favorise la résorption de ces infiltrations contingentes. Lorsque en pareille circonstance l'état du malade permet d'utiliser cette ressource thérapeutique, c'est, à mon sens, un précieux avantage.

L'*hémoptysie* des périodes initiales et moyennes de la phthisie est heureusement influencée par le séjour des hautes altitudes, cela ressort clairement de notre étude sur les modifications circulatoires produites par la raréfaction notable de l'atmosphère; on ne peut pourtant pas déduire de ce fait mécanique un précepte général; comme les autres phthisiques, les hémoptoïques présentent les deux modes réactionnels qualifiés d'éréthisme et de torpidité; or pour les premiers, j'affirme, en dépit de tous les phénomènes de l'ordre physique, que le séjour des hauteurs est tout à fait préjudiciable; c'est là un fait d'expérience que rien ne peut entamer; pour les autres, en revanche, j'affirme avec non moins de certitude que les climats d'altitude sont les plus utiles qui puissent être conseillés.

Entre beaucoup de preuves à l'appui de ces propositions si absolues, je vous parlerai de deux malades hémoptoïques que j'ai observés dans ces dernières années : l'un est ce fils d'un manufacturier de Lille dont il a été déjà question, l'autre est un jeune homme russe de même âge; chez tous deux la tuberculose était de même forme, de même degré anatomique, chez tous deux, elle était caractérisée par de fréquentes hémoptysies toujours fébriles; bref, tant sous le rapport des lésions locales que sous le rapport des poussées hémorrhagiques, les deux cas étaient aussi comparables, aussi semblables que peuvent l'être des faits pathologiques; et pourtant, Messieurs, le jeune homme de Lille a conservé ses hémoptysies partout, sauf à l'altitude extrême de Saint-Moritz; tandis que le Russe, qui avait essayé, de son chef, un nombre considérable de stations à bien des hauteurs diverses, n'a obtenu qu'à Madère la suspension de ses crachements de sang. Tout était semblable pourtant chez ces deux malades, tout, sauf le mode réactionnel : la torpidité était le trait dominant du Français, l'altitude l'a délivré de ses hémoptysies; l'éréthisme, au degré le plus extrême, était le trait dominant du Russe, le climat de Madère a pu seul mettre un terme aux fluxions hémorrhagiques. Après quelques mois de ce calme qui était pour lui un bonheur nouveau, ce jeune homme a commis l'imprudence de quitter l'île; il est venu à Pau où je l'ai vu, et malgré les qualités incontestablement sédatives de cette station, il y a été repris de ses crachements de sang.

Retenez donc bien ce fait dont l'importance pratique est des plus considérables : malgré la précision des influences barométriques sur la circulation pulmonaire, l'hémoptysie par elle seule ne fournit pas d'indication uniforme pour le traitement climatérique; même le caractère fébrile ou apyrétique de l'hémoptysie ne donne à cet égard que de vagues présomptions; le jugement doit être exclusivement dirigé par l'appréciation de la modalité réactionnelle du malade; c'est là sans contredit une des déterminations médicales les plus délicates; l'erreur, aussi bien dans un sens que dans l'autre, peut avoir de désastreuses conséquences.

Dans la FORME PNEUMONIQUE de la phthisie (vous n'avez pas oublié, je pense, à quelle forme toute spéciale cette qualification doit être réservée), les climats d'altitude sont absolument contre-indiqués. Une infraction à cette règle aurait très probablement pour conséquence le retour agressif des phénomènes aigus.

Il est à peine besoin d'ajouter que dans la maladie confirmée, la nécessité des étapes graduelles pour les altitudes supérieures à 1200 mètres est plus impérieuse encore que dans la période de prophylaxie; elle est commandée à la fois par l'action certaine du climat sur l'excitabilité névro-cardiaque, et par la perturbation circulatoire résultant de la raréfaction de l'air; encore bien que la répartition nouvelle doive être favorable, il y a danger, et d anger incontestable, à l'imposer brusquement à l'organisme. Je vous ai fait connaître, en étudiant les eaux de Saint-Moritz, les accidents que peut amener la négligence de cette précaution, je n'insiste pas davantage sur ce point.

Quelque formelles que soient les contre-indications du séjour des altitudes, il faut les négliger lorsqu'il s'agit d'indigènes des régions élevées, devenus phthisiques par suite de l'habitation de la plaine; en ces circonstances, le rapatriement est une nécessité absolue qui prime toute autre considération; rien ne peut en suppléer les merveilleux effets, je l'ai constaté moi-même dans un certain nombre de cas concernant des indigènes de l'Engadine supérieure.

Il va sans dire que les contre-indications tirées de la phthisie elle-même ne doivent pas être seules recherchées, lorsqu'il s'agit de fixer l'opportunité d'une résidence élevée; il faut tenir compte, avec la même sollicitude, des conditions qui, en toute circonstance, s'opposent au séjour dans les hauteurs. Ces conditions, je vous les ai précédemment indiquées, je vous rappelle seulement ici l'emphysème étendu, et les maladies du cœur ou des vaisseaux.

J'en ai fini avec les indications et les contre-indications générales des deux groupes fondamentaux entre lesquels je répartis les stations climatériques : climats d'altitude à pression basse, climats de plaine à pression moyenne. Quant au choix à faire dans chacun de ces groupes, notamment dans le second qui est bien plus nombreux, il est fixé par les particularités individuelles des malades, et par la forme de la maladie; nous y viendrons ultérieurement.

Tel est, Messieurs, le point de vue nouveau sous lequel mon expérience m'a conduit à envisager la question du traitement climatérique; vous pouvez comprendre maintenant combien est accessoire à mes yeux la considération de quelques fractions de degré thermique en plus ou en moins, ou d'une floraison plus ou moins précoce; vous l'apprécierez encore mieux lorsque je vous aurai exposé quelles sont les conditions météorologiques vraiment importantes, pour les stations médicales du groupe des tempérées; vous serez convaincus alors que ces variétés thermiques, dont on fait grand bruit, sont tout à fait secondaires. Pour moi, qui puis appuyer mon jugement sur une expérience directe des localités, aussi bien que sur l'observation de mes malades, lorsque j'envisage d'une vue générale l'ensemble des stations climatériques, je suis frappé avant tout, et par-dessus tout, de la différence radicale qui m'a conduit à les diviser en deux groupes fondés sur l'altitude, car cette différence implique une distinction non moins absolue quant à l'action thérapeutique.

En fait, la situation est celle-ci : Les climats d'altitude à pression basse ont une action régénératrice directe sur l'état constitutionnel, et une influence salutaire non moins directe sur le mode fonctionnel et circulatoire des organes malades; par suite, ces climats ont un rôle positif dans l'œuvre du traitement; ils sont des climats actifs ou modificateurs; en un mot, *ils sont des agents de la thérapeutique.*— Les climats doux à pression moyenne manquent de l'action directe sur le fonctionnement et la circulation des organes respiratoires ; ils ne possèdent que peu ou point l'influence régénératrice sur la nutrition et l'état des forces ; ils agissent indirectement, par protection contre les accidents intercurrents, par le maintien du *statu quo*, et ils permettent de concilier ce bénéfice avec la vie au grand air ; conséquemment, ces climats n'ont pas un rôle actif dans l'œuvre du traitement, ils sont des climats passifs ou conservateurs ; ils ne sont plus des agents, *ils sont des témoins de la thérapeutique.*

Certes, ce rôle est important, car tant que dure cette préservation qui est plus ou moins longue, des changements favorables peuvent se produire, et le patient est ainsi mis en état de profiter de toutes les éventualités heureuses que peut permettre l'évolution naturelle de sa maladie ; mais pour important qu'il soit, ce rôle indirect et passif est incontestablement inférieur au rôle direct et actif des climats d'altitude, et la différence profonde qui sépare l'action physiologique des deux groupes de climats se retrouve tout entière dans leur action thérapeutique respective.

Vous voyez bien qu'à quelque point de vue qu'on se place, ma distinction est vraiment la distinction fondamentale, et le guide nécessaire de la pratique médicale.

Il n'est pas moins évident qu'il convient de différer autant que possible le passage du premier au second groupe ; car ce passage, c'est l'abandon d'une thérapeutique puissante et directe pour une influence moins énergique et moins immédiate. Il est à regretter seulement que les conditions personnelles du malade, ou bien les allures et les progrès de sa maladie, fassent si souvent naître des incidents qui forcent la main, enlèvent toute liberté de sélection, et contraignent à remplacer un traitement climatérique activement modificateur par un traitement de pure conservation stationnaire.

DOUZIÈME LEÇON

TRAITEMENT CLIMATÉRIQUE.

(SUITE)

De la direction générale du traitement climatérique —Méthode ordinaire
de la résidence variable. — Méthode nouvelle de la résidence fixe. —
Ses raisons et ses avantages. — Mode d'application.
Des conditions que doit remplir une station médicale destinée aux phthisiques. — Conditions sanitaires. — Conditions hygiéniques. — Installations des malades. — Ressources thérapeutiques, etc.
Application du traitement climatérique. — Des climats du premier groupe.
— Davos et l'Engadine en particulier. — Analogies et différences avec
les autres stations du même groupe. — Importance prépondérante de
l'altitude.
ndications et contre-indications des stations d'altitude. — Précautions
nécessaires. — Difficultés de la détermination thérapeutique.

Messieurs,

J'ai exposé et developpé devant vous ma classification des climats dans leurs rapports avec le traitement de la phthisie pulmonaire; je vous ai montré
qu'au point de vue thérapeutique, la division fondamentale doit être tirée de la pression barométrique bien
plus encore que de la température, et qu'il y a lieu de
séparer avant tout les climats à pression basse et les
climats à pression moyenne. Ceux du premier groupe
sont tous, dans la saison d'hiver, des climats rigou-

reux; mais ils diffèrent notablement entre eux par le degré d'abaissement de la pression atmosphérique, depuis les stations qui dépassent 1500 mètres, jusqu'à celles qui, à l'autre extrémité du groupe, et dans les latitudes septentrionales, descendent à 500 mètres. Les stations extrêmes sont les vrais types du genre, tant au point de vue des conditions météorologiques qu'au point de vue des effets curateurs. — Les climats du second groupe sont compris dans nos latitudes entre la hauteur de 400 mètres, et l'altitude nulle du niveau de la mer; ils ont pour caractères communs : une pression barométrique moyenne ou peu éloignée de la moyenne; une température fraîche, tempérée ou chaude l'hiver, chaude ou brûlante l'été.

Je vous ai montré ensuite quel est le mode d'action respectif de ces deux groupes de climats, et nous avons pu conclure de cette discussion que les climats à pression basse, et notamment les types extrêmes du groupe, sont des climats activement modificateurs ou curateurs; tandis que les climats à pression moyenne sont purement et passivement conservateurs. Après cet exposé, j'ai procédé à une étude générale des indications de ces deux classes de climats; et je vous ai signalé les conditions multiples qui limitent le recours aux climats d'altitude.

Comment ces conclusions fondamentales doivent-elles être appliquées? quelles règles fournissent-elles à la pratique? C'est là ce que nous avons maintenant à examiner. Mais, au préalable, je dois encore m'expliquer avec vous sur deux autres questions primordiales, qui me paraissent, à mon grand regret, infiniment trop négligées. La première concerne la direction générale du traitement climatérique chez les phthisiques; la seconde a trait aux conditions d'ordres divers que doit remplir une station médicale, à quelque groupe qu'elle appartienne.

Sur la première de ces questions, DIRECTION GÉNÉRALE DU TRAITEMENT CLIMATÉRIQUE, je m'éloigne de la pratique ordinaire. Cette pratique peut être résumée en trois mots : variabilité saisonnière de la résidence; voilà la formule. Une résidence pour l'été, une autre pour l'hiver, souvent encore une troisième pour le printemps, et une quatrième pour l'automne, voilà la méthode, si toutefois il est possible de qualifier de ce nom une manière de faire qui ne peut être inspirée que par l'indifférence, la routine ou le scepticisme.

Je ne pense pas qu'aucune erreur puisse être plus préjudiciable aux malades, et je cherche en vain la cause, ou seulement le prétexte, des pérégrinations successives qu'on leur impose. Poussé par la fatalité qui le domine sous forme de prescription, le malheureux patient se traîne sans répit d'une station à une autre; à peine commence-t-il à ressentir les bienfaisants effets du repos dans une résidence appropriée, que les exigences trop rapidement renaissantes de la mutation des saisons l'en chassent impitoyablement; il faut qu'il parte, il faut qu'il recommence ailleurs le pénible et souvent dangereux labeur de l'acclimatement; et il va ainsi, et il va toujours de contrée en contrée, victime errante de la phthisie et de la tyrannie médicale, jusqu'au moment où le flot qui l'emporte, le rejetant par un dernier effort, vient le faire misérablement échouer comme une épave abandonnée dans quelque hôtellerie de hasard. Heureux encore s'il n'est pas contraint dans ses derniers jours à un nouveau voyage, que l'on ne manquera pas de justifier par de spécieux raisonnements, mais dont la cause réelle est le désir coupable de prévenir l'adjonction d'une unité au tableau nécrologique de la station !

Appliqué de la sorte, le traitement climatérique n'est plus qu'une formalité, une succession de promenades plus ou moins bien choisies, plus ou moins nuisibles ; il perd toute valeur thérapeutique.

Et pourtant ce traitement est réellement puissant et efficace, mais à la condition qu'il soit dirigé par d'autres principes que la formule stérile du chaud l'hiver, et du frais l'été, et qu'il soit appliqué suivant une tout autre méthode. C'est à quoi je me suis efforcé depuis nombre d'années, et mon expérience de chaque jour a confirmé la justesse de mes vues.

Pour moi, Messieurs, le traitement climatérique se réduit tout entier à une question d'adaptation individuelle, et le problème est le suivant : déterminer, au moyen des enseignements de l'observation, au moyen des documents écrits, et *avant tout* au moyen de la connaissance personnelle des localités, quelle est la résidence la plus convenable pour un malade donné, voilà l'adaptation ; puis, du moment que cette adaptation est démontrée juste par un commencement d'expérience, s'y tenir imperturbablement aussi longtemps qu'il est possible, voilà le moyen d'obtenir dans leur plénitude les effets salutaires que cette résidence peut produire. Cette loi, qui est mienne, est une révolution complète dans la climatothérapie ; et pourtant, quoi de plus rationnel, de plus simple, je dirai presque de plus

élémentaire. Ici c'est le climat qui est le remède ; s'il est
bon, pourquoi le changer ? N'est-ce pas un non-sens ?
Aucun médecin, je suppose, ne voudrait apporter une
pareille inconséquence dans le maniement des agents
ordinaires de la thérapeutique : pourquoi donc la réserver pour les agents climatériques ? Je ne puis saisir la
raison de cette faute, à moins qu'elle ne provienne de la
division vulgaire des stations en stations d'hiver et stations d'été. Quoi qu'il en soit, mon principe et ma pratique sont autres : *déterminer l'adaptation ; s'il est
possible, maintenir le malade dans la région choisie
aussi longtemps que l'observation en démontre les bons
effets, et qu'il ne surgit aucune contre-indication :* voilà
toute ma méthode. Une expérience déjà longue me permet de croire qu'elle est vraiment la bonne, et que, si
elle n'est pas constamment efficace, elle est du moins toujours utile, et toujours supérieure à l'illogisme aveugle
des pérégrinations saisonnières.

Cette méthode, que j'appellerai MÉTHODE DE LA RÉSI-
DENCE FIXE, par opposition à la pratique ordinaire de la
résidence variable, n'est pas seulement avantageuse,
*elle est d'une absolue nécessité dans le traitement par les
climats d'altitude.* Il ne s'agit point ici, en effet, de station d'hiver ou de station d'été ; il s'agit de l'influence
du milieu raréfié et de l'ensemble des conditions climatériques associées à ce milieu ; c'est-à-dire qu'il s'a-
git d'un remède, dont l'action est lente mais certaine
lorsqu'il est indiqué, et l'application de ce remède ne
doit sous aucun prétexte être interrompue, tant qu'on
en peut constater des effets réellement utiles. Je ne vois
pas d'inconvénient notable, si l'on observe les transi-

tions ménagées dont j'ai si souvent affirmé la nécessité, à ce qu'on permette au malade de passer chaque année, soit au printemps, soit en été, un à deux mois dans la résidence de sa famille, à condition pourtant que cette résidence n'appartienne pas à une contrée franchement méridionale ; mais c'est là l'extrême limite de mes concessions pour ce traitement spécial ; je préfère toujours qu'on évite même cette interruption passagère, et par suite je conseille tout d'abord la visite faite par la famille au malade.

Il n'est pas impossible de concilier l'application de mon principe avec une certaine variété dans la résidence : si, sans changer de région, sans avoir à passer par la plaine, le malade peut gagner une localité dont les conditions climatériques soient réellement similaires à tous les points de vue, il peut très bien, si cela lui agrée, profiter de cette éventualité. Non seulement le déplacement, ainsi entendu, ne présente aucun inconvénient, mais, rompant pour deux ou trois mois la monotonie du séjour, il offre le précieux avantage d'une distraction salutaire, et d'une satisfaction morale toujours désirable. Malheureusement, cette possibilité n'est pas réalisée par toutes les stations de mon premier groupe, il s'en faut ; car entre toutes les résidences qui le composent, je ne connais que Davos et l'Engadine qui permettent une pareille migration dans les conditions précises où elle peut être autorisée, c'est-à-dire sans changement excessif dans la pression du milieu atmosphérique. Si nous prenons en effet Davos comme point de départ, nous voyons que de cette localité, dont la hauteur est de 1556 mètres, on peut, sans

quitter un instant les altitudes comprises entre 1200 et
1850 mètres, se rendre sans fatigue à Wiesen, à Parpan,
à Mühlen, à Churwalden; ou, *mieux encore*, dans l'une
des stations de la Haute-Engadine, Saint-Moritz, Samaden, Pontresina, Campfer, Silvaplana ou Sils-Maria.

L'hygiène et le confortable spéciaux, et véritablement
exceptionnels, des établissements de Davos seront retrouvés dans les hôtels de l'Engadine; et la cure climatérique ne sera pas un instant interrompue, vu l'analogie remarquable des conditions atmosphériques de la
saison d'été dans toutes ces localités diverses, qui appartiennent en somme à la même région que Davos. Cet
ensemble sans pareil permet donc d'associer le déplacement estival des malades, s'ils le désirent, avec une
continuité réelle, et non pas apparente, du traitement
auquel ils sont soumis.

En dehors de ces deux ordres de faits, je n'admets
aucune interruption dans la cure par le climat d'altitude de 1500 mètres et au delà.

Lorsqu'il s'agit de prophylaxie, le traitement doit
être maintenu jusqu'à production d'une restauration
constitutionnelle parfaite: un an suffit en général, lorsque l'obligation de la prophylaxie n'est imposée que
par les conditions individuelles du sujet; dix-huit mois,
deux ans peuvent être nécessaires, lorsque la nécessité
de cette lutte préventive est dictée par une influence
héréditaire.

S'agit-il de la maladie confirmée dans les phases, dans
les individualités et dans les formes qui indiquent le
traitement par le climat d'altitude, aucune limite constante ne peut être assignée à sa durée; il doit être fer-

mement prolongé, sous réserve des interruptions temporaires dont j'ai parlé, tant que le malade en éprouve de bons effets, et qu'il ne survient aucune des contre-indications qui ont été signalées dans mon étude générale. L'adaptation est juste, elle est favorable, il faut la maintenir; quoi de plus évident?

Passons à l'application de ma méthode au groupe des *climats de plaine*.

On pourrait croire que cette application se heurte alors à de véritables impossibilités, par la raison que les stations de ce groupe, appartenant toutes à la classe de   stations dites hivernales, présentent au printemps, et en été surtout, des conditions thermiques qui s'opposent à la prolongation de la résidence. Les difficultés ne sont point en réalité aussi grandes. Pour quelques-unes de ces stations, la région considérée dans son ensemble offre, dans la saison chaude, la ressource de mutations à courte distance, qui permettent aux malades d'échapper à l'action de la thermalité estivale trop élevée, tout en se maintenant en somme dans la même zone climatérique. Madère, entre toutes les stations de notre hémisphère, réalise au mieux cette heureuse condition. Les localités riveraines de l'extrémité orientale du lac de Genève avec les sites de hauteurs variables qui les dominent; Méran, dans le Tyrol, Lugano en Suisse, avec les régions d'exposition et d'altitudes diverses qui les entourent, la remplissent également d'une manière plus ou moins satisfaisante.

Il semblerait au premier abord que Pise avec les Apennins à ses côtés; que Pau avec les vallées pyrénéennes dans son voisinage immédiat; que la Riviera

méditerranéenne avec ses localités alpestres peu éloignées, offrent également toutes facilités pour la résidence prolongée. Virtuellement, cela est incontestable,
mais dans la réalité de l'application pratique, il n'en est
pas ainsi. Pour des raisons diverses, ces stations ne permettent pas de prolonger le séjour d'hiver jusqu'à la
fin du printemps; et quand vient le moment de les quitter, rien n'est prêt encore pour la réception des malades dans les localités qui pourraient leur servir de résidence durant la saison chaude. Cette lacune dans la
continuité de la succession enlève à ces régions l'avantage qu'elles pourraient présenter, au point de vue du
séjour annuel. Il est bien facile, assurément, de remédier à cet état de choses, et je ne doute pas que cela ne
soit fait quelque jour; mais pour le moment, ces contrées ne peuvent être mises au même rang que les précédentes, en ce qui concerne ma méthode de la résidence fixe.

Lors donc que l'individualité du malade et la forme
de sa maladie me laissent toute liberté pour le diriger
vers ces stations privilégiées, qui, sinon par elles-mêmes,
au moins par leur voisinage immédiat, sont conciliables
avec une résidence de toute l'année, je m'empresse de le
faire, car cet avantage est à mes yeux une considération de
premier ordre; et l'énumération précédente vous prouve
que, même en me limitant par cette condition, j'ai encore le choix entre des régions fort dissemblables, qui
répondent à des indications bien différentes. Voilà donc
une grande classe de faits, dans laquelle l'application
de mon principe ne rencontre aucune difficulté sérieuse,
quoiqu'il s'agisse de mon second groupe de climats.

Restent les cas, fort nombreux assurément, dans lesquels l'état des malades impose le choix de stations de plaine, qui ne présentent pas les mêmes ressources en ce qui concerne la saison chaude; il s'agira par exemple de l'Algérie, de l'Égypte, ou de la Sicile. En cette circonstance, je renonce à la résidence prolongée, et cela pour deux raisons que voici. Pour les malades dont l'état réclame, à l'exclusion de toutes les autres, l'une des stations méridionales que je viens de nommer, cette indication est vraiment dominante, donc je dois m'y soumettre. En second lieu, j'ai le moyen de tourner la difficulté : en effet, pour mon second groupe de climats, qui comprend, vous le savez, la totalité des stations dites hivernales, l'infraction à mon principe de la résidence uniformément prolongée n'a pas à beaucoup près les mêmes inconvénients que pour mon premier groupe, parce que dans les stations de plaine, nous n'avons point à compter avec l'élément modificateur par excellence, tant pour le mal que pour le bien, c'est-à-dire avec l'abaissement de la pression barométrique; par suite, il est possible, il est facile, par un choix judicieux de la thermalité et de l'exposition, de trouver une résidence estivale qui continue en quelque sorte, sans écart notable, l'action climatérique de la résidence d'hiver ; et le déplacement imposé par la saison chaude est sans influence fâcheuse, parce que la dérogation à ma règle est en vérité plus apparente que réelle. Vous voyez donc que dans ces conditions déterminées, moyennant les précautions indiquées relatives à l'isothermie, et n'ayant pas à me préoccuper de la raréfaction de l'air, je puis, sans rien compromettre, sans rupture violente

de l'accommodation établie, concilier l'application indirecte de mon principe avec l'intérêt des malades
qui ont besoin de passer l'hiver dans les stations méridionales incompatibles avec un séjour d'été.

Je dois vous dire, du reste, que l'application du principe nouveau que je défends n'exige pas constamment la
même rigueur, en ce qui concerne les stations de plaine,
que j'envisage seules en ce moment; une importante distinction doit être formulée, qui est basée sur l'origine et
la résidence ordinaire des malades. Ceux qui appartiennent aux régions tempérées peuvent passer l'été et le commencement de l'automne dans leur pays, en ayant soin
de s'arrêter, pendant les mois de transition d'avril et
de mai, dans une région intermédiaire, s'ils ont habité
durant l'hiver l'une des stations les plus méridionales
du groupe. En ces circonstances, cette manière de procéder ne cause aucun dommage réel; pour une raison
quelconque, ces malades sont arrivés au moment où
les climats de montagne sont interdits; ils n'ont plus
rien à espérer que des climats passifs purement conservateurs, et par suite, l'abandon printanier de la résidence d'hiver n'équivaut point pour eux à la suspension
dangereuse d'un traitement véritablement actif.

Quant aux malades qui ont leur habitation ordinaire
dans les contrées septentrionales, je considère le rapatriement semestriel comme un grave inconvénient en
raison du contraste trop accentué des conditions météorologiques; du moment qu'il est jugé nécessaire que ces
individus passent l'hiver dans l'une des régions qui
forment le groupe des stations basses, il faut les maintenir toute l'année sous une influence climatérique de

même ordre, sous peine de leur faire perdre tous les avantages de leur séjour, et souvent aussi de voir s'aggraver rapidement tous les accidents.

Pour les malades originaires des contrées méridionales de notre hémisphère, la situation est autre; c'est la fin du printemps, l'été et le commencement de l'automne qu'ils doivent passer dans les régions tempérées de l'Europe, et l'expérience ne m'a démontré jusqu'ici aucun inconvénient à leur retour dans leurs foyers pendant la saison d'hiver. Enfin, pour les habitants de l'autre hémisphère, on ne doit pas omettre de tenir compte du renversement des saisons : pour eux, la saison chaude, qui serait nuisible par l'excès de température, correspond à notre hiver; c'est donc pendant cette période-là qu'ils doivent séjourner dans les stations de nos contrées, et c'est à la fin du printemps qu'ils doivent rentrer dans leur pays, s'ils le désirent; ils y trouvent alors la saison dite fraîche, qui continue sans contraste notable les conditions climatériques dont ils ont joui durant leur expatriation. Toutefois, lorsqu'il s'agit de malades appartenant aux régions intertropicales, il est encore préférable qu'ils restent plusieurs années hors de chez eux, en raison du peu d'écart des températures d'été et d'hiver dans leurs contrées originelles.

Avant de quitter ce sujet, je dois vous signaler, pour la proscrire de toutes mes forces, une pratique qui tend à s'établir depuis quelques années, et qui consiste à envoyer les malades passer l'hiver dans l'une des stations de plaine, par exemple pour fixer les idées, dans l'une des localités de la Riviera méditerranéenne, et à les diriger pour l'été vers les stations *les plus élevées* du groupe des climats rigoureux, par exemple à Samaden, à Saint-Moritz, ou à Davos. Cette pratique, éminemment préjudiciable aux phthisiques, repose sur une conception erronée du mode d'action de ces deux ordres de climats; ils constituent, ainsi que je vous l'ai montré, deux traitements entièrement différents; pour mieux dire, deux traitements antagonistes, dont la conciliation est impossible. Ces deux traitements doivent malheureusement se succéder dans un trop grand nombre de cas, mais comme traitements alternants ils s'excluent sans réserve. Du moment que la période propice aux climats d'altitude n'existe plus, du moment que le malade est obligé d'en arriver aux climats doux de plaine, le changement doit être définitif en ce qui concerne les stations extrêmes du premier groupe; il n'y a plus de retour possible, pas plus en été qu'en hiver; la raison, c'est que les patients qui ont atteint la seconde phase du traitement climatérique ne peuvent subir sans aggravation certaine, sans accidents notables plus ou moins immédiats, des modifications aussi radicales et aussi répétées dans les conditions de l'hématose et de la mécanique respiratoire et circulatoire. Certes, on ne peut songer à maintenir toute l'année les malades de cette classe dans la localité même où ils passent l'hiver, c'est un point sur lequel déjà je me suis expliqué; mais le déplacement estival qu'impose la thermalité trop forte de la résidence d'hiver doit être renfermé dans les limites moyennes qui constituent un changement, et non pas étendu aux limites extrêmes qui créent une disposition climatérique; pour l'élément dominant de l'altitude, le chiffre de 600 à 1000 mètres est le maximum que je concède, les transitions étant d'ailleurs convenablement ménagées; encore ce chiffre n'est-il pas admissible sans réserve pour les malades qui ont passé l'hiver dans une station riveraine de la mer; il est au contraire parfaitement approprié, et peut même être quelque peu dépassé, s'il s'agit de personnes qui ont résidé dans une station hivernale présentant elle-même une certaine élévation, comme Méran ou la région de Montreux. — Quel que puisse être le motif qui l'inspire, question que je veux me garder d'examiner, la pratique que je viens de vous signaler est absolument condamnable.

J'arrive maintenant, Messieurs, à ma seconde question, celle qui est relative aux CONDITIONS QUE DOIT REMPLIR UNE STATION destinée aux individus menacés ou affectés de phthisie pulmonaire.

A quelque groupe que la localité appartienne, les conditions climatériques ne sont que l'un des éléments nécessaires pour lui conférer la valeur d'une station médicale; cet élément peut être jugé le plus important, soit, mais il ne peut suffire en aucun cas, et la négligence des autres circonstances expose le malade à de sérieux inconvénients, tandis qu'elle devient une source de déconsidération pour le médecin qui a conseillé, sans notions suffisantes, une résidence dont le climat est peut-être la seule condition louable. C'est sur ce terrain qu'apparaît dans tout son jour la supériorité du jugement fondé sur une connaissance directe et personnelle des localités. Je vous l'ai dit au début de ces leçons : par une étude attentive des documents écrits on peut arriver à se faire une idée assez juste d'un certain nombre des caractères climatériques d'une région, mais pour toutes les autres considérations non moins primordiales, non moins nécessaires, il n'y a rien à attendre de cette classe de renseignements, et le médecin qui veut être réellement et complètement éclairé, n'a d'autre ressource que de s'éclairer lui-même et par lui-même.

Les conditions dont il est indispensable de tenir compte, en dehors de la question de climat, sont multiples et diverses; je vous signalerai les principales d'entre elles, car je ne pourrais être complet dans cet exposé sans tomber dans des questions de détail, et dans des minuties incompatibles avec cet enseignement.

En premier lieu il faut se préoccuper des *conditions sanitaires de la région;* quelque appropriée qu'une localité puisse être par son climat, elle doit être rayée de la liste des stations médicales si elle présente quelque endémie importante, malaria, fièvre typhoïde par exemple, ou si elle est fréquemment éprouvée par des épidémies graves, comme la diphthérie. Il en est encore de même lorsque l'acclimatement dans la contrée examinée n'est ordinairement obtenu qu'après des manifestations plus ou moins répétées, ou plus ou moins rebelles, de catarrhe gastro-intestinal. La légitimité de ces exclusions se comprend d'elle-même, et les localités qu'elles visent doivent être connues de tout médecin; je n'insiste pas davantage sur ces faits élémentaires, me bornant à vous rappeler que c'est à propos des stations méridionales qu'ils présentent leur plus grande importance.

En second lieu, les *conditions hygiéniques* doivent être prises en sérieuse considération ; c'est bien le moins que dans une résidence destinée à des malades, on exige l'application sévère des règles communes de l'hygiène publique. Il faut donc s'enquérir scrupuleusement des qualités de l'eau potable, de son altération possible par des infiltrations de cimetières ou d'égouts ; il faut, avec une égale sollicitude, se renseigner sur le système de canalisation souterraine, sur les émanations de toute sorte qui peuvent vicier l'atmosphère, etc., et il est sage de laisser de côté les stations qui ne répondent pas d'une manière suffisante à ce minimum d'exigences. Je dis d'une manière suffisante, et non pas d'une manière complète, et je suis forcé de dire ainsi, car à l'exception de Madère, nulle station de mon second groupe, c'est-à-dire nulle station méridionale, ne me paraît irréprochable à ces divers points de vue ; conséquemment, à moins de les supprimer toutes pour cause d'infraction aux règles de l'hygiène, il faut bien se contenter de l'à peu près, en ayant soin de s'en tenir aux localités les moins défectueuses. Mais il est à déplorer que les administrations locales, incessamment stimulées par les médecins, restent néanmoins si peu soucieuses de corriger ces défauts, qui, dans certaines régions de l'Espagne et de la Riviera française et italienne, sont assez accentués pour que la presse s'en soit émue.

Indépendamment de ces obligations afférentes à l'hygiène commune, les localités qui prétendent au rang de stations médicales, doivent remplir un certain nombre de conditions spéciales, auxquelles mon expérience m'a conduit à attacher une égale importance. Les stations ne doivent pas être dans les grandes villes; si des avantages climatériques réels conduisent à admettre une exception, il est indispensable que les habitations destinées aux malades soient éloignées des quartiers populeux, et mieux encore, situées en dehors de la ville, dans les points les plus favorables pour l'aération et la pureté de l'atmosphère.

C'est ce qui a été fait très heureusement dans notre belle colonie algérienne. La station médicale n'est pas dans la ville d'Alger; cette ville, il m'en coûte de le dire, me paraît jusqu'à présent impropre à la résidence des malades, en raison de son mauvais système d'égouts et d'irrigation; c'est à distance de la ville, c'est sur les admirables coteaux de Mustapha supérieur que vous trouverez la véritable station des malades, et celle-là vous pouvez l'utiliser sans crainte, car vous n'avez plus à compter avec les imperfections du drainage urbain. C'est là en réalité une station de campagne, qui bénéficie, au point de vue des besoins journaliers, du voisinage d'une grande ville, tout comme cela a lieu aux environs du Caire, de Palerme et de Catane; or j'ai à peine besoin d'ajouter que les stations rurales, toutes choses égales d'ailleurs, méritent toujours la préférence sur les stations des villes, grandes ou petites.

Les maisons destinées à recevoir les malades doivent de toute nécessité présenter certains aménagements particuliers; c'est une erreur, selon moi, de croire qu'il suffise ici des installations qui caractérisent les hôtels dits de premier rang. Il faut cela, et encore autre chose; je ne m'arrête pas sur la bonne exposition et le cubage suffisant des chambres, sur l'aménagement et la désinfection permanente des lieux d'aisances, sur la désinfection régulière des linges et des objets de literie, cela doit aller de soi; mais je signale avec insistance la nécessité d'appareils de ventilation dans chaque chambre, appareils dont le fonctionnement doit être indépendant de la volonté des malades; la nécessité d'appareils de chauffage, cheminées de préférence, en tout pays, à l'exception de l'Égypte et de Madère; la nécessité de plusieurs cabinets de bains dans la maison même; enfin il n'est pas moins urgent qu'il y ait, dans le voisinage, des promenoirs accessibles par des abords couverts, promenoirs eux-mêmes couverts, mais bien aérés, et dans la meilleure exposition que le pays comporte, tant pour l'abri contre le vent que pour la durée de l'action solaire. Ce n'est guère qu'en Égypte qu'on peut à la rigueur se dispenser de cette installation, en raison de la rareté des pluies. Une maison qui ne satisfait pas à cet ensemble d'exigences peut être d'ailleurs un excellent hôtel, mais elle n'est point un refuge convenable pour la classe de malades dont nous nous occupons.

En fixant ainsi, dans l'espoir d'en provoquer la réalisation, le minimum des conditions hygiéniques indispensables, je suis obligé d'ajouter, non sans un vif regret, que sur cette question d'hygiène spéciale comme sur la question d'hygiène générale de tantôt, nous sommes encore aujourd'hui contraints de nous borner à une satisfaction relative; nous devons rechercher le moins mal sans prétendre trouver le bien; car, tout en constatant aussi à cet égard la supériorité de Madère et de certaines maisons de Mustapha, je ne connais jusqu'à ce jour que les sanatoria de montagne appartenant à mon premier groupe, qui répondent d'une manière complète aux règles que je viens de formuler. Ces établissements auraient dû depuis longtemps servir de modèles pour les stations de plaine, dont les installations, quoique bien plus faciles à créer, présentent encore de notables desiderata.

Ce n'est pas tout : indépendamment des conditions sanitaires, des conditions de l'hygiène générale et particulière, il faut tenir compte des *ressources thérapeutiques;* il s'en faut que tout soit dit à ce point de vue avec de bons médecins et de bonnes pharmacies : toute localité qui prétend au titre de station médicale pour les phthisiques doit offrir la possibilité de la cure de lait de vache, de chèvre et d'ânesse à l'étable, et de la cure de koumys; elle doit être pourvue d'un établissement hydrothérapique complet avec modification possible de la température de l'eau; enfin, elle doit posséder aussi les appareils nécessaires à l'application de l'aérothérapie; tout au moins, à défaut de cabinets pneumatiques fixes dont l'installation est très coûteuse, doit-elle avoir les appareils transportables à double action. Pour les localités dont la hauteur dépasse 1200 mètres, cette dernière obligation est inutile, puisque la raréfaction du milieu atmosphérique, à cette altitude, assure et maintient la gymnastique pulmonaire beaucoup plus efficacement que ne peuvent le faire les appareils, quels qu'ils soient. — Quoiqu'il existe encore au point de vue des ressources thérapeutiques plus d'une lacune dans les stations de plaine, et cela même dans les localités pour lesquelles on revendique une chimérique supériorité, il faut reconnaître que c'est sur ce terrain que les plus

notables progrès ont été réalisés dans ces dernières
années, surtout en ce qui concerne les cures de lait et
les appareils aérothérapiques transportables; malheureusement, les installations hydrothérapiques n'ont pas
pris un développement parallèle, et dans bien des régions importantes, elles sont encore nulles ou insuffisantes.

Enfin, au risque de provoquer un étonnement dés-
obligeant pour moi, je n'hésite pas à vous dire que le
médecin soucieux de la bonne direction de ses malades
doit également se préoccuper des *ressources alimentaires* des stations, non pas certes au point de vue de la
quantité, mais au point de vue de la qualité; ce souci
est d'autant plus nécessaire qu'il s'agit de stations plus
méridionales, et j'aurai à vous citer certaines localités
des îles Canaries ou du Maroc, qui, à n'envisager que le
climat, pourraient être des stations de premier ordre,
qui sont même vivement recommandées comme telles
par quelques médecins d'Angleterre, et où, pour ma
part, après expérience faite, je ne consentirai jamais à
envoyer un malade en l'état actuel des choses, par cette
seule considération des ressources alimentaires.

Telles sont, Messieurs, les conditions diverses que doit
remplir une station médicale vraiment digne de ce nom;
il me serait facile maintenant de vous faire l'énumération nominative des résidences auxquelles je dénie cette
qualification, par suite d'une violation trop complète de
l'une ou de l'autre de ces conditions fondamentales;
mais cette méthode a quelque chose de brutal qui me
répugne, et je préfère m'en tenir au procédé plus cour-
tois du silence. Si donc vous constatez dans mon

exposé l'absence de quelque localité que l'on compte d'ordinaire au nombre des stations propres aux phthisiques, vous pouvez être assurés qu'il n'y a dans cette lacune ni oubli, ni parti pris, et que l'omission résulte uniquement de la connaissance personnellement acquise d'inconvénients inacceptables, soit au point de vue de l'état sanitaire, soit au point de vue de l'hygiène, soit enfin au point de vue des installations matérielles qui attendent les malades.

Étudions maintenant l'application pratique des principes généraux que je vous ai exposés touchant le traitement climatérique.

Lorsqu'il s'agit de prophylaxie, ou de la maladie confirmée ne présentant aucune des contre-indications que je vous ai signalées, il faut s'adresser aux stations de mon premier groupe. Voici pour l'Europe l'énumération des principales de ces stations, dans l'ordre de l'altitude croissante : Falkenstein dans le Taunus, 500 mètres ; — Görbersdorf en Silésie, 557 mètres ; — Aussee en Styrie, 700 mètres ; — Gaudal en Norvège, 805 mètres ; — Davos-Platz en Suisse, 1556 mètres ; — Samaden et Saint-Moritz en Suisse, dans l'Engadine supérieure, 1743 et 1855 mètres. Par leur faible altitude les stations de Falkenstein et d'Aussee sont inférieures à la limite minimum que j'ai assignée à mon premier groupe de climats dans la latitude de l'Europe centrale ; mais par leurs aménagements, par le mode de leur fonctionnement, par les caractères de la saison d'hiver, ces établissements doivent nécessairement être rapprochés des autres ; il convient seulement d'y voir des stations intermédiaires entre mon premier et mon second groupe. Quant à Görbersdorf, la latitude plus septentrionale compense la faiblesse de l'altitude ; du reste, la hauteur dépasse quelque peu la limite inférieure que j'ai fixée aux stations de ma première classe dans les latitudes septentrionales.

Tels sont les moyens de la première phase du traitement climatérique. Eh bien ! toutes les fois que vous aurez une entière liberté d'action, je vous conseille, à mon exemple, de donner la préférence à Davos ou à l'Engadine.

Cette préférence n'implique point une infériorité quelconque dans les aménagements des autres stations de ce groupe ; toutes, on peut le dire, sont des stations modèles, toutes peuvent être données comme irréprochables, pour toutes les conditions que nous venons de passer en revue ; il est même juste de noter qu'à Görbersdorf les promenoirs couverts, les colonnades ont une étendue exceptionnelle, et que cette station possède un vaste jardin d'hiver, qui, maintenu à une température convenable, offre une précieuse ressource pour les mauvais jours. — Mon choix est fondé sur des considérations d'une tout autre nature.

C'est à tort, Messieurs, et cette erreur me paraît à peu près générale, qu'on regarde comme identiques toutes les stations précédentes, et qu'on les envisage toutes comme des produits similaires de la doctrine de Brehmer. Sans doute, l'impulsion première vient de lui : en signalant, après Graves, dès ses premiers travaux de 1859, l'utilité de la vie en plein air, d'un climat fortifiant, de l'emploi rationnel de l'hydrothérapie ; en insistant sur l'importance de la gymnastique pulmonaire, sur la nécessité d'établir les *sanatoria* au-dessus des limites d'altitude de la phthisie; en montrant par le précepte, et par l'exemple de Görbersdorf, que le traitement doit être méthodisé, que les malades, renonçant à toute liberté, doivent être soumis à la surveillance et aux prescriptions incessantes du médecin, non seulement pour la thérapeutique, mais pour les moindres particularités hygiéniques, qu'ils doivent être à ce point de vue comme hospitalisés; enfin, en combattant le préjugé banal relatif à l'utilité spéciale des climats chauds, et en prouvant que l'efficacité du traitement méthodique est accrue par l'action de climats tout différents, Brehmer a introduit une réforme non moins radicale que salutaire dans le traitement de la phthisie pulmonaire. Telle est, à mon sens, son œuvre propre, elle lui fait le plus grand honneur.

Mais le principe de l'emploi délibéré des climats rigoureux comme agent thérapeutique prépondérant, le principe *de l'utilité des climats de montagne même pendant l'hiver*, ne me paraissent pas contenus dans les premiers travaux de Brehmer, et il me semble que le mérite de la formule doit être rapporté à mon ami Küchenmeister, et le mérite de la première application à deux éminents médecins suisses, Spengler et Ungern. Qu'ils aient été guidés par la réforme de Brehmer, cela est certain, puisque Ungern avait séjourné dans l'établissement de Görbersdorf avant de venir à Davos; mais, tout en adoptant les vues et les pratiques du médecin de Silésie, ils ont ajouté quelque chose à sa doctrine; ce quelque chose, je le répète, c'est, d'une part, le principe de l'action thérapeutique supérieure de certains climats; c'est, d'autre part, le principe de l'efficacité de ces climats pendant la saison d'hiver, principe auquel Spengler a consacré son premier travail en 1862. Lorsque après eux, j'ai moi-même étudié ce sujet, j'ai pu ajouter à mon tour une notion intéressante à celles qui étaient acquises, en montrant que l'action éminemment reconstituante des climats d'une certaine altitude n'est que l'un des éléments de leur incontestable utilité, et que la raréfaction de l'air est un facteur thérapeutique d'importance au moins égale, si ce n'est supérieure.

Vous comprenez sans peine maintenant pourquoi, tout en rendant justice aux parfaites installations des autres stations du groupe, je donne la préférence à Davos, ou encore à l'Engadine; c'est que les conditions climatériques que je considère comme efficaces, y sont beaucoup plus complètement réalisées. En effet, *en ce qui concerne l'élément fondamental, la raréfaction de l'air, il n'y a aucun rapprochement à établir entre Davos ou l'Engadine et les autres localités;* l'altitude des stations suisses étant de 1556 mètres pour Davos, de 1743 pour Samaden, de 1855 pour Saint-Moritz, c'est-à-dire plus que double ou triple de celle des autres établissements. D'un autre côté, tout en présentant cet avantage fondamental qui est pour moi la considération dominante, *Davos et l'Engadine ne sont pas moins bien partagés quant à certaines particularités climatériques* dont l'importance est incontestable, et *dont on chercherait vainement ailleurs la réalisation au même degré.*

La raréfaction de l'air, qui se traduit à Davos par une moyenne barométrique de 626 millimètres, et dans l'Engadine par une pression de 616 millimètres, n'est pas le seul effet de l'altitude dans ces régions ; l'association de la hauteur avec une latitude relativement méridionale a pour conséquence une sécheresse particulière de l'air, qui devient une circonstance éminemment favorable, parce qu'elle coïncide avec une faible élévation de la température ; le froid est infiniment mieux supporté, et l'action tonique qu'il exerce sur l'organisme est à son maximum de puissance, parce qu'elle n'est point affaiblie par l'influence contraire de l'humidité. Ces conditions maintiennent en outre dans l'atmosphère une pureté sans égale ; et même sans examen direct, il est bien permis d'affirmer l'absence des vibrions et de tous les organismes inférieurs, puisque la simple exposition à l'air est le procédé mis en usage pour la dessiccation de la viande, qui peut ensuite être conservée quasi indéfiniment sans aucune altération. L'éclat incomparable de la lumière, la vivacité de l'azur du ciel, l'absence complète de brouillards même pendant l'hiver, l'intensité de la radiation solaire, la fréquence remarquable des jours sereins, voilà encore d'autres effets non moins intéressants de cette heureuse combinaison de l'altitude et de la latitude.

Les bienfaits de cette association sont encore accrus par la topographie des localités ; dans l'une et dans l'autre région, l'abri contre les vents du nord est complet, les établissements sont exposés au midi, et la configuration des montagnes qui leur font face donne une durée vraiment imprévue à l'action solaire quotidienne. Dans les jours les plus courts de l'année, à la fin de décembre, la vallée de Davos est tout entière baignée de soleil depuis neuf heures et demie jusqu'à trois heures et demie; j'ai pu encore le constater tout récemment le 26 et le 27 décembre 1880; à Samaden et à Saint-Moritz, en raison de l'altitude plus considérable, la durée de l'action solaire est encore un peu plus longue; la différence est d'une demi-heure, un quart d'heure le matin, un quart d'heure l'après-midi, ainsi que j'ai pu m'en assurer dans ce même voyage, notamment le 29 et le 31 décembre. — Dans le printemps, l'été et l'automne ces deux contrées sont soumises à des vents régionaux dont l'heure et la direction ont une régularité à peu près constante; mais durant la période hivernale elles possèdent en commun un inestimable avantage, c'est l'absence de vent; cette circonstance, unie à la sécheresse de l'air, diminue dans une proportion vraiment incroyable l'impression produite par le froid.

Au surplus, par suite de la longue durée quotidienne de l'action solaire, par suite du grand nombre des beaux jours durant l'hiver, l'abaissement de la température n'est pas tel qu'on pourrait le croire à priori. A Davos, la journée médicale, c'est-à-dire la période pendant laquelle les malades doivent être dehors, journée qui pour les six mois d'hivernage est comptée de dix heures à trois heures, ou de neuf heures à quatre heures selon l'époque, présente très ordinairement une température supérieure à 0.

Au surplus, en utilisant les documents publiés par les médecins et les administrateurs du sanatorium de Davos, je puis constituer et faire connaître les moyennes centigrades pour les trois mois les plus froids, décembre, janvier et février, à dix heures, à une heure et à trois heures. Cette évaluation me donne les chiffres suivants (1) :

Moyenne des trois mois à dix heures $+ 2°,03$; — à une heure $+ 6°,16$; — à trois heures $+ 4°,44$.

Les températures qui servent de base à ce calcul ont été prises avec un thermomètre librement suspendu et isolé de tous côtés; l'instrument était à l'extrémité d'une terrasse, en dehors de la portée du rayonnement des murs; mais dans les beaux jours, il était forcément au soleil, car dans ces jours-là, il n'est pas un point de la vallée qui soit à l'ombre aux heures indiquées. En admettant même que les chiffres ci-dessus s'appliquent à une série d'années particulièrement favorables, ce que je ne puis concéder, on voit combien est grande la distance entre cette réalité rassurante et les suppositions fausses ou intéressées, auxquelles pourraient conduire les idées préconçues, ou la partialité préméditée.

Je complète ces notions par les résultats de quelques observations que j'ai faites moi-même avec le plus grand soin.

Le 27 décembre dernier, à sept heures du matin, j'ai observé à l'air libre $— 4°$ C.; ce même jour, à onze heures, au bord de l'emplacement consacré au patinage, le même thermomètre m'a donné $+ 8°$.

Le 28 décembre, au moment où je quittais la vallée, j'ai observé à l'air libre $+ 1°,5$ à huit heures du matin; et à midi, au sommet du Fluelapass, à 2405 mètres, c'est-à-dire environ neuf cents mètres plus haut que Davos, j'avais $+ 0,5$; deux heures plus tard à Süss, dans

(1) *Ces chiffres* ne sont pas le résultat d'une transcription pure et simple; ils ne doivent donc être reproduits qu'avec la mention du nom de l'auteur. — Il en est de même, à plus forte raison, de ceux qui expriment mes observations personnelles.

la Basse-Engadine à l'altitude de 1431 mètres, je trouvais + 3°, température qui, vu la différence d'heure, est tout à fait conforme à celle de + 1°,5 que j'avais observée le matin à Davos.

On le voit donc, grâce à un concours de circonstances vraiment exceptionnelles, l'abaissement de la température pour la journée médicale n'a rien d'effrayant, ni même d'inquiétant. Dans la Haute-Engadine, à Samaden et à Saint-Moritz, les conditions thermométriques sont fort analogues, l'écart des moyennes mensuelles entre les deux régions dépasse rarement un degré et demi ou deux degrés, et la différence en moins appartient tantôt à Davos, tantôt à l'Engadine; il n'y a rien de fixe à cet égard, de sorte que les deux vallées sont de tous points comparables quant aux conditions climatériques d'hiver.

Le 29 décembre dernier, à Samaden, j'ai noté à neuf heures du matin et au nord + 2°; au même instant il y avait à Davos + 0; ce même jour à dix heures j'avais également + 2° à Saint-Moritz.

Le lendemain 30, j'observais à Samaden, au même lieu et à la même heure que la veille, + 1°; au même instant il y avait à Davos + 2°,5.

Le 31, je trouvais à neuf heures du matin avant l'apparition du soleil — 6°; au même instant il y avait à Davos — 1°,4; mais à une heure, le soleil brillant de tout son éclat, j'avais à l'air libre, c'est-à-dire sans adossement du thermomètre — 1°, et dans le même instant il y avait à Davos également — 1°.

Toutefois, pour ne rien omettre de notable dans le rapprochement de ces deux régions si intéressantes au point de vue climatérique, je dois ajouter qu'en raison de l'altitude plus élevée, la sécheresse de l'air est encore plus grande et plus constante dans l'Engadine supérieure qu'à Davos.

J'ai signalé itérativement la puissance de la radiation solaire, qui est un des caractères les plus frappants de la climatologie de ces deux contrées; une expérience, artificielle, j'en conviens, mais néanmoins instructive, pourra vous donner une idée de cette puissance vraiment remarquable.

Le 26 décembre dernier, à Davos, à neuf heures du matin, mon thermomètre m'a donné à l'air libre — 9°; aussitôt après, je le fixe adossé à un mur pleinement exposé au soleil; au bout d'une demi-heure, il était monté à + 15°.

Le 31 décembre, à Samaden, à neuf heures du matin j'avais à l'air libre — 5°; j'adosse l'instrument dans les mêmes conditions que tantôt, dans l'espace d'une demi-heure il atteint + 20°,5, et à une heure ce même jour, le procédé d'adossement le fait monter à + 30°.

Ce jour-là, l'insolation maximum a atteint à Davos le chiffre de + 33°, et deux jours auparavant, le 29 décembre, elle a donné le chiffre énorme de + 41°,5.

De pareils chiffres sont exceptionnels, mais de 25° à 30° ils sont ordinaires dans les deux contrées, comme expression de l'insolation maximum d'une journée; vous pouvez donc comprendre maintenant que les malades bien couverts puissent rester longtemps assis au soleil, et que les ombrelles soient l'accompagnement obligé des fourrures, deux particularités que j'ai encore constatées lors de ma récente visite dans ces pays.

Ce phénomène a une autre conséquence non moins

importante : de onze heures à trois heures les fenêtres des chambres restent largement ouvertes aux rayons du soleil qui les pénètre, tandis que le chauffage continue son œuvre; cette condition indispensable de la salubrité des appartements, et qui l'emporte assurément en utilité sur la ventilation par les appareils ou par les ouvertures, est donc aussi bien réalisée dans ces régions élevées que dans les contrées méridionales. Du reste, la ventilation mécanique est assurée dans tous les locaux, elle est indépendante de la volonté des habitants, de sorte que le séjour à l'intérieur présente les conditions hygiéniques les plus satisfaisantes, comme le séjour au dehors a lieu dans les conditions climatériques les plus salutaires.

On a présenté comme une objection à l'hivernage dans ces stations la brièveté de la période diurne pendant laquelle les malades peuvent jouir du bénéfice de la vie en plein air; cette objection ne me paraît pas juste. Ce n'est que du 15 décembre au 15 janvier que cette période est réduite au minimum, et pour cet intervalle elle s'étend au moins de dix heures à trois heures, c'est encore là un fait que j'affirme pour l'avoir constaté : avant le 15 décembre et après le 15 janvier, la période de la vie extérieure augmente d'une demi-heure à chaque extrémité de la journée, puis elle embrasse toute la série d'heures de neuf à quatre; conséquemment la situation à cet égard ne diffère pas de celle que l'on trouve dans les pays méridionaux; là non plus, si l'on est prudent, on ne permettra certainement pas à des malades, dans la période du 15 décembre au 15 janvier, de sortir avant dix heures, et de rester dehors après trois heures. Donc nulle différence sérieuse.

On a objecté d'autre part, et cette objection fort grave d'apparence a été faite par Richter dès 1870, les inconvénients et les dangers qui peuvent résulter de la réunion d'un grand nombre de phthisiques dans un même établissement. Mais, Messieurs, il n'y a rien là qui soit spécial aux sanatoria des altitudes; pour tout observateur impartial, la situation est plus mauvaise encore dans les hôtels des stations méridionales; avec des phthisiques, ces maisons renferment bon nombre de personnes affectées de maladies toutes différentes, de sorte qu'il n'y a plus seulement à craindre ici l'influence fâcheuse, supposée réelle, des phthisiques plus graves sur ceux qui sont moins atteints, et qu'il y a à redouter, ce qui est bien plus sérieux assurément, l'influence possible de malades phthisiques sur des malades qui ne le sont point. Veut-on faire abstraction de cette éventualité pessimiste, et n'envisager que le groupe des phthisiques et des individus menacés de le devenir, l'inconvénient n'en reste pas moins plus marqué dans les stations de plaine que dans les stations d'altitude, pour la raison que l'air est naturellement moins pur dans les stations basses, qu'il n'est point réfractaire au développement des organismes inférieurs, pour la raison aussi que les établissements méridionaux manquent de la ventilation indépendante en usage dans les sanatoria de montagne, tout comme ils manquent du système de la désinfection méthodique appliquée aux cabinets d'aisances, aux linges, aux pièces de literie, et généralement à tous les objets à l'usage des malades, système qui est depuis longtemps en vigueur dans les principales stations d'altitude. Conséquemment, l'argument peut être fondé en soi, mais il atteint surtout et avant tout les résidences de plaine. Dans ces dernières, on peut échapper à l'inconvénient signalé, en remplaçant l'hôtel par une maison particulière ; mais la même possibilité existe à Davos, de sorte que l'objection perd ce dernier refuge.

On a objecté enfin, avec un effroi peut-être plus affecté que réel, l'impression produite par l'air froid sur les bronches et les poumons, et les provocations phlegmasiques qui en peuvent être la conséquence ; l'objection tombe devant les enseignements contraires de l'observation depuis bientôt vingt ans, et devant les expériences de Heidenhain, qui, entreprises à un autre point de vue, établissent nettement que la température, basse ou haute, de l'air inspiré est indifférente aux poumons, pourvu que l'air soit sec. Or, la sécheresse, vous ne l'avez pas oublié, est un des caractères les plus accusés du milieu atmosphérique, tant à Davos que dans l'Engadine. Cette sécheresse, combinée à la raréfaction de l'air, a nécessairement pour conséquences une abondante soustraction d'eau à l'appareil pulmonaire, et par suite une réfrigération proportionnelle des poumons ; ce n'est peut-être pas trop s'avancer que d'attribuer à ces phénomènes organiques une certaine action antipyrétique. Ce qui est bien positif, c'est qu'en raison de la faible élévation de la température extérieure, la sécheresse de l'air n'a ici que des avantages, et qu'elle ne présente aucun des inconvénients, des dangers même, qu'elle pourrait avoir, si elle coïncidait, dans ce même degré, avec une température élevée.

Après l'examen de ces objections plus légères que fondées, je n'ai que quelques mots à ajouter pour achever de vous faire connaître le climat et l'hivernage de mes deux stations extrêmes. A Davos comme dans l'Engadine, le nombre des mauvais jours est peu considérable ; il l'est certainement moins dans les six mois d'octobre à mars que dans l'autre moitié de l'année ; ces jours mauvais se traduisent toujours de la même manière, c'est-à-dire par une chute plus ou moins abondante de neige, et à peine est-elle terminée que l'on voit réapparaître le soleil et l'azur, sans intermédiaire d'une période nuageuse prolongée ; souvent aussi, la mutation a lieu dans la nuit. Dès que la neige a cessé de tomber, des traîneaux lourdement chargés sont mis en mouvement pour en produire le tassement, et bientôt routes, chemins et sentiers présentent à nouveau une couche neigeuse non glissante, compacte, dure et sèche, qui ne laisse aux pieds ni un flocon de neige, ni un atome d'humidité. Une autre particularité bien intéressante des mauvais jours c'est leur isolement ; ils ne se montrent jamais par séries, il est déjà rare d'en compter deux consécutifs, de sorte que le confinement qu'ils imposent n'est jamais de longue durée. Au surplus, ce confinement n'est point absolu ; les malades ont alors la ressource des promenoirs couverts, des galeries vitrées, qui ne manquent ni à Davos ni dans l'Engadine.

Il faut d'ailleurs que j'appelle votre attention sur une particularité qui n'a pas été signalée, et qui est pourtant bien digne d'intérêt. Dans ces régions, la suspension momentanée de la vie au dehors n'a pas les mêmes conséquences que dans les stations basses ; dans ces dernières, le confinement c'est, pour toute sa durée, la suppression totale de l'influence favorable qu'on peut attendre du climat ; mais à Davos, mais dans l'Engadine, le cofinement n'amène qu'une suppression partielle de la cure climatérique ; l'action reconstituante, l'action eutrophique est interrompue, mais l'action mécanique de la raréfaction de l'air persiste imperturbable, et le traitement, par son élément fondamental, continue son œuvre salutaire ; le temps n'est pas perdu.

Dans les beaux jours, indépendamment des promenades, des ascensions méthodiques, les malades ont la ressource d'exercices qui joignent l'utile à l'agréable : c'est le patinage pour lequel de vastes emplacements sont soigneusement entretenus à Davos, à Samaden et à Saint-Moritz ; c'est l'usage du traîneau à main, qui n'est qu'un divertissement quand il glisse de lui-même sur une descente appropriée, mais qui devient un puissant moyen d'exercice, lorsqu'il s'agit de le remonter en le tirant au sommet de la pente qu'il doit de nouveau descendre. J'ai vu des demoiselles, des dames de tout âge, se livrer avec un entrain vraiment attractif à cet amusement salutaire. Ces particularités de la vie au dehors, qu'un tel climat peut seul permettre, sont merveilleusement appropriées à l'œuvre de régénération constitutionnelle.

Ajoutons enfin que lorsque le printemps a dépouillé ces vallées de leur revêtement de neige, un arrosage bien fait, suffisamment étendu et suffisamment répété, préserve les résidents de l'inconvénient de la poussière, que les vents régionaux pourraient soulever sur les grandes routes, dans les jours où ils ont une force inusitée.

Et maintenant, Messieurs, d'après cet ensemble de détails, qui tous ont leur importance médicale, vous pouvez apprécier l'adaptation toute spéciale de Davos et de l'Engadine pour les malades justiciables du climat de montagne ; sans contredit, les autres stations de mon premier groupe, notamment Görbersdorf, Falkenstein, Aussee, ne sont pas moins irréprochables en tant qu'établissements sanitaires, j'ai déjà eu soin de vous le dire ; mais l'insuffisance de l'altitude, la différence de latitude, la différence de la topographie, leur enlèvent les conditions climatériques particulières, qui sont à la fois la caractéristique et la supériorité des deux stations suisses, auxquelles je ne connais, pour ma part, aucun équivalent complet. Je signale, sans y insister, l'incomparable beauté de ces contrées dans leur manteau d'hiver étincelant au soleil ; il est des spectacles dont l'éblouissante majesté défie toute description.

Je vous ai montré qu'en ce qui concerne les conditions climatériques pures, Davos et la Haute-Engadine sont de tous points similaires ; de grands progrès ont été accomplis dans ces dernières années à Samaden et à Saint-Moritz au point de vue des installations hivernales, et avant peu, j'en suis certain, elles reproduiront dans toutes les parties essentielles les avantages de Davos. La vraie et notable différence entre les deux régions est uniquement dans le plus grand éloignement de l'Engadine par rapport aux lignes de chemin de fer, et dans l'interposition d'une chaîne de montagnes qu'il faut franchir par des cols élevés. L'achèvement du chemin de fer du Tyrol, la création de la voie de Milan à Chiavenna, ne tarderont pas à mettre l'Engadine sur le même rang que Davos, quant à la distance des têtes de ligne. Au surplus, ces considérations perdent la plus grande partie de leur importance, si le traitement par ces altitudes élevées est appliqué suivant mon principe de l'accoutumance estivale ou automnale ; je ne les ai mentionnées que pour être rigoureusement complet.

Dans l'espoir d'être utile à mes confrères et aux malades, je sortirai un instant de mon sujet pour affirmer l'efficacité du séjour d'hiver à Davos et dans l'Engadine, dans certains états pathologiques étrangers à la phthisie ; je signalerai notamment les pneumonies chroniques, les reliquats pleurétiques, et dans un tout autre ordre les dyspepsies rebelles, et les états névropathiques liés à une débilité constitutionnelle manifeste. Pour ces deux derniers groupes de cas, et toute réserve faite des indications issues de l'excitabilité individuelle, l'altitude plus élevée de Samaden et de Saint-Moritz me paraît devoir leur mériter la préférence. — Je reprends mon exposé.

Les développements dans lesquels je suis entré, vous ont démontré, je pense, la justesse de la distinction que j'établis entre Davos ou l'Engadine, et les autres stations d'Europe à climat d'hiver rigoureux, dont Görbersdorf est le type ; il faut vraiment méconnaître les principes et les choses pour assimiler entre elles toutes ces localités ; la différence est tellement radicale que je n'hésite pas à la résumer dans la proposition que voici : à Görbersdorf, à Aussee, à Falkenstein, c'est le médecin qui agit ; — à Davos, à Samaden, à Saint-Moritz, c'est le climat, c'est l'altitude qui est l'agent principal et caractéristique. Or, comme le traitement médical peut être appliqué dans toutes ces localités, selon les mêmes principes que dans les autres, c'est-à-dire suivant les règles formulées par Brehmer, il est bien clair que les stations suisses ont en propre un élément d'action qui leur appartient exclusivement, et par lequel elles l'emportent sur tous les autres sanatoria du groupe; cet élément spécial, inimitable, et indépendant du médecin, c'est l'altitude et son climat.

L'application de ce traitement, en dehors de la période de pure prophylaxie, exige une grande prudence, ne l'oubliez jamais, et j'appelle sérieusement votre attention sur certaines précautions, que je considère comme indispensables.

Il ne convient pas d'envoyer à Davos ou dans l'Engadine durant l'hiver, ni même à la fin de l'automne, lorsqu'il s'agit de malades qui s'y rendent pour la première fois. L'époque la plus convenable est d'une part l'été jusqu'à la moitié de septembre, la période équinoxiale devant être soigneusement évitée tant pour le voyage que pour l'arrivée, et d'autre part le mois d'octobre. De cette manière, l'acclimatement a lieu dans la belle saison, par suite il est plus facile et plus rapide, et lorsque vient l'hiver, les malades ont déjà le bénéfice d'une restauration constitutionnelle, qui leur permet de traverser, sans confinement et sans risque, la période froide, dont le minimum thermique n'arrive d'ailleurs que très graduellement. L'œuvre salutaire du climat peut ainsi s'accomplir sans interruption, et sans surprise dangereuse pour l'organisme.

Pour apprécier toute l'importance, toute la nécessité de ma règle, veuillez remarquer, je vous prie, que le malade qui est dirigé vers ces régions élevées, doit subir en réalité une double accoutumance, savoir, l'accoutumance à la raréfaction du milieu qui est de toute saison, et l'accoutumance aux basses températures; il est donc aussi illogique qu'imprudent de lui imposer, par une arrivée trop tardive, la simultanéité de ces deux adaptations. Ma méthode a encore un autre avantage, dont mon expérience me permet de vous affirmer la valeur; à l'époque que j'indique, le traînage n'existe pas encore, le malade peut arriver à sa destination en voiture; or, malgré les améliorations introduites par la poste suisse dans le service des traîneaux, il laisse encore à désirer, et le voyage en voiture, pour une personne qui n'en est plus à la simple prophylaxie, mérite certainement la préférence.

Toutes les fois que vous aurez affaire à des malades qui habitent ordinairement dans la plaine, vous ne devez pas leur permettre de se rendre directement à Davos ou dans l'Engadine; je n'ignore pas que quelques médecins de ces stations tiennent cette précaution pour inutile, mais sur ce point il m'est impossible de partager leur opinion, je vous ai dit précédemment mes raisons: deux étapes de cinq jours au moins chacune, l'une à la hauteur de 5 à 600 mètres, l'autre à l'altitude de 1000 à 11 ou 1200 mètres, sont absolument nécessaires pour la facilité et la rapidité de l'acclimatement.

Les règles précédentes n'admettent, selon moi, aucune exception pour les malades originaires des régions tempérées ou méridionales; elles représentent en pareil cas le minimum des précautions indispensables. Quant aux malades qui sont nés, et qui ont vécu dans des contrées tout à fait septentrionales, il est permis, en cas d'urgence, de se départir de cette sévérité salutaire ; et l'on peut sans inconvénient les diriger sur Davos dans le cours de l'automne et même en hiver, en obéissant au principe des étapes successives, et à condition qu'une longue résidence dans les régions tempérées ou chaudes, n'ait pas détruit chez eux l'accoutumance aux climats rigoureux.

Telles étant les règles imposées par la prudence, que doit faire le médecin s'il est consulté, après l'expiration des délais favorables, par un malade pour lequel il juge la cure d'altitude utile ou nécessaire? Voici comment je conseille de procéder en cette occurrence qui n'est point rare. Il faut diriger le malade, pour passer l'hiver qui commence ou qui est commencé, sur l'une des autres stations de mon premier groupe, celle de Norvège exceptée, qui est impropre à un séjour hivernal; on l'enverra donc, suivant les cas, à Görbersdorf, climat rigoureux, sans altitude notable, ou bien encore aux stations intermédiaires qui joignent à une hauteur convenable un climat moins sévère, à Falkenstein ou à Aussee. Là, il trouvera le traitement méthodique, des installations parfaites, et à la fin du printemps, ou en été, il pourra sans inconvénient se rendre à Davos ou dans l'Engadine. On pourrait encore, dans ces circonstances, songer à envoyer le malade dans l'une des stations extrêmes de mon second groupe, c'est-à-dire dans celles qui, par leurs conditions climatériques d'hiver, s'éloignent le moins des stations d'altitude, mais qui n'imposent pas les

mêmes précautions quant à l'acclimatement, en raison
de leur faible élévation : Méran, Montreux, Lugano
pourraient être utilisés dans cette circonstance ; puis à
la fin du printemps ou au commencement de l'été, après
s'être dûment assujetti à la règle des étapes graduelles,
dont les moyens abondent aux environs plus ou moins
immédiats de ces trois stations, le malade irait s'établir
à Davos, ou dans l'Engadine, où il arriverait de la sorte
dans les meilleures conditions possibles, tant pour l'acclimatement que pour le succès de la cure.

Quelque rationnelle que puisse paraître cette seconde
pratique, je ne puis vous la recommander au même titre
que la première ; elle lui est certainement inférieure ; car
si le patient est en état de supporter avec profit le séjour
hivernal de Méran, de Montreux ou de Lugano, il sup-
portera bien certainement le séjour de Görbersdorf, de
Falkenstein ou d'Aussee, et il en retirera de plus grands
avantages en raison de l'association d'un climat plus tonique avec une altitude plus élevée, et en raison aussi
de la supériorité des installations au point de vue médical. Conséquemment, dans les conditions que nous
examinons et que je veux préciser encore une fois, indication du traitement par les climats rigoureux d'altitude, époque trop tardive de la détermination qui oblige
à laisser de côté les stations extrêmes du groupe, c'est
aux résidences inférieures de ce même groupe qu'il faut
demander la substitution nécessaire ; Méran, Montreux,
Lugano étant réservés pour le cas où le malade oppose-
rait à votre conseil un refus obstiné.

Vous trouverez peut-être ces détails trop minutieux,
ces précautions trop timides ; détrompez-vous, Messieurs ;

c'est pour ignorer les uns et négliger les autres, que le médecin est exposé à faire perdre aux malades un temps précieux, et à compromettre, par une mauvaise application, un traitement qui, bien dirigé, eût produit les résultats satisfaisants que l'expérience donne le droit d'en attendre. Il n'y a donc rien de trop dans cet exposé, croyez-moi; il n'y a que les notions indispensables pour la bonne direction d'une méthode thérapeutique vraiment puissante.

Je n'ai pas à revenir sur les indications et les contre-indications générales des climats rigoureux d'altitude, je les ai précédemment étudiées; mais je veux résumer une fois encore les principales d'entre elles au point de vue particulier de Davos et de l'Engadine, vous reportant pour les détails aux développements plus étendus que je vous ai présentés dans une autre leçon.

Le traitement par le séjour prolongé dans ces régions est indiqué dans tous les cas où la **prophylaxie** seule est en jeu; les précautions et les transitions dont j'ai établi la nécessité doivent être d'autant plus rigoureusement prises, d'autant plus scrupuleusement ménagées, qu'il s'agit d'un individu plus débile ou plus excitable.

Une fois la **maladie confirmée**, il est une forme qui exclut à jamais et Davos et toutes les autres stations du groupe, *du moins pour l'hiver;* c'est la forme désignée sous le nom de FORME PNEUMONIQUE.

L'opportunité d'une cure *de printemps et d'été* dans ces stations pourra toutefois se produire, si la chronicité secondaire de cette forme persiste sans interruption depuis plusieurs mois, et si les foyers pneumoniques complètement éteints et stationnaires, ne montrent à leur périphérie aucune trace de fluxion active. Dans ces conditions, l'action du milieu raréfié peut favoriser la résolution au moins partielle de ces lésions primordiales. La détermination est fort délicate, mais si elle est juste, elle sera certainement utile au malade. Encore une question d'individualité, dont la réponse, défiant toute formule, ne peut être fournie que par l'observation et l'expérience.

Dans la FORME COMMUNE de la tuberculose, c'est le mode réactionnel des malades qui devient le critérium fondamental. Les altitudes extrêmes conviennent aux individus à réaction torpide ou indifférente, je me suis expliqué sur ces qualifications; elles sont contraires, quel que soit d'ailleurs l'état local, aux individus excitables, à réaction vive, à tous ceux en un mot qui présentent l'une quelconque des modalités connues sous les dénominations de réaction floride ou d'éréthisme.

Ces altitudes sont également contre-indiquées dans les cas fébriles d'emblée, ainsi que dans les cas à fièvre tardive, dans lesquels la fièvre présente le type rémittent et le conserve, malgré une intervention thérapeutique bien dirigée. En revanche, la fièvre intermittente à accès vespéraux n'est point par elle seule une contre-indication.

L'hémoptysie ne fournit par elle-même aucun indice, ni pour ni contre, tout dépend des phénomènes qui l'accompagnent, de ceux qu'elle laisse après elle, et du mode réactionnel du malade; nous avons longuement étudié ce point dans notre précédente leçon, je me borne à vous rappeler qu'en cette circonstance, particulièrement, le séjour des grandes hauteurs est toujours actif, pour le bien ou pour le mal, suivant qu'il remplit une indication juste, ou qu'il manque d'opportunité.

Dans la forme commune de la phthisie, la nature des lésions locales ne fournit à mon sens aucune indication quant au séjour des altitudes; qu'il s'agisse de catarrhe du sommet, de foyers pneumoniques ou bronchopneumoniques éteints, ou d'infiltration granuleuse, il n'y a rien dans cette pure notion anatomo-pathologique qui puisse influencer la décision; même remarque pour l'âge des lésions qui est, lui aussi, une donnée indifférente. Envisagées uniquement à ces deux points de vue, les altérations locales laissent le jugement entièrement subordonné aux considérations tirées du mode réactionnel, de la fièvre et de l'état général; mais en revanche l'étendue des lésions est un élément de détermination de premier ordre. Quelle que soit la nature, quel que soit l'âge des altérations, si elles sont assez étendues pour restreindre l'hématose, et entretenir un état habituel de dyspnée même inconsciente, le séjour dans les altitudes, déjà à la hauteur de Davos, est par cela seul absolument contre-indiqué, quelles que soient d'ailleurs les indications fournies par les autres éléments de jugement. Si dans ces conditions le traitement par les climats froids d'hiver est jugé nécessaire, il faut renoncer aux stations suisses, et utiliser les autres stations du groupe qui trouvent alors leur indication la plus précise. La hauteur n'est pas assez grande, surtout à Görbersdorf et à Falkenstein, pour qu'il y ait à se préoccuper de l'abaissement de la pression barométrique, et le malade, ainsi dirigé, peut bénéficier sans fatigue

et sans péril de l'action reconstituante du climat, et
du traitement méthodique institué dans ces établissements.

Pour la même raison, c'est-à-dire l'action spéciale de
l'air raréfié, l'adénopathie bronchique, l'emphysème
étendu, les états anormaux du cœur et des vaisseaux,
apportent aussi un obstacle formel au séjour des altitudes extrêmes du groupe. Enfin l'expérience enseigne
qu'il faut également considérer comme des contre-indications absolues les complications laryngées à la période
d'ulcération, les entérites ulcéreuses, et les néphrites de
toute forme.

Je termine par un conseil auquel j'attache une grande
importance, car nul plus que moi n'est soucieux de concilier l'intérêt du malade avec la prudence du médecin.
Si dans un cas donné vous concevez quelque doute sur
la direction du traitement climatérique, si, tout en étant
convaincus de l'utilité qu'aurait pour le patient la cure
par les climats rigoureux, vous vous sentez ébranlés
par quelque particularité qui maintient votre indécision,
gardez-vous de passer outre, et de demander à une inspiration de hasard la solution que vous n'avez pu obtenir précise de l'étude du malade. Dans la situation que
je suppose, et qui est empruntée aux réalités les plus
fréquentes de la pratique, vous avez un moyen simple de
tout concilier sans rien compromettre. Ne brusquez pas
les choses, abandonnez l'idée des altitudes extrêmes, et
adressez-vous aux stations les plus basses de mon premier groupe; et même si cette réserve ne vous semble
pas encore suffisante, conseillez les stations fraîches
quasi intermédiaires du groupe des climats de plaine;

la prudence sera respectée, l'utilité d'un climat fortifiant sera assurée à votre malade sans intervention de l'élément plus délicat résultant de l'altitude, et après ce premier hiver, qui, dans les conditions supposées, ne peut certainement pas nuire, vous verrez se dissiper toutes vos hésitations; la voie sera clairement tracée, et si elle vous indique, comme par le passé, les climats rigoureux, vous pourrez sans crainte utiliser, pour la seconde année, les stations extrêmes que vous aviez prudemment délaissées. Vous aurez fait ainsi une œuvre utile, une œuvre vraiment médicale; car, ne l'oubliez pas, l'intérêt le plus pressant, le plus constant des malades exige qu'on leur assure aussi souvent, aussi longtemps que cela est possible, le bénéfice du traitement par les altitudes et les climats revivifiants de la montagne. Je vous recommande vivement cette méthode, à laquelle j'ai bien souvent eu recours dans les temps où j'étais moins familiarisé qu'aujourd'hui avec la solution de ce problème thérapeutique.

Une conclusion non moins brève que précise peut résumer cet exposé. — DAVOS — SAMADEN — SAINT-MORITZ sont les STATIONS FONDAMENTALES du traitement par les climats de hauteur. —En raison de leur élévation considérablement moindre, les autres stations du groupe, *Görbersdorf* — *Falkenstein* — *Aussee* sont des *stations de suppléance;* elles doivent être réservées pour les cas qui contre-indiquent les altitudes extrêmes, tout en étant justiciables des climats froids d'hiver; et pour les malades qui, fléchissant sous le préjugé et la routine, refuseraient le recours aux résidences les plus élevées.

Malgré la netteté et l'apparente précision des règles
que j'ai formulées, je ne dois pas vous cacher, Messieurs,
qu'en dehors de la période de prophylaxie, la détermination relative au séjour des altitudes extrêmes est une
des plus délicates, des plus difficiles de la pratique médicale. Elle reste, quoi qu'on fasse, une question purement individuelle, dont la solution, se dérobant à tout
arrêt, peut être aidée, mais non point donnée, par des
règles dogmatiques; et pourtant, sachez-le bien, vous
n'avez pas le droit de fuir cette difficulté; certes, il est
bien facile d'y échapper, en renonçant de propos délibéré à utiliser les altitudes et les climats rigoureux dans
le traitement des phthisiques; mais ce faisant, vous
manquerez à votre mandat, car, si, par suite de ce parti
pris, vous enlevez cette ressource thérapeutique à un
malade pour lequel elle est réellement indiquée, vous
êtes certains de lui être nuisibles, par cette omission
d'abord, et très probablement aussi par la cure antago-
niste que vous lui conseillerez en manière de substitution. Je vous l'ai dit à satiété : ce traitement est puissant, il est aussi puissant pour le bien que pour le
mal; il n'est jamais indifférent, il est ou très utile ou
très nuisible, selon qu'il est bien ou mal approprié aux
conditions individuelles; et l'embarras est encore accru
par ce fait que l'observation et l'expérience sont les seuls
guides certains d'un jugement qui défie toute fixité.
Oui, tout cela est vrai, et je ne vous le dirai jamais
assez; mais suit-il de là qu'il faille laisser de côté cette
méthode? Ce serait en vérité une étrange conclusion,
et une singulière manière de comprendre le devoir du
médecin. Est-ce que vous renoncez à la digitale parce

qu'elle peut faire, suivant les cas, autant de mal que de bien? Non, non, croyez-moi; il ne convient point ici de chercher un refuge commode dans le *statu quo* et la routine; méditez les préceptes généraux, pénétrez-vous des quelques distinctions qui peuvent être érigées en règles, étudiez scrupuleusement vos malades au point de vue particulier de l'application de ces règles, et vous vous mettrez bientôt en mesure de faire face à cette nouvelle difficulté thérapeutique, qui, comme toutes les autres, n'a d'effrayant que la grave responsabilité qu'elle impose au médecin.

Au surplus, vous vous tromperiez étrangement si vous pensiez que ces difficultés et ces dangers sont exclusivement propres au traitement par les climats de mon premier groupe; vous les retrouvez exactement les mêmes dans l'autre phase du traitement climatérique, à propos des climats de plaine. Sans doute, lorsqu'il s'agit de stations à caractéristique climatérique peu accusée, quasi banale et indifférente, comme Pau, Pise, et les diverses localités de la Riviera méditerranéenne, l'embarras est médiocre, et le péril nul, parce que i'action est faible; mais lorsque vous faites intervenir, comme c'est votre devoir, les stations extrêmes à climats plus accentués et partant plus puissants, par exemple, Méran d'une part, Madère, l'Algérie, l'Égypte et la Sicile d'autre part, alors vous rencontrez les mêmes incertitudes, les mêmes difficultés d'appréciation que tantôt, et l'erreur, si elle est commise, n'est pas moins préjudiciable au malade. Cela étant, à quoi bon vous renfermer dans un quiétisme routinier? à quoi vous servirait l'inertie préméditée? La difficulté n'est pas une, elle est partout; il n'y a donc pas à la fuir, il faut la vaincre.

Je crois pouvoir espérer que les développements dans lesquels je suis entré vous rendront la tâche moins ardue.

TREIZIÈME LEÇON

TRAITEMENT CLIMATÉRIQUE

(FIN)

Principes généraux. — Effets des climats du second groupe. — Préservation locale. — Restauration constitutionnelle.
Des conditions climatériques nécessaires pour la production de ces effets. — Uniformité thermique. — Oscillations diurnes, — journalières successives, — mensuelles. — Vent et poussière. — État hygrométrique. — Qualités propres de l'air.
Conditions climatériques nécessaires pour la restauration constitutionnelle. — Distinction de l'action excitante et de l'action fortifiante; — — de l'action sédative et de l'action débilitante. — Importance de cette distinction. — Exemples. — Valeur prépondérante de l'action fortifiante.
Indications causales ou pathogéniques. — Indications symptomatiques. **Division nouvelle des climats de plaine.** — Applications pratiques. — Rapports des groupes pathologiques avec les groupes climatériques. — Phtuisie pneumonique. — Phthisie commune. — Conclusion.

MESSIEURS,

Le traitement par les altitudes et les climats rigoureux n'a pu être appliqué, ou bien, l'une quelconque des contre-indications étant survenue, il doit être abandonné; l'opportunité surgit alors pour l'autre phase du traitement climatérique. Que faire en cette occurrence? comment vous guider au mieux de l'intérèt des malades? comment utiliser, par une sélection judicieuse et appropriée, les ressources dont le médecin dispose?

La tâche, au premier abord, semble des plus difficiles en raison du grand nombre de stations qui composent mon second groupe de climats, stations dont je vous
ai fait précédemment l'énumération; mais cette difficulté, issue de l'abondance, n'est point aussi grande que
vous pourriez le croire, car plus d'une localité qu'on
est habitué à voir figurer dans cette nomenclature, ne
doit pas en réalité y prendre place; tenez compte des
conditions qui, en dehors de la question de climat, sont
indispensables pour une station destinée aux phthisiques, tenez compte en outre parmi les caractères climatériques de celui qui est le plus important de tous,
savoir, l'uniformité; vous reconnaîtrez alors avec moi
que l'exubérance de ce catalogue n'est due qu'à l'absence de la sévérité nécessaire, ou de la connaissance
suffisante, et vous constaterez, par suite, que l'embarras
des richesses est bien plus ici une apparence qu'une
réalité. Il vous sera facile, du reste, d'en juger plus
directement encore, puisque je ne mentionnerai devant
vous que les stations auxquelles je crois pouvoir moi-
même recourir.

Avant d'entrer en matière, je tiens à vous répéter
une déclaration que je vous ai déjà fait entendre à propos du traitement thermal : ma pratique, sur plus d'un
point, s'éloigne de celle de mes confrères; ne cherchez
cependant dans l'exposé qui va suivre, aucune intention de critique ni même de comparaison; je veux vous
dire simplement ce que je fais, pourquoi je fais ainsi
et non pas autrement; j'espère par là vous être utile,
et n'ai nulle autre préoccupation.

Rappelant une fois pour toutes ma méthode générale

de la résidence fixe, et les procédés particuliers d'application suivant les régions et suivant l'origine des malades, je dois tout d'abord vous entretenir de quelques
principes généraux ignorés ou méconnus, que je considère comme d'indispensables guides, et qui vous permet-
tront d'apprécier clairement les raisons qui me dirigent.

Vous n'avez pas oublié sans doute la caractéristique
et le rôle que j'ai assignés aux climats de mon second
groupe. Tandis que les premiers sont directement modificateurs, à ce point qu'ils pourraient être dits curateurs, ou qu'ils ont à tout le moins la signification et
l'importance d'un remède véritablement actif, les seconds sont purement et passivement conservateurs, et
les effets qu'il est permis d'en attendre, je veux dire
*d'eux-mêmes et en dehors de toute intervention théra-
peutique*, ne dépassent pas les suivants : apaisement de
l'irritabilité et de l'irritation bronchopulmonaires ; —
préservation, dans une mesure plus ou moins notable,
contre les épisodes inflammatoires dans l'appareil de la
respiration ; — conciliation de ces résultats avec la vie
en plein air et au soleil pendant un nombre de jours
plus ou moins grand de la saison d'hiver ; — par suite
de cette condition de vie extérieure, action favorable
indirecte sur la restauration constitutionnelle. Ces effets sont assurément d'une grande importance ; car par
l'heureuse association du *statu quo* local avec l'amélioration de l'état général, le malade est mis en situation
de bénéficier de toutes les éventualités favorables que
peut lui conférer l'évolution de la maladie, aidée de la
thérapeutique.

Je réunis et je résume ces effets sous deux chefs : PRÉ-

SERVATION LOCALE ; — AMÉLIORATION DE L'ÉTAT CONSTITU-
TIONNEL ; ou bien encore, et par abréviation, INDICATION
LOCALE ; — INDICATION GÉNÉRALE. En dehors de ces
effets, *je ne reconnais nulle autre action aux climats de
plaine* qui composent mon second groupe.

Cela étant, la première question à résoudre est celle-
ci : quelles sont les conditions climatériques capables
d'assurer le maximum des effets possibles? Cette question est neuve, ou en tout cas elle n'a pas été franchement abordée; c'est elle pourtant qui renferme et qui
domine toutes les conclusions pratiques. Je vais donc
vous dire les principales de ces conditions, pour chacun
de mes deux chefs.

Quant à la PRÉSERVATION LOCALE, on pourrait croire,
et l'on croit, ou l'on semble croire souvent, qu'elle dépend
avant tout du chiffre thermique, et que plus la moyenne
hivernale de ce chiffre est élevée, plus il y a de chances
favorables pour une préservation complète. Cette opinion
est précisément celle qui inspire les luttes, au degré ou
au dixième de degré, dont les médecins de diverses stations ont plusieurs fois donné l'exemple; j'ai eu déjà
l'occasion de vous signaler l'inanité de ces discussions.
En effet, Messieurs, cette opinion est une erreur complète; ce qui importe ici, à ce point de vue fondamental
de la préservation locale, ce n'est pas le degré absolu de
la température, c'est L'UNIFORMITÉ, c'est-à-dire la PETI-
TESSE DES OSCILLATIONS THERMOMÉTRIQUES; et cette uniformité doit être recherchée, notez le fait, d'une part pour
les périodes diurnes, d'autre part pour les périodes mensuelles. En ce qui concerne les périodes diurnes, deux
circonstances tout à fait distinctes doivent être considé-

rées, savoir : les modifications du thermomètre aux diverses heures d'un même jour, oscillations diurnes proprement dites ; et les changements d'un jour à l'autre, oscillations des journées successives. En d'autres termes, l'uniformité thermique d'un climat dépend des trois conditions que voici : *écarts du thermomètre aux diverses heures d'un même jour, — écarts d'un jour à l'autre, — écarts d'un mois à l'autre.*

Voilà l'élément véritablement important et dominateur ; moins les écarts des trois ordres sont étendus, plus l'uniformité, par suite, approche du complet, plus sont grandes et assurées les chances de préservation. Les limites absolues des écarts, c'est-à-dire les chiffres extrêmes entre lesquels ils ont lieu, sont tout à fait secondaires et accessoires ; c'est avant tout l'amplitude de l'oscillation elle-même qui doit être prise en considération ; par exemple, une oscillation diurne de cinq degrés entre des températures extrêmes de 5° à 10°, constitue, au point de vue particulier de la préservation locale, une condition climatérique beaucoup meilleure qu'une oscillation diurne de neuf degrés entre des températures de 15° à 24° ; et il en est exactement de même pour les deux autres espèces d'oscillations. Ainsi donc l'uniformité thermique, telle que je viens de la définir, voilà la première condition nécessaire pour la production des effets que j'ai groupés sous le chef de préservation locale.

Pour les oscillations diurnes proprement dites, qui sont sans contredit les plus importantes, j'estime qu'au delà d'une amplitude moyenne de 5 degrés l'avantage fondamental du climat est compromis, il n'est plus suffisamment qualifié au point de vue de la stabilité

thermique. Remarquez bien que je parle de la *moyenne*
des oscillations diurnes, et que mon chiffre limite
implique par conséquent pour la durée de la saison de
sept mois, un certain nombre d'écarts plus considérables, et un nombre non moins grand d'écarts plus
faibles. Cela bien entendu, je refuse absolument le caractère d'uniformité aux climats dont les oscillations thermiques diurnes présentent une moyenne supérieure
aux chiffres ci-dessus; et la valeur thérapeutique du
climat est d'autant moindre, que cette moyenne s'élève
plus au delà des limites fixées. — L'uniformité des autres caractères météorologiques n'est pas moins indispensable, particulièrement en ce qui concerne l'état
hygrométrique, car de notables écarts sont à la fois pénibles et préjudiciables pour les malades.

Un autre élément, non moins fondamental, est fourni
par la fréquence et la violence des VENTS; c'est encore là,
eu égard à la préservation locale, une circonstance bien
plus importante que l'élévation du chiffre thermique
moyen; une région sans vent ou avec peu de vent en
automne, en hiver et au printemps, avec une moyenne
thermométrique relativement basse pour le groupe de
climats que nous considérons est assurément meilleure
qu'une région à moyenne plus haute, mais qui est fréquemment exposée à des vents d'une certaine intensité;
et cela reste vrai, quelle que soit la direction du vent;
certes, s'il vient du nord, l'inconvénient est plus grave
encore, mais le fait seul du déplacement violent de l'air
est un obstacle réel à l'œuvre de préservation poursuivie, ou bien, si l'on veut éviter ce danger, on est trop
souvent obligé de condamner le malade au confinement.

Indépendamment de cette influence nuisible directe, le vent en a une autre non moins redoutable, c'est la POUSSIÈRE qu'il soulève et qu'il maintient dans l'atmosphère respirable ; on peut sans grand dommage accepter une fréquence modérée du vent dans une région sans poussière, mais dans les localités à sol poudreux, cet inconvénient est presque rédhibitoire, et suffit pour diminuer, dans une proportion notable, la valeur médicale de ces stations. Souvent, il est vrai, il est possible d'atténuer au moins en partie cette condition fâcheuse, en usant judicieusement, pour le choix des habitations, des ressources que peuvent offrir les variétés topographiques de la contrée ; mais ce n'est là en somme qu'un pis-aller incertain, et les régions sans vents fréquents, ou au moins sans poussière, conserveront toujours une incontestable supériorité.

L'ÉTAT HYGROMÉTRIQUE habituel de la localité doit également être pris en sérieuse considération, non seulement quant à son uniformité, mais aussi quant à son degré moyen. L'importance de la première condition a déjà été signalée, elle se comprend d'elle-même, car toute variation brusque et notable dans les phénomènes météorologiques est un obstacle à la préservation locale, et menace d'en amener la suspension. Pour ce qui est du degré, il est nécessaire qu'il soit notablement supérieur à la moitié de l'échelle hygrométrique centésimale ; à 55, à 60, à 65 un climat doit encore être dit sec, ou modérément sec ; c'est entre 70 et 80 qu'il faut chercher les limites désirables de l'humidité relative moyenne ; elle est trop faible au-dessous du premier terme, elle est excessive au delà du second.

L'influence de la sécheresse est complètement différente, suivant qu'elle est associée à une température basse, ou à une température moyenne ou chaude; de là l'opposition de ces conclusions avec celles que je vous ai présentées à propos des altitudes extrêmes de mon premier groupe. Dans les climats doux de plaine, l'insuffisance ordinaire du degré hygrométrique, la sécheresse de l'air, favorise et entretient l'irritation de la muqueuse respiratoire; par suite de l'abondance et de la rapidité de l'évaporation cutanée et pulmonaire, elle soustrait une notable quantité d'eau à l'organisme, et augmente en conséquence la concentration des produits liquides normaux et pathologiques; cette influence se fait surtout sentir sur les crachats, dont la viscosité accrue rend l'expectoration difficile, et sur l'urine qui devient rare, condensée et haute en couleur. Vivenot, qui a remarquablement analysé ces effets, pense même que cette diminution quantitative de l'urine peut amener, par insuffisance de l'eau, la rétention dans le sang d'une certaine quantité d'urée, qui est alors éliminée sous forme d'azote et d'ammoniaque, par la peau et par les poumons; cette élimination déviée est pour ces derniers organes une cause directe d'irritation. Ce n'est pas tout : avec la sécheresse de l'air dans ces régions basses coïncident invariablement de notables écarts de température; une humidité modérée est la condition *sine qua non* de l'uniformité thermique; d'où il résulte que l'insuffisance hygrométrique n'est pas seulement redoutable par ses effets directs sur l'organisme, mais qu'elle l'est aussi par son association constante avec une variabilité exagérée des conditions thermométriques. Tous ces effets immédiats et médiats de la sécheresse sont d'autant plus marqués que la température est plus élevée ; conséquemment, les climats qui présentent à un haut degré cet ensemble de caractères, ne doivent être conseillés qu'en face d'indications particulières d'une précision certaine.

Il faut aussi tenir compte des QUALITÉS PROPRES DE L'AIR, ou pour mieux dire, de l'impression variable qu'il exerce sur la muqueuse aérienne ; tantôt il n'a sur elle qu'une action nulle, tantôt il donne à son passage une impression douce et agréable dont on a parfaitement conscience, tantôt enfin il a une action comme agaçante et âpre, qui n'est pas moins exactement appréciée. Souvent ces différences peuvent être rattachées à des différences notables dans les conditions climatériques, et particulièrement dans l'état hygrométrique et le voisinage de la mer ; mais il arrive aussi que de pareilles différences sont constatées entre deux localités, que rapprochent à tous autres égards d'étroites analogies ; on ne peut alors invoquer que la qualité propre de l'air ; mais quelque pauvre que soit l'explication, cette propriété de l'air, qui dans ses degrés extrêmes fait *l'air doux* et *l'air rude*, est un élément qu'il est impossible de négliger dans l'appréciation des conditions relatives à la préservation locale.

Ainsi donc, Messieurs, l'uniformité de température résultant du faible écart des oscillations diurnes, journalières successives, et mensuelles ; — l'uniformité de l'état hygrométrique dans les limites assignées à l'humidité moyenne ; — la rareté des vents et l'absence de poussière ; — la douceur ou au moins la neutralité de l'air, voilà les conditions climatériques qui sont nécessaires, pour produire au maximum les effets salutaires de notre première classe : apaisement de l'irritation locale et préservation contre les agressions inflammatoires.

Passons aux effets du second chef, RESTAURATION DE L'ÉTAT CONSTITUTIONNEL.

La dissociation analytique, qui nous permet de considérer isolément pour un instant cet élément fondamental de l'amélioration du malade, nous permet aussi, d'un point de vue théorique et général, une réponse des plus nettes. La condition climatérique prépondérante est ici le degré de la moyenne thermométrique; moins elle est élevée, plus l'action reconstituante est certaine et rapide; et si, avec cette moyenne faible coïncident des caractères de pureté et de tranquillité atmosphériques, qui rapprochent le climat, à l'altitude près, du climat de montagne, cet ensemble est le meilleur qui puisse être souhaité, quant aux effets constitutionnels; je ne pense pas qu'il puisse y avoir aucune hésitation sur ce rapport thérapeutique, envisagé isolément et d'une manière abstraite.

Mais dans la pratique, la réponse est forcément moins précise; certes on rencontre des malades chez lesquels l'indication constitutionnelle est à ce point dominante qu'elle prime tout le reste, et qu'il convienne de la consulter seule; dans ce cas, la solution théorique ci-dessus devient une solution pratique qui peut, qui doit être appliquée. Mais ordinairement la situation est moins simple, le médecin n'a plus le droit de concentrer ses efforts sur l'amélioration de l'état général, il est contraint de se préoccuper avec une égale attention de la préservation locale, et la nécessité de cette conciliation conduit à utiliser non seulement les climats les moins chauds que commanderait l'indication constitutionnelle isolée, mais aussi les climats plus doux qui peuvent répondre plus complètement à la double exigence du traitement. Il est donc absolument nécessaire, c'est même là peut-être la notion tout à fait prépondérante, de savoir pour la totalité du groupe des stations de plaine, et non pas seulement pour quelques-unes des unités qui le composent, ce qui en est au vrai de l'action du climat sur l'état des forces, sur la restauration constitutionnelle.

Il y a à ce sujet trois procédés d'information. On peut consulter les indigènes et les résidents habituels de la localité; ce premier procédé est le plus mauvais, vu les erreurs certaines d'appréciation issues de l'indigénat ou de l'accoutumance; — on peut consulter l'état et les renseignements des malades qui ont fait dans la localité un séjour de quelques mois, données auxquelles il faut ajouter les renseignements fournis par les personnes bien portantes qui les ont accompagnés; ce procédé est beaucoup meilleur quant à la valeur des notions obtenues, mais il est singulièrement défectueux quant à la méthode, puisque le malade est exposé ainsi à tous les hasards d'une expérimentation, dont l'expérience préalable du médecin devrait le préserver; — reste enfin le procédé vraiment supérieur de l'impression personnelle, qui unit la certitude à la rapidité; il ne faut qu'un peu de temps et l'habitude de l'observation pour apprécier sur soi-même l'action fortifiante ou débilitante d'un climat quelconque, et les conclusions sont directement applicables aux malades; bien plus, elles

sont applicables avec une force accrue de toute la différence que présentent l'organisme sain et l'organisme
malade, dans leur résistance aux impressions extérieures.
L'action jugée sur lui-même par un adulte en bonne
santé, sera toujours une action de même sens chez le
phthisique, mais l'énergie de l'action sera augmentée en
raison directe de la débilité et de l'impressionnabilité des
individus. C'est à cette catégorie d'appréciations, c'est
à ce mode de jugement que je faisais allusion au début
de ces leçons, lorsque je vous parlais de l'impression
spéciale du climat sur l'organisme qu'il affecte, d'une
action indéfinissable dont la cause ne peut être saisie,
et dont on demanderait vainement la révélation aux
tables des conditions atmosphériques; cette action, vous
disais-je encore, ne peut être jugée que sur place, il
faut la subir pour la discerner. Je suis bien loin de contester la valeur des renseignements fournis *après coup*
par l'étude des malades et des personnes qui ont par-
tagé leur résidence; mais je pense qu'il est bon de les
prévoir au moyen de notions préalables, et que par
suite l'association du jugement personnel aux données
issues de l'observation pathologique, constitue, en pareille matière, la meilleure méthode d'information. C'est
sur cette double base que sont assis les appréciations et
les conseils pratiques, dont je vous entretiendrai bientôt.

Si vous vous rappelez la valeur pathogénique que j'attache à l'hypotrophie constitutionnelle, et l'importance
supérieure que je reconnais par suite à l'indication tirée
de l'état général, vous comprendrez aisément que je
donne une très large place dans le traitement climatérique à l'action fortifiante ou débilitante des climats,

et que cet élément de détermination soit l'objet de ma constante préoccupation.

Mais il convient, avant de poursuivre, que je vous mette en garde contre une erreur qui est bien souvent commise.

En matière de climatothérapie, on confond fréquemment d'une part, l'action excitante et l'action fortifiante d'un climat, d'autre part l'action sédative et l'action débilitante; et on les confond si bien, que ces désignations accouplées sont employées indifféremment l'une pour l'autre. Il y a là, selon moi, plus qu'une confusion, il y a une erreur. L'*action excitante* et l'*action sédative* se rapportent en sens inverse à l'état du système névro-vasculaire, et à l'irritation des voies respiratoires ; l'*action fortifiante ou tonique* et l'*action débilitante* se rapportent, en sens inverse, à l'état de la nutrition et à l'état des forces.

Voulez-vous la preuve de la justesse et de la nécessité de cette distinction ? Voyez les effets des deux actions sur le malade. L'action excitante se traduit par de l'agitation physique et morale, par une impressionnabilité exagérée jusqu'à être pénible, par de l'insomnie rebelle, souvent par de la céphalalgie, par l'accélération ou la variabilité du rhythme respiratoire et circulatoire, enfin par des signes non douteux d'irritabilité laryngo-bronchique; et avec cette apparence trompeuse de mouvement et de vie, surviennent plus tôt ou plus tard un sentiment de lassitude réelle et constante, un éloignement croissant pour tout exercice qui est immédiatement une fatigue, et souvent aussi une diminution plus ou moins marquée dans l'activité de la nutrition. — L'action fortifiante n'a rien de tout cela ; sous son influence, l'excitabilité névro-cardiaque reste ce qu'elle était auparavant, l'irritabilité de la muqueuse aérienne n'est nullement accrue, mais le malade éprouve un sentiment d'entrain, de vigueur nouvelle ; ce sentiment répond à un changement réel, que démontre l'aptitude journellement augmentée pour l'exercice musculaire ; l'accroissement de l'appétit, des digestions, l'intégrité de l'assimilation, l'activité tranquille de l'hématose achèvent de caractériser cet état, que traduit enfin d'une façon non douteuse l'augmentation des forces et du poids du corps. Peut-on concevoir, je vous le demande, deux états plus opposés, deux groupes d'effets plus contradictoires ? L'opposition est la même entre l'action purement sédative et l'action débilitante, auxquelles s'appliquent avec des traits renversés les descriptions précédentes. Il faut donc se garder ici d'une confusion qui est contraire à la réalité, et distinguer soigneusement ces deux modes d'action, dont je vous ai présenté les types les plus accusés.

Les deux propriétés que l'on peut appeler positives, c'est-à-dire l'action excitante et l'action fortifiante, peuvent être réunies dans un même climat, et les propriétés négatives, l'action sédative et l'action débilitante, peuvent également se rencontrer dans une même région ; mais cette association harmonique est loin d'être constante, et par conséquent l'assimilation et la synonymie que je combats, conduisent forcément à une interprétation erronée de l'action des divers climats. Voyez l'Égypte ; ce climat est sans contredit le plus excitant parmi ceux de mon second groupe, mais il en est en même temps le plus débilitant, à mon sens du moins. — Voyez Madère; c'est le climat sédatif par excellence; est-il débilitant? pas le moins du monde; il est au contraire plus fortifiant que débilitant. Je suis heureux de me trouver en accord sur ce point avec mon éminent confrère Lombard (de Genève). — Voulez-vous d'autres exemples? je le veux bien aussi, ils sont instructifs. Passez de Madère à Alger, ou plutôt à Mustapha, et vous trouverez que les deux propriétés présentent une modification respectivement inverse; l'action tonique est grandement diminuée, mais l'action excitante est accrue. — C'est encore l'opposé pour les climats de la Riviera méditerranéenne; ils sont tous excitants à des degrés divers; sont-ils donc fortifiants comme le voudrait la synonymie en question? on l'a dit, mais il m'est impossible de l'admettre, et je les trouve à cet égard sensiblement indifférents, ni fortifiants, ni débilitants. Pour la Riviera italienne, en effet, l'action fortifiante est littéralement nulle; pour la Riviera française, elle est peut-être faiblement ébauchée, mais elle est trop peu marquée pour prendre la valeur d'un élément thérapeutique de réelle importance. C'est là, du moins, la conclusion formelle de mes études sur ce point.

Parfois, ainsi que je vous l'ai dit, les propriétés analogues marchent de pair; cela est certain, par exemple, pour Méran et Montreux, dont les climats ont à la fois une action fortifiante énergique et une action excitante modérée; cela n'est pas moins certain pour Pau et Pise, dont les propriétés climatériques sont remarquables à la fois par l'action sédative et par l'action débilitante; je n'ignore pas que dans ces derniers temps on a tenté d'assigner au climat de Pau une action tonique, mais mon expérience me défend d'accepter une pareille assertion. Il y a donc bien évidemment des climats à propriétés harmoniques qui agissent dans le même sens, c'est-à-dire en plus ou en moins, si j'ose ainsi dire, sur l'excitabilité et sur l'état de la nutrition et des forces; mais même alors ma distinction doit être maintenue, car il est très rare que ces propriétés simultanées et de même sens soient égales quant à leur degré; cela est bien frappant pour les stations de Méran et de Montreux; l'action excitante, qui est réelle, est si peu accusée comparativement à l'action tonique, qu'elle peut être totalement négligée, dans les cas où l'indication constitutionnelle est véritablement dominante.

La distinction dont je viens de vous entretenir est donc fondamentale; si vous la négligez, ce ne sont pas seulement les climats qui seront par vous mal interprétés, ce sont aussi vos malades qui seront mal dirigés. Quelle est en effet la conséquence inévitable de cette assimilation fautive entre l'action excitante et l'action fortifiante? c'est la fusion non moins erronée de deux indications thérapeutiques complètement différentes, savoir : l'indication tirée de l'*excitabilité névro-vasculaire*, et l'indication tirée de l'ÉTAT DES FORCES ET DE LA NUTRITION. Or la première est une *indication purement symptomatique;* la seconde est une INDICATION CAUSALE ET PATHOGÉNIQUE, puisqu'il s'agit ici d'une maladie dont l'HYPOTROPHIE CONSTITUTIONNELLE est à la fois l'origine et le moyen. Ce simple aperçu vous montre que la valeur clinique de ma distinction est au moins égale à son intérêt climatologique, et il vous enseigne en même temps que, des deux indications formulées, l'une est incomparablement plus importante que l'autre. A cette prépondérance grave de l'indication fournie par la débilité constitutionnelle il y a plusieurs raisons dont il faut que vous soyez bien pénétrés ; c'est d'abord qu'il s'agit d'une indication causale, c'est ensuite que par cela même cette indication est constante, c'est enfin que cette indication est uniforme, puisqu'elle adresse à la thérapeutique un appel dont le sens est toujours le même. — L'indication tirée de l'excitabilité est par contre d'un ordre secondaire, parce qu'elle est une indication symptomatique, parce qu'elle est inconstante dans son existence, parce qu'elle est variable dans sa signification pratique.

Il résulte de là qu'entre les deux propriétés climatériques que je sépare, l'ACTION FORTIFIANTE est de beaucoup la plus importante, puisqu'elle répond, comme l'action de préservation locale, à l'une des indications fondamentales de la maladie. Que vous ai-je dit en commençant ces leçons? Les seules bases solides du traitement prophylactique et du traitement curateur sont fournies par la notion de nutrition imparfaite, et par la connaissance de l'influence nocive des phlegmasies. Eh bien! ce qui est vrai du traitement en général, n'est pas moins rigoureusement vrai du traitement climatérique, qui doit toujours, et avant tout, obéir à ces deux indications causales; elles sont invariablement présentes dans tous les cas; leur importance, leur urgence respective, varie seule chez les divers malades. Voilà le fond constant et immuable de la situation Que si, par surcroît, l'indication symptomatique tirée de l'excitabilité est assez accentuée pour qu'il y ait lieu d'en tenir compte, il faut la suivre, cela est évident, mais il faut maintenir quand même, dans toute la mesure du possible, l'obéissance aux deux indications primordiales.

En résumé, préservation locale, restauration constitutionnelle, voilà les deux effets possibles des climats de mon second groupe; l'UNIFORMITÉ MÉTÉOROLOGIQUE DANS TOUS SES MODES et L'ABSENCE DE POUSSIÈRE en vue *de l'effet local;* — L'ACTION FORTIFIANTE et une influence excitante médiocre ou nulle, en vue de l'*effet général* : voilà les conditions nécessaires pour le résultat cherché.

Les meilleurs climats sont donc de toute évidence ceux qui répondent d'une manière satisfaisante à cette dualité thérapeutique fondamentale; — viennent ensuite des climats moins complets en ce sens qu'ils ne sont pas également bien appropriés aux deux indications, mais qui, en revanche, présentent une adaptation efficace et supérieure pour l'une ou l'autre d'entre elles; les premiers possèdent à la fois l'uniformité et l'action fortifiante, les seconds ne présentent à un degré suffisant que l'une de ces deux propriétés; — viennent enfin des climats que j'appelle indifférents, parce qu'en raison de leurs caractères peu accentués ou de quelque condition particulière, ils ne répondent d'une manière certaine et supérieure ni à l'une ni à l'autre des deux indications; ils n'y sont pas contraires, mais leur adaptation est plus vague, et leur valeur thérapeutique est par cela même inférieure à celle des deux premières catégories.

La conséquence pratique de cette division, vous la pressentez : les climats de la première série, *toute ré-*

serve faite des autres sources de jugement, conviennent à tous les malades, puisque les deux indications qu'ils remplissent sont présentes dans tous les cas ; — les climats de la seconde série conviennent aux malades chez lesquels l'une des indications fondamentales est manifestement plus urgente que l'autre, de sorte que c'est, ou bien l'uniformité météorologique, ou bien l'action fortifiante, qui est le besoin dominant ; — les climats de la troisième série, par suite de leur caractère indifférent, semblent convenir dans les deux cas ; mais, en raison de leur adaptation plus faible et moins précise, il est bon de ne les utiliser que lorsqu'on ne peut pas faire mieux.

Cette division nouvelle qui est mienne, et qui est fondée sur le rapport variable de l'action du climat avec les deux indications pathogéniques de la maladie, me paraît à la fois la plus féconde et la plus médicale ; certainement, il est rare qu'on n'ait à compter qu'avec ces deux indications ; bien souvent d'autres éléments interviennent, qui pèsent d'un poids légitime sur la détermination, l'excitabilité ou le mode réactionnel par exemple, ou bien encore certains états constitutionnels, tels que le rhumatisme et la scrofule ; mais il n'est pas moins vrai que ces indications contingentes ne doivent jamais être suivies au détriment des deux autres, et que celles-ci conservent en toute circonstance leur indéniable prépondérance. Dans ces cas à exigences complexes et parfois disparates, on est fréquemment obligé de renoncer à des climats qui seraient parfaitement appropriés aux obligations fondamentales, et de chercher une conciliation qui satisfasse aux nécessités multiples de la situation ; mais cette conciliation ne doit en aucun cas être achetée par la négligence ou la violation des indications primordiales. Il est donc légitime et logique, d'un point de vue médical, de prendre pour base de division des climats de plaine leur action respective sur la préservation locale et sur la restauration constitutionnelle.

Il me serait facile, après mon analyse des conditions climatériques nécessaires, de vous traduire par trois séries de noms les trois catégories que je viens d'établir ; je ne le ferai point cependant : d'une part, ce procédé est empreint d'un absolutisme qui ne saurait me convenir ; d'autre part, cette énumération ne vous éclairerait pas d'une manière complète, puisqu'elle laisse en dehors d'elle toutes les indications secondaires. Je me bornerai donc à vous dire, que, d'après mes études et mon expérience, je considère comme types de ma première série, avec quelques nuances distinctives, Madère et Alger ; — que dans la seconde, Méran, Montreux et Lugano sont des types de l'adaptation supérieure pour l'action fortifiante ; tandis que Palerme et Catane sont des types de l'adaptation supérieure pour la préservation locale ; — je vous citerai enfin Pise et Pau comme des types de ma troisième série. Cela soit dit simplement pour fixer vos idées.

Il convient d'ajouter que Madère et Alger, les deux types de ma première série, doivent aussi figurer dans la seconde, en raison de la dualité de leurs effets ; mais comme la puissance de leur action préservatrice locale est supérieure à la puissance de leur action tonique, ces deux stations occuperont dans cette seconde série une place différente selon le point de vue envisagé ;

elles suivent, mais de très loin, Méran, Montreux et Lugano, sous le rapport de l'action constitutionnelle ; elles devancent et de beaucoup les stations de Sicile, sous le r apport de la préservation locale.

Après cette introduction nécessaire qui vous a fait connaître mes vues personnelles sur l'action des climats de plaine, j'arrive aux groupes pathologiques, et je vais essayer de vous dire comment j'en établis le rapport avec les groupes climatériques. Nous rencontrerons ici, vous pouvez le pressentir, la même difficulté que je vous ai signalée avec tant d'insistance à propos des climats d'altitude et à propos des eaux minérales ; un exposé dogmatique peut réussir à la rigueur à fixer le groupe climatérique correspondant à un groupe pathologique donné, mais le choix entre les individualités du groupe désigné est éminemment variable, et il échappe le plus souvent, par sa mobilité même, à toute règle générale. Je ferai de mon mieux pour vous éclairer aussi complètement que le sujet le permet.

Avant d'entrer en matière, je dois vous renseigner une fois pour toutes sur la provenance des chiffres météorologiques que j'aurai à vous communiquer. Ces chiffres ne sont ni empruntés ni copiés ; ils sont tous le résultat d'un travail entièrement personnel, pour lequel j'ai utilisé, d'une part, les renseignements recueillis sur place, d'autre part, les documents publiés, tant français qu'étrangers, je parle des documents d'un caractère scientifique. L'étude et l'appréciation comparatives de ces matériaux et de mes renseignements, la synthèse des résultats fournis par cette analyse, voilà l'origine des chiffres que je produis; ils sont donc miens, et il convient, par suite, que la reproduction soit accompagnée du nom de l'auteur. Expressions totalisées d'un grand nombre d'éléments divers, mes chiffres peuvent différer de ceux qui sont contenus dans tel ou tel travail considéré isolément, mais je réponds de leur parfaite exactitude, en raison de la valeur et de la multiplicité des sources d'où ils découlent.

Toutes les indications thermométriques se rapportent à l'échelle centigrade; et, sauf mention contraire, toutes les données météorologiques appartiennent uniformément à la période des sept mois d'octobre à avril inclusivement. Cette uniformité, souvent négligée, est la condition indispensable d'une comparaison vraiment exacte et fructueuse.

Je reprends mon exposé.

Je vous entretiendrai d'abord d'un groupe pathologique des plus nets, pour lequel la solution climatérique est d'une facilité relative tout exceptionnelle; je veux parler de la **phthisie pneumonique**, parvenue à la phase de chronicité compatible avec le déplacement des malades.

Sauf l'exception unique et rare que j'ai signalée en étudiant la cure d'altitude, cette forme de la maladie indique constamment le même groupe climatérique, et ce groupe ne comprend que quatre stations, savoir, Madère, Alger, Palerme et Pise. Je n'oserais pas y faire rentrer Pau d'une manière absolue, en raison de l'amplitude plus considérable des oscillations thermométriques, diurnes, journalières et mensuelles. Ce qui importe ici, tant pour l'absence de péril que pour l'utilité du traitement, c'est avant tout l'uniformité météorologique; si elle est unie à une action plus tonique que débilitante, les choses sont au mieux, l'idéal du désirable est réalisé; cette heureuse association nous la trouvons, à des degrés différents, à Madère et à Alger; elle manque à Pise qui ne vaut ici que par l'égalité des conditions climatériques; encore cette égalité est-elle déjà notablement moindre que dans les deux autres stations.

Toutes les fois que dans le groupe pathologique en question le médecin a une entière liberté d'action, ce qui n'est pas très commun, il faut le dire, j'estime qu'il doit donner la préférence à MADÈRE; c'est ce que je fais moi-même, pour plus d'une raison. Avec sa moyenne thermique de 17°,88 pour les sept mois d'octobre à avril, sa moyenne d'oscillations diurnes de 3,33, ses écarts journaliers presque négligeables de 0,65 à 0,70, et ses écarts mensuels dont la moyenne est de 0,83 et le maximum de 2°,2, l'île de Madère réalise au mieux dans notre hémisphère, et cela sans comparaison aucune, l'ensemble des conditions climatériques nécessaires, tant pour l'uniformité que pour les chiffres thermiques en eux-mêmes.

Mais à cet avantage sans égal qu'il est vraiment illogique de négliger, s'en joignent d'autres qui, à mon grand étonnement, n'ont pas encore été signalés, quoiqu'ils soient assurément bien dignes d'une sérieuse attention. La règle du séjour prolongé, qui n'est jamais plus impérieuse que dans la phthisie pneumonique, peut être observée avec une facilité sans pareille, grâce au faible écart qui sépare la moyenne thermique estivale de la moyenne

hivernale (5° à 6°,45), et grâce à la multiplicité des habi-
tions qui s'élèvent aux environs de Funchal à des hauteurs diverses, depuis le niveau de la mer jusqu'à l'altitude de 650 mètres et plus encore; il y a là un ensemble
de conditions auquel je ne connais pas d'analogue,
et qui permet de satisfaire, par la mutation de la résidence, aux indications multiples et dissemblables
issues de l'excitabilité et de la réaction individuelles.
Cette même circonstance enlève au climat de Madère
le caractère uniforme de climat sédatif, qui ne peut lui
être attribué que faute de notions suffisantes. Oui, au
niveau de la mer ou à peu près, l'action est sédative
sans être jamais débilitante; mais qu'on s'élève, qu'on
utilise les ressources que je viens d'indiquer, et l'on
peut à volonté remplacer l'action sédative par une action
indifférente, et enfin par une action légèrement excitante, avec laquelle coïncide une influence tonique des
plus marquées, résultant d'une part de l'altitude même,
d'autre part de la diminution de la température, qui
s'abaisse en moyenne d'un degré par cinquante mètres
d'élévation.

Là ne sont point encore bornés les précieux privilèges
de cette station; la ville de Funchal et l'admirable amphithéâtre de villas qui l'entoure jusqu'à une hauteur de
près de sept cents mètres, occupent le versant méridional
de l'île, et sont complètement protégés contre les vents
du nord, du nord-est et du nord-ouest, par plusieurs
rangées de montagnes, qui atteignent et même dépassent
sur plusieurs points l'altitude de deux mille mètres.—Une
eau potable, non moins remarquable par sa pureté que
par son abondance, alimente toute cette contrée;—enfin,

et c'est là pour moi un avantage vraiment inappréciable, la poussière est absolument inconnue à Funchal et dans ses environs ; ma proposition doit être prise au pied de la lettre ; à la fin d'une journée passée au dehors, il n'y a pas un atome de poussière sur les vêtements ; le sol est volcanique, toutes les voies grandes ou petites sont pavées, à une distance qui dépasse la zone habitée, de petites pierres extrêmement serrées, qui les font ressembler à une mosaïque de basalte, de sorte que même durant les jours où le vent de mer présente sa plus grande intensité, il ne peut soulever une poussière qui n'existe pas, et l'atmosphère conserve son inaltérable pureté. — L'excellence des installations et du confortable, tant dans les hôtels que dans les villas, a déjà été signalée, je ne fais que la rappeler ; mais il ne sera pas indifférent d'affirmer l'absence totale des moustiques.

Je ne dis rien du charme indescriptible de cette contrée montagneuse, véritable Suisse de l'Océan, non plus que de l'enchantement produit par une végétation luxuriante, qui montre aux yeux étonnés et ravis les richesses de la flore tropicale confondues, par une association unique, avec les produits de nos régions tempérées ; je ne dis rien de tout cela, car je me borne à l'utile sans songer à l'agréable, encore bien que pour les malades l'agréable soit bien souvent un des éléments de l'utile.

Si, malgré les facilités du voyage, le malade se refuse au séjour de Madère, en raison de l'éloignement, c'est Alger, c'est Mustapha qui sans hésitation doit lui être conseillé. Il perd à cette substitution le bénéfice d'une résidence fixe prolongée, il perd les ressources précieuses résultant de la variété des conditions d'altitude, mais il conserve les avantages d'un climat sans action excitante excessive, plutôt fortifiant que débilitant, et d'une uniformité thermique qui, sans être aussi exceptionnelle que celle de Madère, est cependant des plus remarquables ; en effet, la moyenne des oscillations diurnes pour les sept mois d'octobre à avril ne dépasse pas 4°,5, la moyenne des écarts mensuels est de 1,93, avec un chiffre thermométrique moyen pour cette même période de 16,62. Mais pour la possession complète de ces influences favorables, il est essentiel que l'habitation du malade soit dans une région tout à fait abritée ; il y en a au moins une à mi-hauteur du coteau de Mustapha supérieur.

Du reste, il ne sera pas inutile de redresser une erreur trop répandue touchant l'exposition d'Alger et de Mustapha ; un examen, vraiment trop superficiel, a pu faire dire que cette ville regarde le nord, cela n'est point exact, et cette assertion vient tout simplement de ce qu'on a omis de tenir compte du contour considérable que décrit la partie occidentale de la baie. En fait, l'orientation d'Alger est directement à l'est ; quant à l'orientation de Mustapha, elle est à l'est-sud-est pour la partie occidentale du coteau, au nord et au nord-ouest pour la partie centrale et orientale ; or, dans la partie occidentale l'abri contre les vents est aussi complet qu'on peut le désirer, par suite de la présence des montagnes de Bou-Zaréa et de Fort l'Empereur d'une part, de la chaîne de l'Atlas et de Djurdjura d'autre part. Sous le bénéfice de ces remarques, on peut dire en toute vérité que l'uniformité thermique et la tranquillité atmosphérique sont réalisées à Mustapha d'une manière tellement satisfaisante, que cette station ne le cède qu'à Madère sous ces deux rapports. Ajoutons que dans cette même région, mais là seulement, on est complètement préservé de l'inconvénient de la poussière. Je crois pouvoir achever de caractériser le climat de Mustapha, en ajoutant qu'il est plus excitant que Madère, tout en étant un peu moins fortifiant; en fait, il est le moins tonique parmi ceux qui méritent réellement cette qualification, c'est-à-dire que je le place à cet égard après Corfou, Catane, Palerme et Madère, cette énumération étant faite dans l'ordre décroissant. On voit donc que la station de Mustapha est très heureusement appropriée aux indications spéciales fournies par le groupe pathologique que nous étudions; et en tenant compte des nuances qui la séparent de Madère au point de vue de l'excitation et de l'action fortifiante, on peut, au moyen de ces deux résidences, répondre aux variétés les plus importantes de l'excitabilité et de la débilité individuelles; il est seulement bien regrettable, à mon point de vue, que l'Algérie exclue encore aujourd'hui toute possibilité de résidence annuelle, et que les changements d'altitude n'y soient pas accompagnés du confort nécessaire.

Lorsque la phthisie pneumonique présente avec la chronicité, qui est la condition *sine qua non* du traitement climatérique, un caractère évident de *torpidité*, je trouve dans cet ensemble, assez rare du reste, une indication positive pour le séjour de PALERME; cette station est parfaitement abritée contre les vents du nord; les environs de la ville, et notamment la Concha d'Oro, fournissent de précieuses ressources pour une résidence rurale ; le climat est à mon sens un peu plus excitant et un peu plus

fortifiant que celui de Madère et d'Alger, et il présente
une uniformité sensiblement égale à celle de cette dernière région, les oscillations diurnes en particulier étant
inférieures à mon chiffre limite de 5°; mais la moyenne
thermique est notablement plus faible, elle est de 13°,79
pour les sept mois d'octobre à avril. La ville et ses environs immédiats ne présentent pas l'inconvénient de la
poussière dans les jours de vent; mais, comme en Algérie,
la possibilité du séjour estival fait complètement défaut.
La beauté du site et de la baie de Palerme est prover-
biale, je ne m'y arrête pas.

Si enfin la phthisie pneumonique, tout en étant chronique, éteinte et torpide en ce qui concerne les foyers
locaux, coïncide avec un mode individuel plus ou moins
voisin de l'*éréthisme*, alors c'est Madère, à l'exclusion
d'Alger et de Palerme, qu'il convient de choisir; et si je
rencontre chez le malade une répugnance invincible
pour un déplacement aussi lointain, je conseille PISE,
qui, à défaut de l'île atlantique, est particulièrement
appropriée à cet ensemble complexe d'indications. Mais
substitution ne veut point dire similitude, prenez-y garde;
que l'on considère les oscillations diurnes, les oscillations
journalières ou les écarts mensuels, l'uniformité, quoique
supérieure à celle de Pau, est moins grande qu'à Madère,
car la moyenne des oscillations diurnes atteint mon
chiffre limite de 5°, tandis qu'elle est à Madère de 3°,33,
et la moyenne thermique est considérablement moins
élevée, étant à peine de 10° pour les sept mois d'octobre
à avril. Les conditions sont donc à tous égards inférieures,
et c'est pour cela que j'ai rangé Pise parmi les climats
indifférents; mais dans le cas supposé, je ne pense pas

qu'il y ait mieux à faire. Du reste, de notables améliorations ont été réalisées à Pise dans ces dernières années, notamment en ce qui concerne les hôtels, les habitations destinées aux malades, et les ressources thérapeutiques, la ville possédant maintenant un établissement hydrothérapique et aérothérapique des plus complets.

Il n'est pas extrêmement rare que les malades affectés de phthisie pneumonique aient souffert, ou souffrent encore de manifestations rhumatismales plus ou moins accusées ; cette circonstance restreint notablement le choix des résidences, car en pareil cas, quelles que puissent être d'ailleurs les indications issues de l'excitabilité ou de la réaction individuelle, il faut absolument laisser de côté Palerme et Pise dont la moyenne hygrométrique est notablement supérieure à celle de Madère et d'Alger ; ces deux dernières stations présentent au contraire à cet égard une notable analogie, soit qu'on examine le degré hygrométrique moyen pour les sept mois d'octobre à avril, soit qu'on envisage le nombre des jours pluvieux, ou la quantité d'eau tombée durant la même période.

Depuis quelques années on préconise hautement, surtout en Angleterre, l'île de Ténériffe du groupe des Canaries, comme résidence propre aux phthisiques ; cette île, située au sud-est de Funchal, n'en est séparée que par une navigation de vingt-huit heures, et comme le climat y est plus sec et plus excitant, ce séjour semble pouvoir utilement compléter et étendre les applications thérapeutiques de Madère ; il y aurait même lieu de le préférer dans un certain nombre de cas, notamment pour les

phthisiques rhumatisants ou torpides. A ne considérer
que le climat, rien de plus juste que ces propositions;
l'île de Ténériffe, ou plus exactement la vallée d'Orotava
dans l'île de Ténériffe, réalise au même degré que Madère
la plupart des conditions nécessaires; la moyenne thermique d'Orotava pour la période octobre-avril est même
plus élevée, atteignant 18°,52; l'uniformité est pareille
en ce qui concerne les oscillations journalières et mensuelles, seules les oscillations diurnes sont un peu plus
accusées, mais la différence est assez faible pour être
négligeable; ajoutons que la configuration de l'île offre
les mêmes facilités quant à la résidence prolongée et
aux variations d'altitude, et que ces dernières atteignent
même des hauteurs plus élevées, où l'on trouve réunis
tous les effets des climats de montagne, raréfaction de
l'air comprise; et l'on reconnaîtra un ensemble de conditions éminemment favorables pour une station à applications très variées.

Connaissant ces particularités si nettement qualifica-
tives, connaissant, d'autre part, la tendance de nos confrères anglais, j'ai visité cette île pour en apprécier la
valeur comme résidence médicale, et je suis obligé de lui
refuser absolument ce caractère. Les conditions du climat
sont telles que je viens de vous les dire; la beauté de la
vallée d'Orotava est vraiment admirable; Humboldt a
déclaré que c'est ce qu'il y a de plus beau dans le
monde (en quoi je diffère de lui, ce qui importe peu);
mais la poussière et les moustiques règnent en maîtres
permanents dans cette merveilleuse contrée, et d'un
autre côté il n'y a pas dans toute l'île, ni à Orotava ni
ailleurs, une seule installation convenable pour des ma-

lades; les ressources alimentaires sont complètement défectueuses au point de vue de la qualité, et il n'y a aucune raison d'espérer un changement quelconque, car les indigènes repoussent, avec une hostilité voisine de l'indignation, l'idée d'adapter leur pays au séjour des phthisiques; ils ne veulent à aucun prix entendre parler d'une semblable transformation. La question est donc jugée, et l'île de Ténériffe doit être rayée de la liste des stations médicales, malgré les avantages exceptionnels de son climat, poussière et moustiques à part.

C'est également l'absence d'installations convenables, l'insuffisance de l'hygiène publique et de l'hygiène alimentaire, qui m'empêchent, malgré les efforts tentés dans ce sens par les médecins anglais, d'admettre au nombre des stations médicales Mogador et Tanger sur la côte occidentale et septentrionale du Maroc; là encore, surtout à Mogador, le climat est admirablement approprié; en un mot, c'est le climat de Madère; mais qu'importe le climat, si tout le reste fait défaut? Or c'est là qu'en sont les choses aujourd'hui; seulement, à l'inverse de Ténériffe, il est possible que des améliorations suffisantes viennent effacer ma condamnation dans un avenir plus éloigné; car l'année dernière à Tanger, j'ai pu voir des constructions encore inachevées, qui, surtout par leur position en dehors de la ville, réaliseront un véritable progrès.

Jusqu'à ce jour, Ténériffe, Mogador et Tanger ne valent que par leur climat, et je pense vous avoir amplement démontré que cela ne suffit pas pour faire une station médicale.

J'arrive à la **phthisie commune**.

Mon précepte est le suivant : Aussi longtemps que cela est possible il faut assurer aux phthisiques les effets salutaires des climats fortifiants. Et quand se présente cette possibilité? *Toutes les fois que l'indication constitutionnelle l'emporte en gravité et en urgence sur l'indication locale.* Or, cette éventualité est très fréquente. Qu'il s'agisse alors de catarrhe limité des sommets, ou de noyaux circonscrits plus compacts, silencieusement formés sans orage fébrile, peu importe, la situation est la même, et l'indication constante. Je n'arrive aux climats plus doux que lorsque j'y suis contraint par quelque accident qui modifie le tableau que je viens de vous présenter; car, ainsi que je l'ai dit dans ma Clinique, il y a déjà bien des années, *il est parfaitement illogique d'abandonner, à propos du climat, l'indication fondamentale qui est d'aguerrir et de fortifier la constitution.*

Or, le groupe des climats de plaine présente trois stations que leur moyenne thermique sépare des climats doux d'hiver; ce ne sont plus tout à fait les climats rigoureux des altitudes extrêmes, mais ce ne sont certainement pas des climats doux; à ce point de vue, ces trois stations forment à elles trois, dans la série des résidences de plaine, un groupe distinct que l'on peut envisager comme intermédiaire; je veux parler de MÉRAN, — de MONTREUX — et de LUGANO, dont les moyennes thermométriques respectives sont comprises entre six et sept degrés pour les sept mois d'octobre à avril. En raison de leur action fortifiante très marquée, ces climats ont, dans cette période, des effets analogues à ceux des climats dits rigoureux, mais ils manquent des effets spéciaux de l'altitude, car celle-ci ne dépasse pas 385 mètres. Ces climats sont donc moins fortifiants que ceux de mon premier groupe ; mais, sans comparaison aucune, ils sont les plus toniques de tout le groupe des climats de plaine ; d'un autre côté, ils sont indifférents au point de vue de l'excitation, ou plutôt, et pour être plus exact, je dirai que l'action excitante n'est pas assez marquée, surtout à Méran, pour devenir l'objet d'une préoccupation sérieuse, ou l'un des éléments fondamentaux de la détermination.

Il peut donc sembler au premier abord que ces trois stations possèdent une adaptation prépondérante et exclusive pour le groupe pathologique en question ; pourtant, Messieurs, il n'en est rien ; ce jugement, d'après mon expérience, est une erreur, il me sera facile de vous en convaincre. N'était leur altitude quasi nulle, ces stations devraient être rangées dans mon premier groupe ; car par l'ensemble de leurs caractères climatériques d'hiver, elles se rapprochent étroitement des résidences de cette série ; il résulte de là qu'elles manquent à vrai dire d'une appropriation spéciale, et qu'elles répondent en réalité aux mêmes indications que les stations d'altitude. Or, comme ces dernières ont en propre une élévation plus satisfaisante, le fonctionnement régulier du traitement méthodique, et en outre tous les avantages hygiéniques et médicaux qui distinguent le sanatorium de l'hôtel, elles doivent évidemment être préférées. J'ai déjà eu occasion de le dire, mais la chose vaut bien d'être répétée : tout phthisique qui est en état de supporter le climat de Méran, de Montreux ou de Lugano, est également en état de tolérer Davos, l'Engadine, et à tout le moins les stations inférieures de mon premier groupe ;

et par suite, c'est là qu'il convient de le diriger; j'estime donc que Méran, Montreux et Lugano doivent être réservés, comme stations de suppléance, pour les malades que des raisons personnelles éloigneraient absolument des résidences plus élevées et plus caractérisées.

Je dois dire, pour être juste, que ces localités de la Suisse et du Tyrol présentent, comme Davos, comme l'Engadine, l'avantage de permettre au grand complet et avec toutes les facilités désirables, l'application de ma méthode de la résidence prolongée, et d'offrir dans leur voisinage immédiat des séjours convenables à des hauteurs qui varient de six cents jusqu'à mille et douze cents mètres; d'où résulte qu'à la fin du printemps les malades peuvent échapper à la température estivale, tout en se maintenant dans la même zone climatérique; l'altitude seule est changée. Nous retrouvons ici dans une bien autre sphère, l'un des éléments qui font la supériorité de Madère, et nous en chercherions vainement un autre exemple aussi complet et aussi caractéristique.

Bien que fort analogues, les stations de Méran, de Montreux et de Lugano ne sont pas tellement semblables qu'elles puissent être indifféremment conseillées; des considérations tirées du malade ou de la station elle-même, constitueront, dans chaque cas particulier, une somme de raisons bien suffisantes pour faire préférer l'une à l'autre, mais nous rencontrons ici ces questions d'individualité climatérique et d'individualité morbide dans le détail desquels il m'est impossible d'entrer. Pourtant je ne dois pas omettre de dire qu'en ce qui concerne le traitement hydrothérapique et le traitement pneumatique, Méran possède des installations très satisfaisantes, qui font absolument défaut dans les stations suisses. Toutes trois se valent, en revanche, pour la facilité et la qualité des cures de raisin, qui sont *parfois* d'une réelle utilité chez les phthisiques.

Lorsque, pour une raison quelconque, la période initiale de la phthisie n'a pas été utilisée pour la médication climatérique éminemment reconstituante et salutaire, dont je viens de vous affirmer une fois de plus la supériorité; lorsque l'affection est plus avancée, lorsque les lésions sont plus étendues, plus graves en elles-mêmes; ou bien encore lorsque dès les premières phases de l'évolution morbide, le malade a présenté une disposition manifeste aux poussées congestives ou inflammatoires, aux accidents aigus et fébriles, alors la situation n'est pas moins nette que tantôt, le temps est arrivé de s'adresser franchement, et probablement sans retour, aux climats doux et aux stations méridionales. *La préservation locale est au moins aussi urgente que la restauration constitutionnelle.*

Le critérium fondamental qui doit alors guider votre choix entre les diverses résidences, est le mode réactionnel, à quoi je rattache, vous le savez, la disposition plus ou moins facile aux mouvements fébriles. Cette considération domine tout, absolument tout, même le fait des hémoptysies; car, ainsi que je vous l'ai antérieurement montré, celles-ci ont une signification pronostique et thérapeutique variable, qui est précisément subordonnée à la modalité de la réaction individuelle. Sans doute, et je vous le dis bien hautement, il faut tenir compte en outre des déterminations laryngées et intestinales de caractère grave ; sans doute, il faut se préoccuper aussi des états constitutionnels qui peuvent être associés à la phthisie, scrofule et rhumatisme notamment ; mais tout cela ne vient qu'en seconde ligne ; ces éléments de détermination, quelque importants qu'ils soient, ne doivent en aucun cas primer le précédent, leur influence peut aller jusqu'à commander l'individualité climatérique dans le groupe de stations indiqué par le mode réactionnel, elle ne peut pas, elle ne doit pas aller jusqu'à changer le groupe lui-même. En conséquence pour la série de cas qui se présentent maintenant à notre examen, série malheureusement trop nombreuse, *les indications primordiales de la restauration constitutionnelle et de la préservation locale étant également et constamment présentes*, une classification vraiment pratique des climats ne peut être basée que sur leur appropriation plus ou moins parfaite aux divers modes de la RÉACTION INDIVIDUELLE.

J'en admets trois, vous vous en souvenez sans doute, et après l'exposé analytique que je vous ai antérieurement présenté, il suffira de vous en mentionner à nouveau les désignations distinctives : réaction active, floride ou éréthique ; — réaction passive ou torpide ; — réaction indifférente ou commune ; telles sont les trois modalités de l'individu malade en puissance de phthisie. De là trois groupes climatériques nettement spécialisés, au moins pour les deux premières formes. Quel que soit le groupe indiqué par la manière d'être individuelle, il convient, si la liberté est entière, de choisir dans le groupe les climats dont les caractères propres sont le plus accentués ; car le groupe étant supposé bien formé et bien choisi, ces climats fortement caractérisés sont certainement plus efficaces pour le double but poursuivi, que ceux qui, tout en appartenant au même groupe, présentent des propriétés moins accusées. Cette règle de conduite est pour moi une règle générale et absolue; je ne m'en dépars que lorsque je me heurte contre un refus; je me résigne alors à faire le moins mal, ne pouvant faire le bien, mais c'est toujours avec regret, car je sais par expérience que c'est toujours le malade qui fait les frais de cette transaction inopportune.

Ces principes sont les règles de ma pratique; je passe à l'application.

La situation créée par la RÉACTION FLORIDE est tout à fait semblable, au point de vue du traitement climatérique, à celle de la phthisie pneumonique; les indications issues de l'excitabilité névro-vasculaire, de l'impressionnabilité broncho-pulmonaire, de l'existence antérieure d'épisodes aigus plus ou moins fréquents, sont identiques dans les deux conditions, et par suite le même groupe de stations doit être utilisé dans les deux cas. C'est donc MADÈRE, ALGER, PALERME ou PISE qu'il faut encore conseiller, en se rappelant que la première de ces stations convient à tous les degrés de l'éréthisme, tandis que Palerme et Alger doivent être exclusivement réservés pour les formes moyennes et légères de ce type réactionnel. Cette distinction exprimée, le choix entre les trois dernières résidences devient une question d'individualité qui ne comporte pas de solution unique; d'une manière générale, je donne la préférence à Alger et à Palerme par suite de mon principe relatif aux climats à caractères plus accusés; mais lorsque le malade présente

déjà des accidents laryngés d'une certaine intensité, ou
bien lorsqu'il a souffert de quelque manifestation aiguë
encore récente, je conseille Pise, si je ne réussis pas à
faire accepter Madère. Quant à la supériorité constante
de cette dernière station, elle résulte, comme je l'ai dit
déjà, et des conditions climatériques, et de l'adaptation
sans pareille pour la permanence du séjour, et de l'appropriation facile aux divers degrés du mode réactionnel
actif par les changements d'altitude. On ne peut concevoir une station qui réponde plus complètement à la totalité des indications; mais si l'on veut en retirer tous
les avantages qu'elle peut donner, il faut obéir à ma
méthode de la résidence prolongée, et j'estime à dix-
huit mois ou deux ans la durée la plus convenable du
séjour dans l'île.

La phthisie commune, même avec réaction floride,
expose moins que la forme pneumonique au développement d'états aigus graves, et la signification de ces incidents est loin d'être la même dans les deux cas ; c'est un
épisode fâcheux dans la première forme, c'est dans la seconde un retour offensif de l'acuité initiale, qui peut enlever définitivement au malade le bénéfice de la chronicité, et remettre ainsi tout en question. Il résulte de là
que les obligations de la préservation locale sont un peu
moins impérieuses dans la forme commune que dans la
forme pneumonique ; et que la nécessité de l'uniformité
thermique aussi complète que possible, est un peu moins
urgente dans la première que dans la seconde. C'est
pour ces raisons que je crois pouvoir, sans rien compromettre, faire entrer Pau dans le groupe climatérique
que nous étudions, tandis que je n'ai pu l'y admettre

lorsqu'il s'est agi de la phthisie pneumonique ; la moyenne thermique pour les sept mois d'octobre à avril, y est un peu moins élevée qu'à Pise, étant de 8°,70 ; les écarts diurnes, journaliers et mensuels sont plus grands, et cela dans une proportion assez notable, surtout pour les oscillations diurnes, dont la moyenne est de 6°,3, et qui peuvent atteindre 11 et même 12 degrés ; mais les conditions hygrométriques et pluviométriques sont fort analogues ; et en somme le climat de Pau comparé à celui de Pise, a une action sédative moindre qui peut répondre aux formes légères de la réaction active, et une action débilitante également moindre ; par suite, le séjour de Pau trouvera son opportunité chez les malades qui, se refusant à des déplacements lointains, présentent une débilité constitutionnelle assez marquée, pour qu'il y ait à redouter l'influence plus affaiblissante encore de la résidence de Pise.

C'est une erreur, en effet, Messieurs, et une erreur qui me semble assez fréquente, que d'associer l'idée de réaction floride à l'idée de force organique, et de conclure, par suite, qu'il suffit en pareil cas de l'action sédative du climat, sans qu'il y ait à se préoccuper de son action fortifiante ou débilitante. Dans la grande majorité des cas, la situation est précisément inverse ; l'activité réactionnelle, l'excitabilité qui n'a de l'énergie que l'apparence, est liée à un état de faiblesse plus ou moins prononcé, et conséquemment l'action fortifiante, ou tout au moins l'absence d'action débilitante dans le climat, est tout aussi nécessaire que l'action sédative ; c'est précisément là la raison de l'incontestable supériorité que présentent pour notre groupe pathologique actuel les stations de Madère, d'Alger et de Palerme, qui, possédant à des degrés divers l'influence sédative, présentent en outre, à des degrés également variables, une action plus tonique que débilitante.

J'ai déjà eu l'occasion de vous dire que les phthisiques avec manifestations rhumatismales actuelles ou antérieures, ne doivent être dirigés ni sur Pise, ni sur Pau; je ne m'arrête pas davantage sur ce point, ce précepte est absolu quelles que soient les autres conditions des malades.

Le TYPE RÉACTIONNEL PASSIF OU TORPIDE n'a point pour correctif unique l'action excitante du climat; la passivité, l'inertie de l'organisme, est liée avant tout à l'hypotrophie constitutionnelle, et le correctif vrai, le correctif efficace doit être cherché dans l'action tonique. Ce serait donc, à mon sens, une faute préjudiciable aux malades que de considérer les climats les plus excitants comme les meilleurs qu'on puisse opposer au mode torpide de la réaction; je pense qu'en pareil cas, il faut s'efforcer de sauvegarder autant que possible l'indication constitutionnelle, en choisissant des climats qui joignent à leur action excitante une action fortifiante plus ou moins marquée, mais positive; CATANE et parfois CORFOU trouvent alors, selon moi, leur opportunité la plus certaine; l'action excitante est moindre à Corfou qu'à Catane, mais l'influence tonique prépondérante appartient à la première de ces stations, dont la moyenne thermique pour les sept mois d'octobre à avril ne dépasse pas 10°,5, tandis qu'elle est à Catane, pour la même période, de 14°,12; les oscillations de la température sont d'ailleurs comparables, sauf pour les écarts mensuels qui sont plus grands à Corfou qu'à Catane. Dans les deux localités la moyenne des oscillations diurnes dépasse le chiffre

limite de 5°; à Catane elle est voisine de 7°. L'appropriation respective de la station grecque et de la station
de Sicile ressort clairement de ces données climatériques;
j'ajoute que les accidents laryngés et le rhumatisme
imposent le choix de Catane, parce que l'humidité y est
beaucoup moindre. — L'île de Corfou, et surtout la ville
et ses environs doivent à la domination temporaire de
l'Angleterre des installations très acceptables; à Catane,
des progrès considérables ont été réalisés récemment,
tant pour les habitations urbaines que pour celles de la
campagne environnante; le parfait entretien des rues et
le sol volcanique mettent à l'abri de la poussière; et à
une petite distance, à Acireale, il y a une résidence qui
joint à l'avantage des mêmes conditions climatériques,
le caractère d'une station véritablement rurale. Inutile
encore ici d'insister sur l'admirable beauté de cette
région, que domine le cône majestueux de l'Etna.

Pour la catégorie de malades dont nous nous occupons en ce moment, torpidité avec obligation d'une
préservation locale aussi complète que possible, je place
au dernier échelon de la série climatérique convenable,
la contrée à laquelle on attribue très généralement le
premier rang, je veux parler de l'ÉGYPTE. Sans aucun
doute, ce séjour peut rendre de grands services chez les
phthisiques torpides, mais il ne convient qu'à un groupe
très restreint de malades, et il exige certaines précautions que je considère comme indispensables. La moyenne
thermique élevée, 16°,91 au Caire pour les sept mois,
la rareté exceptionnelle des jours de pluie dont on ne
compte que sept à neuf pour la même période, font de ce
climat le type extrême des climats excitants; mais il pré-

sente au grand complet tous les inconvénients précédemment étudiés de la sécheresse absolue; à son action excitante exagérée, il joint une action débilitante qui ne me paraît pas contestable; et, tandis que par ces caractères il va directement à l'encontre de la restauration constitutionnelle, il ne remplit que très imparfaitement l'œuvre de la préservation locale, vu qu'avec sa moyenne thermique élevée, il a des écarts diurnes et journaliers d'une amplitude et d'une brusquerie véritablement excessives, et que le vent et la poussière n'y ménagent point leur influence fâcheuse. On peut atténuer, dans quelque mesure, ces inconvénients en évitant les quartiers populeux à rues étroites, et en reportant autant que possible la résidence au sud de la ville, mais le correctif est de mince valeur.

En cette situation, le séjour du Caire ne doit être conseillé qu'aux malades qui présentent avec une torpidité extrême, un état constitutionnel encore satisfaisant, et des lésions locales peu avancées, n'ayant jamais donné lieu à aucun épisode aigu. Certains phthisiques torpides, à fond scrofuleux ou arthritique, répondent parfaitement à cet ensemble de conditions. Mais même alors j'estime que cette station ne doit être permise qu'autant que les malades ont la possibilité d'interrompre la résidence au Caire par un séjour de quatre à six semaines sur le Nil; ce voyage peut être effectué dans des conditions de confortable très suffisantes au moyen des bateaux connus sous le nom de *dahabyah*, qu'on loue à cet effet; et pendant toute sa durée, on a le bénéfice d'une atmosphère plus humide, d'une uniformité thermique plus marquée, de sorte qu'on échappe aux inconvénients les plus nuisibles du séjour prolongé dans la ville ou dans ses environs ; mais ce voyage, qui ne peut être réellement utile qu'à la condition d'être accompli de cette manière, est extrêmement coûteux, et cette précaution, qui est à mon sens indispensable, restreint singulièrement dans la pratique le recours au climat d'Égypte. Je tiens du reste à vous dire encore que, même avec la ressource du séjour sur le Nil, ce climat est un de ceux qui exigent de la part du médecin la plus grande attention, la plus grande réserve, car comme tous les climats fortement qualifiés, il n'est jamais indifférent, il agit toujours ou pour le bien, ou pour le mal. Je vous ai indiqué les caractères distinctifs du petit groupe de malades auquel ce climat peut convenir; mais même dans ce groupe, ne l'oubliez pas, les accidents laryngés d'une certaine gravité apportent une contre-indication absolue.

La MODALITÉ RÉACTIONNELLE que j'ai appelée INDIFFÉRENTE répond aux réalités les plus fréquentes de la pratique, car les deux types précédents sont en somme assez rares, surtout avec leurs caractères complets. Les cas qui composent le groupe vague de la réaction indifférente peuvent être vraiment intermédiaires, en ce sens qu'ils sont réellement à égale distance des formes opposées de la réaction floride et de la réaction torpide ; ou bien par quelques-uns de leurs traits, ils se rapprochent de l'un des modes plus que de l'autre, il y a là une foule de nuances, dont je dois nécessairement me borner à signaler l'existence. Lorsque cette tendance vers l'un des types extrêmes est assez marquée pour que l'on ne puisse douter de sa réalité non plus que de sa persistance, il convient, dans la détermination du traitement par les

climats, de se rattacher exclusivement au groupe indiqué
par cette analogie, et de s'en tenir fermement à l'une ou
à l'autre des séries climatériques que j'ai assignées à l'é-
réthisme et à la torpidité ; on pourra seulement, en raison
de l'atténuation des caractères réactionnels, choisir dans
chaque série les stations les moins accentuées, si toutefois les autres éléments de jugement permettent une
semblable liberté ; sous le bénéfice de cette réserve, Palerme, Pise et Pau dans la série pour la réaction floride,
Catane, dans la série opposée, pourront alors être conseillés.

Dans le groupe vraiment intermédiaire dont la caractéristique réactionnelle est sensiblement neutre et indifférente, toute indication issue de la réaction individuelle
fait défaut, et la situation est uniquement dominée par
les intérêts de la préservation locale et par les obligations
de la restauration constitutionnelle ; la question reste
donc entière pour le traitement climatérique ; les éléments de détermination sont ceux-là mêmes que j'ai
signalés dans mes considérations générales, et suivant
que les deux indications fondamentales ont une importance égale ou une valeur respectivement différente, on
doit choisir, entre les climats, ceux qui répondent le
mieux à la dualité des indications ou à la prépondérance
de l'une d'elles. L'étude que nous avons faite vous donne
les moyens de jugement pour ces diverses éventualités ;
je dois toutefois ajouter une remarque importante.

L'indifférence réactionnelle est le plus souvent un état
instable, dont la mutation vers la torpidité ou vers
l'éréthisme est toujours imminente ; or, d'après mon
expérience, ces deux mutations ne sont pas également

fâcheuses, et je tiens la transformation d'une réaction indifférente en réaction active, pour beaucoup plus redoutable que le changement inverse. Il résulte de là que nous devons soustraire le malade à toutes les influences qui pourraient favoriser cette substitution regrettable, et qu'au point de vue particulier des climats, il est à la fois plus prudent et plus vrai de rattacher ces cas mal déterminés au groupe de la réaction active, en ayant soin de proportionner l'adaptation climatérique aux conditions individuelles, et de laisser de côté les stations qui joignent à leur action sédative une influence plus ou moins débilitante, c'est-à-dire Pau et Pise. Nous retrouvons ici l'opportunité précise, et à mon sens incontestable, de Madère et d'Alger; cette supériorité résulte du caractère sédatif ou presque neutre de ces climats, en ce qui concerne l'action excitante, de leur action plus fortifiante que débilitante, et des conditions thermologiques qui sont éminemment propres à accomplir l'œuvre de la préservation locale.

Pour des motifs analogues, mais moins nettement accentués, on peut, à défaut, recourir aux stations de Sicile, en tenant compte des quelques nuances qui les différencient; Palerme est moins excitant que Catane, par suite de ses conditions pluviométriques, et l'uniformité thermique, surtout quant aux oscillations diurnes et journalières successives, y est certainement plus complète. Au reste, la proximité relative de ces deux villes, et la facilité des communications permettent de les utiliser toutes deux dans le cours d'un même hivernage, et j'ai eu l'occasion de constater que cette manière de faire présente de réels avantages : l'excitabilité individuelle détermine l'ordre chronologique des deux stations; Palerme d'abord pour les malades un peu excitables, Catane en premier lieu pour ceux dont l'indifférence réactionnelle confine à la torpidité.

Je termine par deux remarques générales d'une importance pratique réelle. De même que les symptômes laryngés doivent être pris en sérieuse considération, de même les symptômes intestinaux imposent une attention toute spéciale dans le choix des stations climatériques; si ces accidents tiennent à des ulcérations intestinales, ils constituent par eux-mêmes une contre-indication absolue à tout déplacement; lorsqu'ils sont l'expression d'un simple catarrhe intestinal ou d'un fonctionnement vicieux de l'estomac, on peut passer outre, sans réserve si le malade doit être dirigé vers les stations élevées, moyennant une certaine précaution s'il s'agit de stations méridionales; la précaution consiste à s'adresser aux climats qui sont le moins aptes à entretenir ou à exagérer le désordre gastro-intestinal; or, même en l'absence d'observations pathologiques préalables, la question peut être jugée par les effets de l'acclimatement dans les diverses régions: celles où l'accoutumance s'établit ordinairement sans troubles digestifs, doivent être préférées dans le cas particulier que nous examinons; et d'après mon expérience, malgré les prévisions inverses que la théorie pourrait suggérer, c'est Madère, puis Mustapha et la Sicile qui méritent la première place.

Enfin, Messieurs, gardez-vous de faire voyager les malheureux phthisiques qui en sont arrivés aux dernières phases de la consomption, et dont l'état n'auto-

rise plus aucune espérance d'amélioration, même passagère; il est trop tard alors pour qu'un traitement
climatérique quelconque produise un effet utile; le
moins qui puisse résulter d'un déplacement dans ces
tristes conditions, c'est une aggravation momentanée et
sans profit compensateur de l'état du patient; mais trop
souvent aussi cette aggravation est définitive, votre conseil antimédical ou votre tolérance coupable ne fait que
précipiter le terme fatal, et vous condamnez peut-être le
pauvre malade à mourir loin des siens, dans un lamen-
table isolement.

Vous avez remarqué sans doute, Messieurs, que les
diverses localités de la RIVIERA MÉDITERRANÉENNE ne
figurent pas dans l'exposé que je viens de vous présenter; cela est vrai, et cette omission est volontaire.
Est-ce à dire que je ne les utilise pas, et qu'elles
n'ont pas droit au rang de stations médicales? Non
certes; pour la phthisie, qui est seule en cause ici,
quatre de ces localités ont des titres suffisants à cette
qualification, savoir Cannes et Menton dans la Riviera
française, San Remo et la Spezia dans la Riviera italienne; le motif de mon omission est tout autre, c'est
mon devoir de vous en rendre compte.

Malgré les desiderata qu'elles présentent au point de
vue de l'hygiène publique et particulière, au point de
vue des ressources thérapeutiques, notamment de l'hydrothérapie et de l'aérothérapie, desiderata que je ne
signale que dans l'espoir de contribuer à les faire disparaître, ces quatre localités tiennent une place
utile dans le grand groupe des stations de plaine; il est

même à remarquer qu'elles offrent respectivement, au point de vue climatérique, certaines différences qui répondent à des modalités diverses de la réaction individuelle ; ainsi Cannes et Menton sont plus excitants que San Remo et la Spezia ; de sorte que les deux premières stations sont appropriées aux malades à réaction torpide ou indifférente, tandis que les deux autres conviennent mieux aux phthisiques à réaction plus vive. Au surplus, ce n'est pas seulement deux par deux que ces localités diffèrent à cet égard ; elles sont individuellement caractérisées, si bien que l'on peut dire en toute vérité que l'action excitante diminue régulièrement et graduellement de l'ouest à l'est ; Cannes est en effet plus excitant que Menton, Menton l'est plus que San Remo, qui l'est à son tour plus que la Spezia.

Il est donc bien évident que ces stations peuvent rendre des services réels, et en fait, pour le bien-être et l'amélioration des malades, il n'y a aucune comparaison possible entre l'hiver lumineux de ces régions et le séjour triste et sombre des villes de l'Europe centrale ou septentrionale ; si je n'ai pas admis ces localités dans mon étude précédente, c'est que je leur trouve à tous égards des caractères faiblement accusés, et que par suite de cette banalité climatérique, je suis contraint de leur assigner une valeur de second ordre ; en fait, j'estime que ces stations, comme Pise et Pau dans une autre série, doivent prendre dans la pratique le rang de stations de réserve ; je dirai, pour bien préciser ma pensée, et sans aucune intention désobligeante, que ce sont des stations faute de mieux, pour les cas où les malades se refusent à un déplacement plus lointain et plus difficile vers des climats plus fortement qualifiés.

Pénétrez-vous bien de la situation, je vous en prie. Le moment vient où l'état du patient ne permet plus de songer aux altitudes et aux climats froids, où il interdit également les stations intermédiaires du Tyrol et de la Suisse, que distingue entre toutes leur action fortifiante; le traitement climatérique n'a plus à compter qu'avec les stations méridionales. Qu'est-ce que cela veut dire? cela veut dire qu'il n'est plus possible de se préoccuper exclusivement de l'indication constitutionnelle, et que l'obligation de la préservation locale est au moins aussi urgente, si ce n'est plus encore. Que demande donc alors l'intérêt bien entendu des malades? Je vous l'ai dit à satiété, il demande les climats qui peuvent donner le maximum d'effet possible en vue de l'indication locale, tout en sauvegardant au mieux l'indication générale; or cette condition n'est réalisée dans son intégralité que par les climats à propriétés nettement tranchées *quant à l'uniformité météorologique*, à propriétés suffisantes quant à l'action fortifiante. Est-ce le cas pour la Riviera? non, cent fois non : car quelque point de vue que j'envisage, je suis toujours ramené à la même conclusion d'infériorité relative.

Tentons un rapprochement complètement artificiel parce qu'il est contraire à la réalité, et comparons ces localités aux stations plus méridionales du groupe ; supposons, pour un instant, que de lointaines analogies permettent de placer en regard Cannes et Catane, Menton et Palerme, San Remo et Alger, la Spezia et Madère. Ce simple énoncé justifie ma conclusion, car il démontre entre ces localités groupées deux à deux, le vrai parallélisme mathématique; pas de rencontre possible. Étudiez comparativement ces climats dans l'arrangement que je vous indique, ou dans tel autre que vous croirez plus fidèle, et vous constaterez invariablement pour les quatre stations de la Riviera une moyenne thermique moindre; une uniformité thermique moindre pour les trois sortes d'oscillations; une uniformité hygrométrique quasi nulle, puisque à Cannes par exemple, dans un même mois on peut observer les chiffres extrêmes 22 et 94 et même 21 et 98; vous constaterez en outre, toujours pour la Riviera, une plus grande fréquence des vents, et l'inconvénient marqué de la poussière, lequel est inconnu à Madère et à Mustapha, et à peu près négligeable à Catane et à Palerme. — Que si, au lieu d'opposer la Riviera à l'ensemble des quatre stations plus méridionales, on la rapproche exclusivement, ainsi qu'il convient de le faire, des deux stations types, c'est-à-dire de Madère et d'Alger, alors le jugement est bien plus défavorable encore, car l'infériorité qu'il prononce est totale et absolue sur tous les chefs.

Tels étant les résultats incontestables, je l'affirme, de cette comparaison climatérique, est-il possible de songer à une parité quelconque, et de mettre indifféremment sur le même rang toutes ces régions disparates? Je ne le crois pas; quant à moi, je m'y refuse énergiquement, et ce sont précisément les résultats de cet examen comparatif qui m'obligent à distraire des stations méridionales un groupe particulier, composé des quatre stations de la Riviera. Les conditions climatériques utiles et nécessaires y sont moins bien réalisées qu'ailleurs, l'uniformité thermique par exemple;

quelques-unes même font complètement défaut, ainsi celles qui ont trait à la stabilité hygrométrique, à l'absence de vent et de poussière; en conséquence, ces stations peuvent être bonnes, mais ce ne sont certainement pas les meilleures; or, comme j'estime, d'accord en cela avec tous les médecins, je suppose, que nous devons toujours rechercher le mieux, et nous contenter du bien seulement lorsque nous ne pouvons atteindre ce mieux, je vous conseille de réserver ces stations, comme je le fais moi-même, pour les cas où le refus des malades ne permet pas d'en utiliser d'autres, qui sont mieux caractérisées et partant plus efficacement appropriées. Ces cas, du reste, sont assez nombreux, il faut bien le reconnaître, de sorte que les stations de la Riviera, malgré leur infériorité relative, occupent, et occuperont probablement longtemps encore, une place notable dans le traitement climatérique de la phthisie pulmonaire.

Faut-il maintenant résumer en une conclusion finale l'ensemble des développements qui précèdent? J'ai hésité à le faire, sachant le mauvais accueil réservé à la vérité qui trouble les habitudes, ou menace les intérêts. Mais cette hésitation n'a pu prévaloir devant l'obligation d'un devoir à remplir. La richesse numérique des stations, vous disais-je en commençant cette étude, est plus une apparence qu'une réalité; ma conclusion, que vous pouvez pressentir, confirme de tous points cette proposition. En effet, pour toutes les périodes qui ressortissent aux climats d'altitude, Davos, Samaden et Saint-Moritz; — pour l'autre phase de la cure, Madère

et Alger au premier rang, à distance déjà grande la Sicile
et exceptionnellement l'Égypte, voilà les moyens fondamentaux d'un traitement climatérique réel, à son maximum de puissance. Tout le reste ne comprend que des
stations de suppléance, moyens accessoires d'un traitement qui peut être utile, mais qui est certainement
inférieur, parce qu'il n'est pas le meilleur possible ;
c'est le domaine des atermoiements et des demi-mesures
issus de l'aveuglement, de la routine ou du préjugé,
transactions toujours regrettables, qui ne sont justifiées
que lorsqu'elles ont pour cause l'impuissance des
malades.

Messieurs, nous sommes au but ; si j'ai réussi à vous
convaincre de la curabilité de la maladie, si j'ai réussi
à vous pénétrer de l'importance d'une thérapeutique
active, de la vérité de mes principes et de l'utilité de
mes moyens quant aux diverses formes du traitement,
mes efforts n'auront pas été stériles ; car vous empor-
terez de cet enseignement des notions pratiques salutaires, qui pourront être la récompense de votre attention soutenue, dont je suis heureux de vous remercier.

FIN

TABLE DES MATIÈRES

FIN DE LA TABLE DES MATIÈRES.

PARIS — IMPRIMERIE ÉMILE MARTINET, RUE MIGNON, 2